谨以此书拜呈恩师路志正国医大师

谨以此书怀念两位先师张灿玾国医大师和蔡鑫培教授

弟子感恩你们的医德垂范和医术哺育

帕金森病治疗心法

鲍晓东 著

人民卫生出版社

图书在版编目（CIP）数据

帕金森病治疗心法 / 鲍晓东著 . —北京：人民卫生出版社，2019

ISBN 978-7-117-28741-8

Ⅰ. ①帕… Ⅱ. ①鲍… Ⅲ. ①帕金森综合征－诊疗 Ⅳ. ①R742.5

中国版本图书馆 CIP 数据核字（2019）第 152813 号

帕金森病治疗心法

著　　者：鲍晓东
出版发行：人民卫生出版社（中继线 010-59780011）
地　　址：北京市朝阳区潘家园南里 19 号
邮　　编：100021
E - mail：pmph @ pmph.com
购书热线：010-59787592　010-59787584　010-65264830
印　　刷：北京画中画印刷有限公司
经　　销：新华书店
开　　本：710 × 1000　1/16　　印张：13　　插页：4
字　　数：213 千字
版　　次：2019 年 8 月第 1 版　2019 年 8 月第 1 版第 1 次印刷
标准书号：ISBN 978-7-117-28741-8
定　　价：88.00 元

著者简介

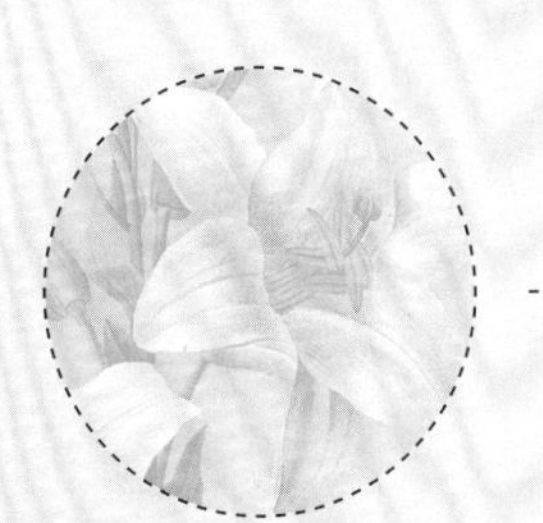

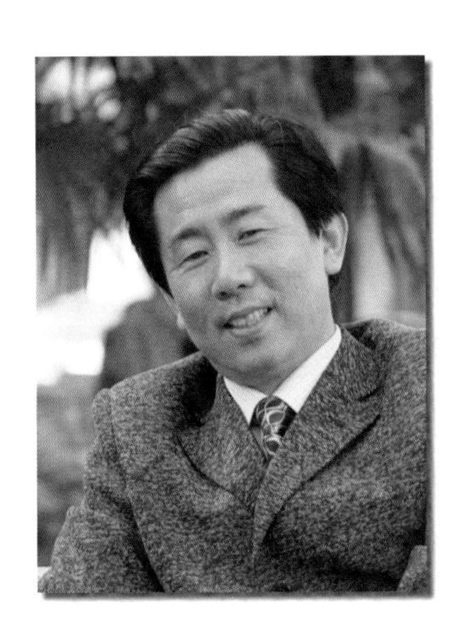

鲍晓东 浙江中医药大学基础医学院医史文献教研室副教授，硕士研究生导师。1982年毕业于浙江中医学院医疗系，1990年获浙江中医学院中医文献专业硕士学位，毕业留校后任教于医史文献教研室，从事医古文及中医文献研究。先后参与校注《素问病机气宜保命集》《弄丸心法》《女科万金方》等。于临床上师从浙江中医学院蔡鑫培主任医师，后又拜于首届国医大师路志正、张灿玾先生门下，长期从事中医神经科的临床与研究，尤其擅长运用中医中药治疗帕金森病、中风后遗症、脑外伤后综合征、面瘫、末梢神经炎、带状疱疹后遗症、癫痫、三叉神经痛、坐骨神经痛等疑难杂症。

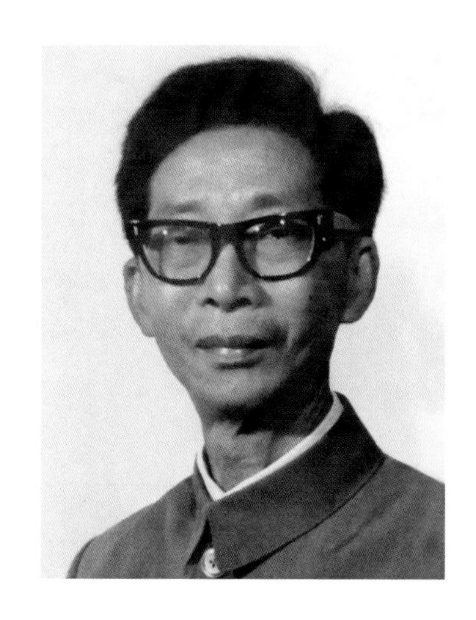

◀ 临床恩师蔡鑫培教授

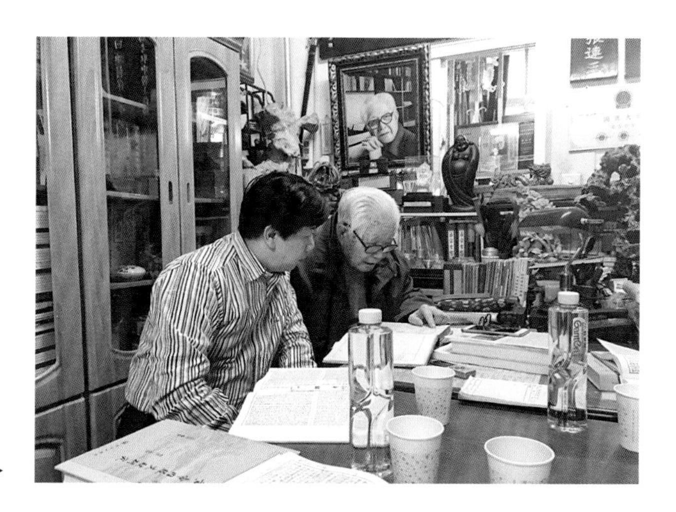

张灿玾先生解疑释难 ▶

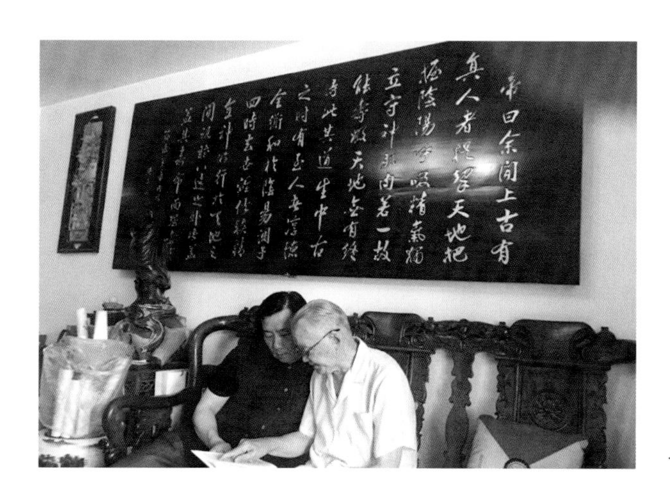

◀ 路志正先生指点迷津

路　序

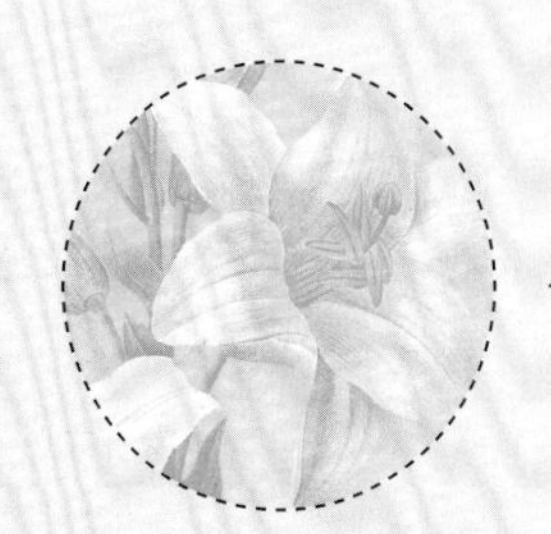

古人云:“医不贵于能愈病,而贵于能愈难病。”普天之下,难病繁多,然公认棘手者,帕金森病当跻身前茅。是病好发于高年之人,缘精血渐枯,脏气向衰;虚实错杂,寒热交糅。顽症此起彼伏,良医束手;沉疴日甚一日,其势难挽。

鲍生晓东乃余席下弟子,资秉颖悟,质成更勉。潜心钻研帕金森病已有二十余年,期间搜罗剔抉,踵事增华,于今已粗臻小成。乃三易其稿,十年一剑,著成《帕金森病治疗心法》一书并向余索求一弁。

业内历来多将帕金森病归属于老年颤证。颤证之名,似源于明代楼英《医学纲目》的“颤振篇”,后辗转而定为“颤证”。“震颤、肌僵直”是帕金森病的主要临床表现,而“关节疼痛、屈伸不利”是“痹”证的共性,二者相差甚远。今鲍生却力倡将“帕金森病”归属于“痹证”,进而命之曰“帕金森痹证”。这不免引发争议,然鲍生上引《素问·痹论》之典,下又结合自己二十余年来的科研成果,尤其是临床经验,据理力陈,言之凿凿,细细读来,其间也颇含新意。

“抗帕”之路最大的瓶颈在于肌强直一症。鲍生首倡祛风散寒除湿之法应对,并总结出一整套“病证疗法”以辨证施治,收效良多。实践是检验真理的唯一标准,理论是用来指导实践的,而临床疗效的高低又能反证相关医理的正确程度。鲍生提出的“医理”及“病证疗法”能否被广大同行接受和推广,一方面还有待实践的检验,另一方面也需要诸同仁不吝赐教,给予斧正、补充和完善。比如,余就曾将《圣济总录》中,以治舌强不能语,足废不能用,下元虚衰,痰浊上泛之喑痱证之“地黄饮子”，荐与鲍生用治帕金森病，多有良效。总之，“众人拾柴火焰高”，愿诸同仁，勠力同心，争取在“抗帕”的道路中有所创新和突破，以解脱病人的痛苦，更好地为广大患者服务。

今鲍生抛砖引玉，推出《帕金森病治疗心法》一书，其勇于探索，大胆革新之余勇可贾，是以为序！

路志正

戊戌年清和月

前　言

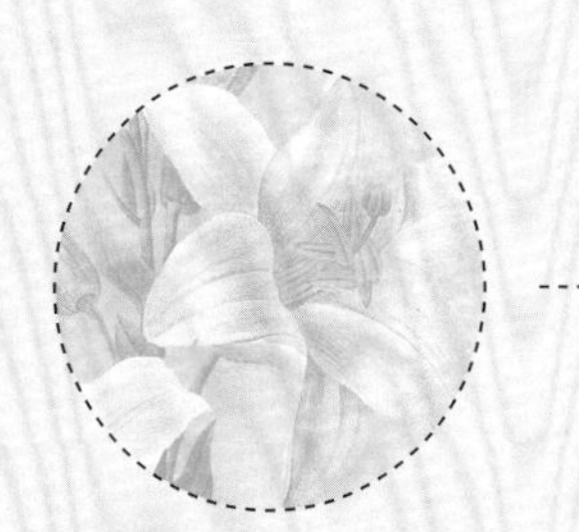

帕金森病，这肆虐人间的恶魔！

它带给患者绵绵无期的身心折磨。手脚的震颤、慌张步态、动作迟缓、浑身抽痛、大便干结，到了晚期卧床不起、口角流涎、关节变形、难以吞咽、不能说话等，真是难以忍受的病痛煎熬！

更令人感到忧虑的是，现代医学还没有有效的方法来治愈它，目前它依然是世界卫生组织所列举的诸多难治性疾病之一。

我治疗帕金森病已有20来年了，运用中医的"病证疗法"和中医结合西医的"交替疗法"来治疗帕金森病，进行了一番探索，并获得了一些有益的体会。

所谓中医的"病证疗法"是指在中医的诊治过程中，以辨病为纲，辨证为目，辨病以确保疗效，辨证以针对个体，病证结合，同异相兼的诊治体系。

什么叫中医结合西医的"交替疗法"呢？那就是运用中医中药来减撤复方左旋多巴制剂（多巴丝肼、卡左双多巴），在尽量长时间地服用中药之后，停用中药，然后再低剂量地服用复方左旋多巴制剂，如此反复，将原来单纯运用西药的"单脚跳"，变成中西药交替使用的"双脚走"，以此来加长复方左旋多巴制剂的使用时间，达到延长患者生命的目的。我将它称之为中医结合西医的"交替疗法"。

目前在我这里治疗的患者服药时间最长的已经有14年了，服药5~6年的还有很多。一年365天，天天熬药服药，没有疗效是不可能让他们坚持到现在的。

什么样的疗效让他们看到了希望呢？目前在治的众多患者中，除了70岁以上的老人不主张减撤复方左旋多巴制剂的剂量外，几乎都不同程度地减撤了复方左旋多巴制剂，有的甚至全部成功撤除。

有人要问，为什么一定要减撤复方左旋多巴制剂呢？

因为复方左旋多巴制剂在缓解症状的同时又有可能加速帕金森病的进展，副作用多。所以我主张最好将它用在60岁以后。

尽管帕金森病依然无法治愈，但是能够成功地大幅度减撤西药而长期并较好地维持患者的生活质量，从而延缓疾病的发展进程，借以延长患者的生命，这在目前医学界的所有治疗方案中是比较难以做到的，因此我认为这是目前最佳的帕金森病内科治疗方案。

每当我为患者看病的时候，每当我漫游网上浏览网友帖子的时候，总是能够深切地感受到人们在抗争中热切地企盼着早日获得能够"降妖伏魔"的良方妙法。有位叫"闲云野鹤"的网友对我们中医的希望尤为真切，他说：

"根据我的经验，中西医联手，攻克帕金森病的希望更大一些。其实中医加西医对帕金森病的论述才是真正完整的病因病机，西医论述的是标，中医论述的是本；西医治的是标，所以见效快而不能彻底治愈，而中医治的是本，见效慢，不等真正见到明显效果，患者早已失掉信心……思来想去要让西医放下架子来和中医联手恐怕比登天还难，所以还是烦请国粹中医们发挥自己的特长，汲取西医的精华，来个标本兼治，也让人家刮目相看不好吗？！诸位患者朋友们用鼓励、期盼、充满信心的眼神拭目以待吧！"

每当我看到这样的帖子的时候，尽管有的观点并不专业，但是我总是能看到一双双充满着热望的眼睛，心里总是因歉疚而感到沉甸甸的不是滋味。有时候我会产生一种急于要解除他们病痛的冲动，这种冲动促使我发帖子来告诉病友们我运用中医药治疗帕金森病的心得体会。但理智告诉我这样做是行不通的。因为在这虚拟的世界里，在"治帕"领域鱼龙混杂的今天，想要用寥寥数语就要让别人相信你，这无异于异想天开。

何况，据不完全的统计，我国现有患帕金森病的人口可能已逾200万，而且每年以约10万的速度在递增，这样庞大的患者群，如此繁重的任务，仅靠个人的匹马单枪是绝对难以承受的。

为了让许许多多"山穷水尽"的患者能够感受到"柳暗花明"的喜悦，为了能够抛砖引玉，让广大的同道们了解我运用中医药治疗帕金森病的思路和方法并给予我指正，一起来进一步丰富和完善中医药治疗帕金森病的理论和实践，我愿意毫无保留地敞开胸襟，于是我决定动笔写这本书了。

我这本书主要是写给我的同行们并向他们求教的，同时深感于目前"抗帕"领域里有许多自暴自弃的观点正在蒙蔽我们的专业视野，正在麻痹我们的进取神经，正在阻碍着神经内科领域医学事业的发展。

其中首当其冲的是"中医药无用论"，令人倍感忧虑的是持这种错误观点的人目前在医学界无论是中医界还是在西医界都不在少数，甚至在我们的有些中医教材上也明确地指出：在帕金森病的治疗领域，中医中药只能起到辅助的作用。尽管从叙事的角度，这样的描述不无事实，但是从评判的角度理解，这样的论断无疑是宣判了中医药在帕金森病治疗领域自身价值的"死刑"，并且打上了权威论断的烙印，而且得到了学界同仁相当广泛的认可。

当然也有很多中医同仁认为中医治疗帕金森病确有疗效，但多数强调的是非运动症状的缓解和控制，而对于运动性症状的控制还是持怀疑的态度。

诚然，在帕金森病的治疗领域，五十多年来外源性地补充脑内多巴胺一直都是西医治疗帕金森病的经典方法。但是复方左旋多巴制剂长期运用的副作用往往使这种单一疗法具有很大的局限性。因而，寻找能够替代复方左旋多巴制剂的药物，使得原来单一的疗法向着多元的方向发展，一直是帕金森病治疗领域的发展方向，也是检验一种疗法是否先进的试金石。实践证明中医中药能够承担起这样的重任。

我在20多年帕金森病的治疗过程中，运用中医结合西医的"交替疗法"初步尝到了以中医中药来替代复方左旋多巴制剂的药物的甜头，我深刻地体会到：**中医中药在帕金森病的治疗过程中具有多方面的综合优势。**大多数患者可以大幅减少西药剂量，有一部分患者甚至可以完全停用西药并能够长期维持良好的生活状态。相对于西药而言，中医药以其稳定、持久、可靠的疗效，较少的毒副作用给广大的帕金森病患者带来了希望的曙光。在帕金森病的早期，我们中医应该唱主角，即便是进入了中晚期，西药乏效的时候，中医药照样可以一显身手。

我有一位病程已有21年的患者，今年64岁了，做过两次细胞刀（苍白球毁损术），先是多巴丝肼每天6颗，无效后改吃卡左双多巴每天6颗，还是无法走路。12年前找到了我，经过中药的治疗后，第八天就能扔掉双拐正常走路了，而且曾经相当长的时间内卡左双多巴一颗都不吃了，不仅能正常地走路，还一度骑上了自行车,至今还健康地活着。这难道不是中医药的神奇吗?我们怎么能这么轻易地否定它呢?

但是有的人对中医药的成见是相当顽固的,有位西医听了病人向他介绍我的疗效后,竟武断地说我的中药里肯定掺西药,试想多巴丝肼和卡左双多巴都已经用到各6颗了,我还能掺什么西药呢?

我的师父张灿玾国医大师说过:普天之下,既有物生,必有物制。皇皇中医,积淀千年,博大精深,何邪不可制?何病不可御?唯求得其法耳!

我这本小书取名"心法",本意是要为我们的中医发自内心地鼓劲,中医不必妄自菲薄,西医也不再一枝独秀,我们都是一条战壕中的战友。

他山之石,可以攻玉;断流之水,可以鉴形。任何一门科学的发展都是在不断扬弃自己和大量吸收外来文化的基础上实现的,中医学概不能外。**在中医学比较薄弱的神经内科领地,大量地汲取西医的精华,充分发挥自己的长处,坚持以中医为主,实现中西医对帕金森病的交替治疗,能够开创出一片中医结合西医的崭新天地。**我认为从前人们在观念上一直认为中医药在帕金森病的治疗上只能起到辅助作用的认识可望得到改变,至少在其治疗过程中中西医的地位可以是并重的。

当然,中医药学的先辈们从古到今一直都在为帕金森病的治疗进行着不懈的努力。从《黄帝内经》直到现代的许许多多的医哲们积累了大量的感性和理性认识,为我们后人继续深入地研究打下了十分坚实的基础。但是,时至今日还是未能摆脱从属的配角地位。

由此看来,取名"心法"当然是要跟中医的同道们讲讲心里的话,把20年来自己治疗帕金森病的心得、方法毫无保留地分享给大家,寻找知音,共同提高。另外,从中医药学的角度来看,我对帕金森病的认识从中医病名、临床分型到辨证用药都与前人有着不小的区别,肯定免不了稚嫩和欠缺,我也会将其中的体会细细地一一道来,以求得方家们不断地将其完善,以期抛砖引玉。

本书第二章是我的弟子佟晓洁、连胜利为我收集了大量的资料并勉力草成,对他们的鼎力相助特表谢忱。

我尤其想要说的是:感谢我的恩师、第一届国医大师路志正、张灿玾师父给予我的悉心教诲和深情鼓励,使我改变了过去思想上的一些不成熟的观点,并在本书中得以体现。还要非常感谢路志正国医大师,对于我这个默默无闻的后生小辈慷慨赠序,使得朽木成雕,璞玉成器,黾勉之意足令我终身铭恩!

我还要感谢我的临床启蒙老师、已故江南名医、浙江中医药大学教授蔡鑫培老先生，是他两年来的言传身教、悉心传授使我筑好根基并终身获益。最后我还要鸣谢中国文联副主席、中国书法家协会副会长陈振濂教授为我题写书名。

今天我将我帕金森病的临床经验毫无保留地奉献给同道们，以冀大爱无疆，薪火不绝。

鲍晓东

2018年夏写于杭州西子湖畔千之室

目 录

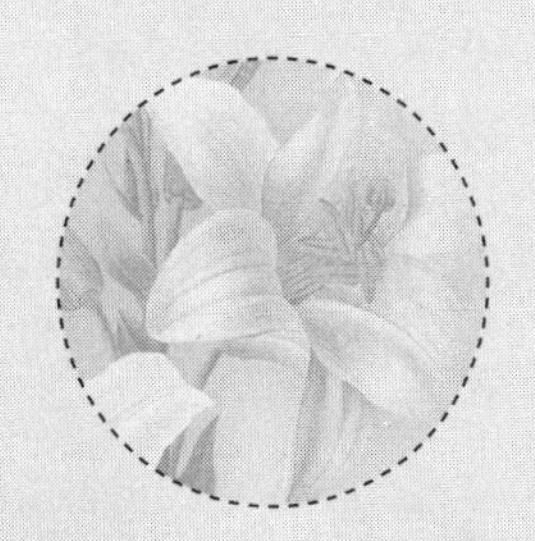

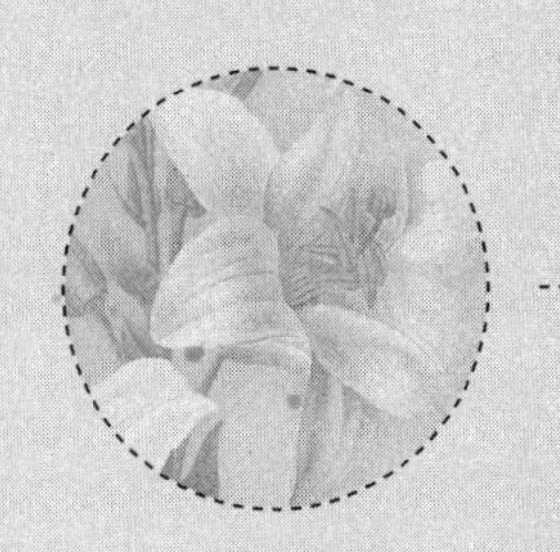

第一章 帕金森病概说

视频1　帕金森病介绍

帕金森(英国医生兼地质学家 James Parkinson 博士的中译名),这个伟大的名字与这么一种恶疾的名称相关联,据说是为了褒奖帕金森博士对帕金森病的贡献。似乎西医每每有这样的传统,如桥本氏病之与慢性淋巴细胞性甲状腺炎,梅尼埃病之与内耳眩晕症,阿尔茨海默病之与老年痴呆,等等,真的是恒河沙数啊。帕金森病也是如此,它是中老年人中常见的中枢神经系统变性疾病,多见于 50 岁以上老人,它对患者生活能力的危害仅次于肿瘤、心脑血管疾病,从而被称为中老年人的"第三杀手""慢性癌症"。

由于帕金森病属于中枢神经系统的慢性退行性病变,所以直到现在原发性帕金森病的病因仍不完全清楚,也没有根治的方法。世界卫生组织(WHO)将它确定为难治性疾病之一。不仅如此,从 1997 年开始,每年的 4 月 11 日(James Parkinson 博士的生日)被确定为"世界帕金森病日"。就像我们神经内科里,每年2月的第2个星期一为"世界癫痫日",6月21日为"世界渐冻人日",9 月 21 日为"世界老年痴呆日",10 月 29 日为"世界卒中日"一样,都是在强调这些疾病对我们人类的危害是多么的巨大，治疗又是多么的困难，以此来表达对该病的严重关注和希望人类能够早日战胜病魔的强烈愿望。

第一节　帕金森病的成因分析

帕金森病是世界公认的难治性疾病，而我国是世界上患病人口最多的国家，据不完全统计现有患病人口已经超过了 200 万，更令人不安的是，每年还在以 10 万人左右的速度递增，这是一个多么令人触目惊心的数字啊！

在谈“帕”色变的今天，很多步入中年的人们都很想了解导致帕金森病的原因，以便可以及时规避。

那究竟怎么会引起这个疾病呢？到目前为止也没有一个十分明确的说法，比较权威的解释是患者有基因的缺陷，又加上后天的综合因素，在人体步入 50 岁的衰退期之后，大脑加速退化，造成了大脑黑质内多巴胺能神经元的不断凋亡，从而导致纹状体内多巴胺的不断减少，当多巴胺能神经元减少 50% 以上，纹状体多巴胺递质减少 70% 以上，临床上就会产生帕金森病的症状了。

帕金森病患者大约有 10% 的人是具有家族聚集倾向的，而基因的问题是我们每个人无法避免的，但是综合性危害因素却是可以规避的，尽管这些因素的致病性并不完全确定。

那么都有哪些危害因素呢？

首先是饮食方面，通常我们吃富含维生素、鱼肝油、烟酸或硒的食物能使帕金森病发病的危险性降低，而食入大量动物脂肪、坚果、豆类的人们帕金森病的发病率就高。此外，还有专家认为蛋白质、水果、乳制品等摄入不足均可能是致病的危险因素。但是，什么事都有个度的，蛋白质的摄入过多造成脑内氧化应激反应过度，从而引起多巴胺神经元死亡，也可以是导致帕金森病的原因。所以我们临床上往往会告诫患者像甲鱼、黄鳝、鳗鱼那些高蛋白食品要尽量少吃，而蛋类、奶类又是不得不吃的。

其次良好的生活习惯也是很重要的，尤其是排便要有规律。科学研究发现，长期便秘的男性，年老后更容易得帕金森病。美国夏威夷太平洋健康研究所研究员罗伯特·阿博特在《神经科学》杂志上刊文指出，便秘是肌肉震颤症的先兆，引起帕金森病的运动症状过程，可能也会影响结肠功能。有案例显示，这种情形最早可在病发 24 年前就出现。医学界早已知道，患神经失调症的人也经常有肠胃紧张的毛病，阿博特的研究小组则首度证实，便秘会比肌肉震颤症早很多年发生。该小组研究了20世纪60年代初就住在檀香山的6 800名男性，其中有96人患了帕金森病。

另外，保持乐观豁达的精神状态对于抵御帕金森病的发生也是非常有好处的。荷兰马斯特里赫特大学科学家在研究中首次发现，精神抑郁者患帕金森病的可能性要比正常人高三倍。这一发表在美国神经病学学术会的《神经病学》月刊上的研究成果指出，有关人员在过去15年间对大量人员进行了跟踪调查，以便发现导致帕金森病的原因何在。在这期间，科研人员对1 358名居住在荷兰南部的“精神抑郁人士”进行了长期的观察与研究。并将这些人与另外的65 750名同龄非精神抑郁者进行比较。结果发现，精神抑郁的人患帕金森病的比例远远高于正常人。研究小组表示，精神抑郁症和帕金森病患者脑部的血清素指数都比较低，这可能是帕金森病的患者容易得精神抑郁症的原因，另外很可能还是精神抑郁症会导致帕金森病的根源。血清素会影响人类大脑中的多巴胺指数，而这一指数的降低就会大大增加患精神抑郁症并导致帕金森病的可能性。

还有就是保持大脑的劳逸结合也是十分重要的。我们可以非常明显地感受到，脑力劳动者患帕金森病的比例要高于非脑力劳动者。

此外，脑炎、颅脑损伤、一氧化碳中毒、基底节肿瘤或钙化、锰、汞、氰化物、利血平、吩噻嗪类和丁酰苯类药物以及三环类抗抑郁药物（如丙咪嗪、阿米替林等）中毒均可产生与帕金森病类似的临床症状或病理改变。

第二节　帕金森病的危害性

说起帕金森病的危害，人们脑海中第一反应就是它的致残性，也就是它的运动障碍性症状，动作缓慢、肩背拘急、手脚震颤等。通过20多年跟帕金森患者的近距离接触，让我感觉到令他们更为痛苦的其实并不仅仅是来自肉体层面的，反倒是精神层面的煎熬，有的患者甚至“痛不欲生”。

这种精神的折磨首先表现出来的是困惑，这种现象临床上并不少见，尤其是在刚刚发病的初期。

当患者刚刚发病的时候，症状和体征并不明显，再加上帕金森病的诊断本来就很不易，既缺乏影像学的佐证，更缺乏明确的诊断标准。我们平时所说的帕金森病的四大主症（静止性震颤、动作缓慢、肌强直和姿态反射障碍），在患病初期很多时候表现得并不明显。

患者手脚抖，很多时候是轻微的、间歇性的，即便在抖，用意念也是可以控制的。何况震颤也可以是老年性震颤、意向性震颤，或者是特发性震颤。而动作缓慢，更是一个含糊的概念，其实有很多患者动作并不慢。所谓肌强直，就是患者会表现出面具脸、慌张步、猿猴姿态等。这在很多初期患者身上表现得并不典型，有的人天生就是一副严肃的脸，有的人生来走路就是显得慌里慌张的。至于说到姿态反射障碍，是指帕金森病患者的坐姿、站姿不正，虽经提醒也不能最终纠正的现象，这通常是在帕金森病的中期方才出现，初期患者根本就见不到。

这样的情况下，很多患者在医生告知其患了帕金森病后，绝大多数在相当长的时间内是持怀疑态度的。我曾经遇到过一个女性患者，患病十年了，多巴丝肼已经吃了每日 3 粒，而且产生了依赖了，还在那里怀疑医生是误诊了。

一方面是可怕的疾病，另一方面是将信将疑，这种心绪不宁带来的痛苦也是非常折磨人的。

紧接着是困惑，患者会经常感受到大脑支配肢体的无能为力，这种身不由己的无奈感也是折磨患者精神的慢性毒药。

我们在临床上经常可以看到许多帕金森病患者一些匪夷所思的现象。有的患者起步的时候，身子往前移动了，但是双脚却“黏”在地面上，紧接着就是重重地摔在了地上；有的患者走得好好的，前面路上出现一根绳子、一根细细的木棍，他就突然迈不过去了；还有的患者一到生人的面前，或者面对许多人的时候，刚才还表现自如的他，马上说话就不利索了，手脚也不由自主地抖起来了，摁都摁不住。每当出现类似情况的时候，患者身边的人，甚至是他自己极力保持镇静也是无济于事的。

我们也经常听到患者或是他的家属在那里抱怨，脑子灵清得很，可就是身子不听使唤。这种大脑与肢体间巨大的能力反差给帕金森病患者带来了深深的苦恼。

有的时候这种身不由己的现象还往往得不到亲人的理解。曾经遇到过一个男性患者，说话口齿不清。每当这个时候，老伴就劝他慢慢说，别着急。但是老伴的善意却加重了他想要好好表达的愿望，结果却越发地口齿不清。其实老伴也是个急性子，接下来就是埋怨他急脾气。在老伴看来，老头完全能够慢慢地表达,把话说明白的。这种情况下,不仅会使家庭成员产生不愉快,更严重的会使患者感受到精神上的压抑及人文关怀的阙如。

亲人缺乏理解的责难,通常是导致患者精神崩溃的最强大的那一击。

最后,带给帕金森病患者精神折磨的最大的危害或许就是恐惧了。

当确信自己患了帕金森病之后,患者就会慢慢地被一种恐惧的心理所包围。尽管有很多患者对此是否认的,认为自己乐观开朗得很,但是一般来说,病程两年以上的患者都会有程度不同的抑郁症。这样的普遍现象其实就揭示了隐藏在乐观开朗外衣下的恐惧的心理实质。

这种恐惧的心理说到底就是对未来的忧愁,愁病情给他带来的痛苦,愁无休止的服药带来的麻烦,愁身边的亲人对他的态度,愁经济上的压力,愁自己的病情不能得到良好的控制,等等,真是问君能有几多愁,恰似一江春水向东流啊！所以帕金森病患者是一个极需人文关怀和心理疏导的弱势群体。

人文关怀的核心要素就是维护他人的尊严。缺乏自尊是许多帕金森病患者的普遍心理状态。他们中间有许多人是知识分子,一生光鲜亮丽,受人尊敬,有的还在岗任职。突然有一天说是自己得了这个病,很震惊,不知所措,怎么也转不过这个弯来,竭尽全力地掩饰他的病情。

我曾经遇到过一个病人,自己是个大型企业的老板,得了这病之后,右手老是要抖,而且要命的是,一紧张手就抖得更厉害。为了不抖,患病一年还不到的他一天要吃多巴丝肼 3 粒,吡贝地尔 2 粒,还要吃苯海索 2 粒,但是效果并不明显,每当开会要讲话,为了维护他的形象,他就会把一只手插在裤兜里,为此他苦恼极了！找到我的第一天,他就迫不及待地说,“只要能不抖,要他多少钱都行！”经过治疗,现在他的手已经不太抖了,不过手还是得插在裤兜里,完全控制还是挺难的。

这位患者是由于嫌震颤难看,还有的是因为走路的姿态、动作的缓慢,嘴角流涎、说话不利索等等,都会产生自卑心理而不愿见人。我还遇见过一个患者,哪怕她很早挂了号,但是也一定要到我病人看完了,快下班了,她才姗姗来迟。后来她的丈夫悄悄告诉我,因为诊室里人太多,她走路弯着腰,弓着背,姿态不好看,难为情。所以要等到诊室里人没了,她才会进来看病。

因此,缠染上了帕金森病这个人间恶魔是不幸的,我们除了需要全社会和家庭所有人的全方位的关怀,让他们感到社会和家庭的温暖之外,还必须进行及时和有效的治疗。

第三节　西医对帕金森病的药物治疗

视频 2　帕金森病西医治疗方法

西医对帕金森病的治疗方法是比较丰富的，而且伴随着现代科学技术的不断进步，尤其是 20 世纪 70 年代后左旋多巴引入帕金森病的治疗领域，使得帕金森病的治疗方法日趋成形，患者可选择的手段也多种多样。那么这些方法和手段应该如何恰如其分地评价，在实际运用的过程中如何扬其长而避其短呢？这个问题一直长期地困扰着人们，成为帕金森病治疗领域的最突出的焦点问题。就目前而言我们还不能完全地从根本上加以彻底解决，然而要真正比较透彻地说明这个问题，恐怕还得从西医对帕金森病的治疗说起。

西医治疗帕金森病的方法尽管很丰富，然而归纳起来不外乎药物治疗和手术治疗两大类，尽管手术治疗的历史要早于药物治疗，而且诸如干细胞移植、基因治疗等还预示着帕金森病治疗领域革命性的未来，然而帕金森病的药物治疗却始终占据着整个帕金森病治疗领域的主体地位。在选择治疗方案的时候，人们似乎更乐于接受安全稳妥、成熟便捷的方法，这好像已经形成了一种惯性思维。那么，帕金森病的药物治疗果真像那些患者和众多的医生们所认定的那样完美吗？我觉得较为妥帖的回答应该是辩证的。

一、帕金森病药物治疗的总体思路

帕金森病的治疗思路的形成是与该病的病理机制的认识息息相关的。

自从 1817 年帕金森先生首先对其进行了报道之后，整整一个世纪似乎对帕金森病的发病机制的认识进展甚微。直到 20 世纪初实验生理研究的开展，为人类揭开帕金森病的发病机制的神秘面纱提供了可能。

从 20 世纪开始，经过半个世纪的不懈努力，科学家们通过动物实验和尸检,紧紧围绕脑内神经介质多巴胺的量能增减来探讨帕金森病发病的神经生化机制。他们发现多巴胺在脑内的主要分布部位是纹状体,而且帕金森病患者和脑炎后帕金森综合征患者的纹状体多巴胺含量显著减少。

这一发现是里程碑式的,它阐明了帕金森病发病过程中最为关键的神经生化机制,只有认清了这一点,补充脑内多巴胺含量来改善帕金森病患者的临床症状作为治疗帕金森病的不二法门也就是理所当然的了。

1960 年奥地利临床学家 Oleh Hornykiewicz 在发现了帕金森病患者和脑炎后帕金森综合征患者的纹状体多巴胺含量显著减少的事实之后,很快就意识到了左旋多巴很可能对帕金森病的治疗有着特殊的意义。于是在 1961 年他将自己珍藏的 2g 左旋多巴交给了在维也纳工作的神经病学家 Birkmayer,并由他将左旋多巴静注于帕金森病患者的体内,第一次注射就取得了惊人的疗效!

当 1967 年起 Cotzias 等报道口服大剂量左旋多巴能够取得更好的临床疗效,从而该药被医学界广泛运用之后,帕金森病的治疗领域刮起了世界范围的左旋多巴“旋风”。这种药物是如此的神奇,半个小时的时间就可以让患者的所有症状消失殆尽,以至于整个医学界在很长的时间内都为之激动不已。

于是帕金森病药物治疗的总体思路经过具体药物的临床验证而真正确立了,**就是通过外源性的补充多巴胺来替代脑内纹状体内多巴胺的缺失从而缓解帕金森病的临床症状。**

当然,将帕金森病的药物治疗仅仅归结于左旋多巴的功劳是片面的,将帕金森病的总体思路仅仅概括为外源性的补充多巴胺来平衡脑内神经递质间的拮抗水平也是比较局限的。

其实西医治疗帕金森病的思路还是比较全面的,也给了我们中医很多的启示。左旋多巴还是有很多“帮手”的。为了降低左旋多巴在外周转变成多巴胺的比率,尽可能多地让左旋多巴进入大脑发挥效能,于是复方左旋多巴制剂(多巴丝肼、卡左双多巴)也就应运而生了。另外还可以通过激动多巴胺受体来提高单位多巴胺的生物效能;也可以通过抑制乙酰胆碱受体来限制乙酰胆碱的作用,间接地提高受其制约的神经递质多巴胺的功能,达到缓解症状的目的;还可以通过抑制单胺氧化酶 -B 和儿茶酚 - 氧位 - 甲基转移酶的活性来延缓脑内多巴胺的分解。

如此等等的辅助手段不一而足。但是西医的惯性思维一向是比较简单直接的，人体大脑既然是缺少多巴胺，那么直接补充就是最最切中要害的举措，其他各种辅助手段再好，仍然无法比肩左旋多巴举足轻重的地位。因而，时至今日，外源性补充脑内多巴胺水平作为帕金森病药物治疗领域的核心方案是无法取代的，作为帕金森病药物治疗领域最基本和最有效的药物，左旋多巴被称为“金标准”是当之无愧的。

二、西医药物治疗帕金森病的缺憾

视频 3　西医治疗帕金森病之缺陷

当今世界上任何疾病的治疗都没有尽善尽美的，当然帕金森病也不能例外。而且由于人类大脑从解剖到生理的复杂性，从而使它从形态到功能还有许多未为人知的地方。以此为基础，想要全面而彻底地认清帕金森病的病因病理并施以卓有成效的治疗，这对于本身就属于老年性退行性病变的帕金森病来说就更显得难上加难了。

然而强调客观并不意味着西医在治疗帕金森病过程中存在的缺憾都是合理的。科学的进步首先是清醒地认识自己，强调不足的目的在于最终加以弥补。

说到西医的不足，人们总是习惯地想到它的药物诸多的副作用，似乎唯有其药物的副作用才是西医无法逾越的难关；唯有那些众多的、致残性的副作用才是造就西医治疗帕金森病的最大缺憾。

这样的观点是片面的，因为药物的副作用是所有药物的共性，无非严重程度不同而已。而且随着科学的进步，人们能够不断地缩小与理想之间的距离。透过药物副作用的表象，我们除了可以发现现实的无奈、科技发展的空间之外，我们还可以深刻地感受到西医药物治疗帕金森病的最大缺憾。

我们这里所说的缺憾是带有根本性质的问题，而且这种问题不是本身的努力能够加以解决的。

西医在帕金森病药物治疗的过程中什么样的问题是它自身无法克服的呢？那就是其总体思路所决定的主要药物运用的矛盾性。

帕金森病药物治疗的总体思路就是通过外源性地补充多巴胺来替代大脑纹状体内多巴胺的缺失从而缓解帕金森病的临床症状。不可否认的是，外源性的多巴胺替代疗法的近期疗效是令人满意的。患者往往在最初接受该疗法的五年（所谓“蜜月期”）内病情稳定，症状轻微，宛若常人。

然而这种外源性的多巴胺替代疗法归根结底是不彻底的，其出发点就是不计后果地以控制目前症状为唯一目的。又由于外源性、脉冲式地补充多巴胺，久之势必会破坏基底节内由多巴胺浓度调节的动态的反馈式运行模式，这就像糖尿病之用胰岛素、阿狄森氏病之用肾上腺素、甲状腺功能减退之用甲状腺素一样，当治疗药物即时性地弥补了体内的病理缺陷的同时，其负反馈的抑制对业已处于病变状态的组织器官的功能乃至结构无疑会产生无法弥补的恶果。随着疗程的延续，严重的副作用势必将无情地展现在我们的面前。而且随着剂量的加大，副作用表现得更严重，病情发展得也更快。

左旋多巴的副作用主要是运动并发症，包括运动功能障碍、“开关”现象和剂末运动不能。还会产生严重的神经精神障碍、睡眠障碍和自主神经功能紊乱和其他不同程度的症状。

这些致残性的副作用，让我们清醒地意识到左旋多巴在一定时期内（指“蜜月期”）所展现的辉煌疗效的背后隐藏着“杀鸡取卵”的实质。然而令人感到无奈的现实情况是：“蛋照样取，鸡照样杀”，人们在绝望之中盼望被拯救，因为目前还没有任何药物能够比左旋多巴制剂的疗效快捷，稳定可靠。

这种杀鸡取卵的后果也为体外实验所证实，左旋多巴为一强效毒性药物，可使多种培养的神经元类（包括多巴胺能神经元）和非神经元类细胞死亡。尽管体内实验并未证实长期应用左旋多巴可以对黑质残存的多巴胺能神经元产生毒性作用，但对左旋多巴神经毒性的疑虑始终是医学界抹不去的阴影。甚至有的专家坚持认为：在帕金森病患者抗氧化反应防御机制尚不完全的前提下，长期应用左旋多巴可以作为病情进行性进展的促发因素之一，加速黑质残存的多巴胺能神经元变性、死亡。

临床研究也可以证明由于间歇性使用大剂量或者长期使用短半衰期的多巴胺能药物，纹状体内多巴胺受体受到脉冲样刺激，多巴胺的贮存、释放和调节功能减退，从而使患者丧失了“蜜月期”的美妙，并最终坠入了运动并发症的“噩梦”之中。

这种运动并发症在症状学上的最主要的表现是进行性加重的、似乎是不可抗拒的肌张力的提高。

因为从帕金森病的四大主症(静止性震颤、肌强直、动作缓慢、姿态反射障碍)来看,震颤往往表现在疾病的初期,越往后表现得越不明显,而且抗胆碱能药物、多巴胺受体激动剂和神经核团毁损术对震颤都有着长期稳定的疗效。另外两大主症通常又与肌强直有着密切的关联,往往肌张力越高动作就越缓慢,姿势平衡障碍就越严重。在这个意义上我们可以说肌张力的高低是帕金森病严重程度的晴雨表。肌张力不断地提高就意味着复方左旋多巴制剂效能的不断弱化,从一个侧面反映了病情的不断加重。

正是肌强直的不断恶化形成了西医最感棘手的难题,针对这个难题,西医目前只有不断地加大复方左旋多巴制剂的剂量来勉强应对。除此之外,别无他法。然而,越加大剂量,运动并发症等致残性副作用就越严重,病情就发展得越快,肌强直就越明显,肌强直越明显,复方左旋多巴制剂的剂量就越大。从此治疗就无奈地进入了这种恶性循环的怪圈,直到复方左旋多巴制剂的剂量无以复加为止。这个过程有的患者很短,曾经看到有位患者不到一年就卧床不起了,但是这只是个别现象,一般来说有 10 年以上的时间。

由此可见,西医在其总体思路指导下所贯彻的外源性多巴胺替代疗法不可避免地会遭遇其主要药物复方左旋多巴制剂运用的两难境地。那就是**疗效绝佳,却不能长期、大剂量地运用。**

这种复方左旋多巴制剂运用过程中的矛盾性表现是西医完善药物治疗的最大瓶颈,也是所有西医药物辅助疗法多方设法加以弥补却始终不能如愿的难题。

从西医治疗帕金森病的药物来分析,可以将辅助类的药物归入三大类。这三大类药物在运用过程中有着共同的目的,就是通过自身的功效来推迟复方左旋多巴制剂的运用,或者减轻复方左旋多巴制剂的剂量,以此来延伸复方左旋多巴制剂的疗程,从而延长患者的生命。然而这样的目的在现实中是否能够达到呢?

第一类是抗胆碱能药物,如苯海索、丙环定等。它们通过抑制 M 胆碱受体,使纹状体中胆碱能中间神经元活性降低,从而降低乙酰胆碱的兴奋性,使人为降低的乙酰胆碱活性与残存的多巴胺能神经元所分泌的多巴胺在低水平状态下求得平衡，以此提高脑内多巴胺的效应，在短期内推迟复方左旋多巴制剂的运用时间或减轻其剂量。

第二类是多巴胺受体激动剂，如溴隐亭、培高利特、吡贝地尔、盐酸普拉克索等。它们的分子结构可能部分与多巴胺相似，所以它能够绕过突触前膜直接刺激多巴胺受体并使之兴奋，以此提高多巴胺的生物利用率，达到替代多巴胺，改善症状的目的。然而它们单独运用的疗效并不理想，进入帕金森病的中期后就必须与复方左旋多巴制剂合用，此后再也不能独立承担“抗帕”之重。

第三类是多巴胺分解酶抑制剂，主要是指单胺氧化酶-B抑制剂和儿茶酚-氧位-甲基转移酶抑制剂，像司来吉兰、恩他卡朋等。单胺氧化酶-B和儿茶酚-氧位-甲基转移酶都是脑内多巴胺的分解酶，通过抑制它们的活性就可以减少多巴胺的分解，达到维持脑内多巴胺浓度，缓解帕金森病病情的目的。但是它们的临床疗效并不十分明确，也无法减撤复方左旋多巴制剂的剂量。

综上所述，在帕金森病的药物治疗过程中，诸多的辅助药物既不可能长期地延缓复方左旋多巴制剂的运用，也不可能长期维持复方左旋多巴制剂低剂量的临床疗效，更不可能尽量地延长复方左旋多巴制剂的有效疗程。因此，受其总体思路所决定，西医的药物治疗帕金森病是有着自身无法弥补的缺陷的。

三、西医治疗帕金森病合理用药的原则

面对自身的缺陷，就应该想方设法地去弥补，尽最大可能地减少负面结果。当西医的治疗药物和各种技术手段一一呈现在我们的面前，就要求临床医生针对不同的病人进行合理的调配，做出恰如其分的个案化选择，最终提出合理的方案，将西医药物治疗的缺陷尽可能地加以弥补，而在这点上，每个临床医生的主观能动性具有相当大的发挥空间。

前已述及，外源性补充多巴胺治疗帕金森病有着天然的缺陷，而西药的运用又不能像中医处方那样的细化，所以如何合理地使用西药，最大限度地减少自身欠缺所造成的疑难是摆在每个临床医生面前的一大难题。

解决这个难题的原则是建立在目前帕金森病的药物治疗现状的基础之上的。无论治疗帕金森病的药物多么丰富，都是以复方左旋多巴制剂作为首选药物的，然而在经过5年左右的疗效稳定期后，将不可避免地出现严重的致残性副作用。这种致残性的副作用主要表现为“运动并发症”，即运动障碍(异动

症）和症状波动。针对这样的情况，如何在阻止复方左旋多巴制剂副作用过早出现的同时，还能让它尽可能长时间地、比较稳定地作用于患者，甚至于在患者晚期仍然能发挥其作用就成为临床合理用药的基本思路了。

那么，具体如何在临床上体现这一基本思路呢？

中华医学会神经病学分会 1998 年提出的原发性帕金森病治疗建议提出，左旋多巴的使用应遵循“细水长流，不求全效”的原则，即在获得基本满意疗效的情况下，尽可能给予最小剂量。在开始用药时，应从小剂量开始，逐渐滴定到需要的剂量。不考虑患者的远期利益而盲目地追求眼前的疗效，加大左旋多巴的剂量是短视的。尽管临床上对此仍有不同的意见，但是对于复方左旋多巴制剂“尽量晚用，尽量慢加”已经成为多数临床医生的共识了。

“尽量晚用”就是要尽量地推迟复方左旋多巴制剂的起用时间，最好是到 60 岁以后再使用。人们普遍认为既然复方左旋多巴制剂的使用只有 5 年左右疗效稳定的“蜜月期”，那么与其让它在症状还不太明显或不太严重的疾病早期轻易“浪费”，还不如在病情严重的晚期发挥作用以延长生命呢。

表面上看，上述观点表达的似乎是好钢应该用在刀刃上的道理，但实际上“尽量晚用”的原则是由复方左旋多巴制剂产生运动并发症的病理生理来决定的。

当患者服用了复方左旋多巴制剂，尤其是像多巴丝肼那样的短效制剂时，多巴胺神经元就能够在短时间内满足人体对大脑纹状体内多巴胺的需求。由于在患病的初期，黑质致密部的多巴胺神经元还没有完全丢失，功能还没有完全衰竭，所以少量的多巴丝肼就能够令人满意地控制症状。然而这样的外源性地补充久而久之（5 年左右）就不可避免地导致两种情况。

一是导致残存黑质多巴胺神经元功能的逐渐地衰竭（当然这中间存在着患者病情自然进程的因素），这在很大程度上是由于患者纹状体越来越依赖外源性多巴胺补充的最终结果。所以临床上患者表现出多巴丝肼的剂量越来越大，当增加到每天 4~6 颗还无法控制症状的时候，就宣告西医对该患者的药物治疗走到了尽头。

二是纹状体内“脉冲式”的多巴胺浓度波动导致“运动并发症”的出现。因为多数情况下外源性提供给患者的多巴胺，对纹状体内突触后膜多巴胺受体的刺激并不是呈生理性的稳态刺激，而是随着服药的间歇所产生的多巴胺血药浓度的变化所导致的“脉冲式”的非生理性刺激。这种刺激对本已十分脆弱的多巴胺神经元不啻为雪上加霜，它能使神经元内基因和蛋白表达失调，基底节输出神经元放电模式改变，最终导致运动并发症的产生。

为了防止黑质多巴胺神经元过早面临完全衰竭的危险，同时也是为了避免纹状体突触后膜的多巴胺受体过早地遭受“脉冲式”多巴胺的非生理性刺激而造成致残性运动并发症的产生，因而尽量推迟复方左旋多巴制剂的起用时间是必要的。

然而有的临床医生认为既然早用复方左旋多巴制剂只有5年的“蜜月期”，晚用也只有5年，那还不如让患者先舒舒服服地享受5年的幸福人生呢，万一将来又有了更新、更好的治疗药物呢？

我们暂且不论未来是否会有疗效超过复方左旋多巴制剂的药物问世，但就这种似是而非的观点来看，实质上是“预支”了患者“蜜月期”并增加了后期治疗的难度。

我们知道帕金森病的产生是由于黑质多巴胺神经元的缺失和纹状体内多巴胺含量的减少。当纹状体内多巴胺的含量减少到70%以上时，帕金森病的症状就开始出现了。但是此时患者的脑内还有着相当能量的代偿机制，多巴胺神经元还能满足30%左右的纹状体功能需求。此时在脑内多巴胺神经元所维持的病理生理状态下，有许多患者可以在相当长的时期内表现出非常轻微的症状，甚至可以是间歇性的轻微症状。然而过早地使用复方左旋多巴制剂势必会抑制脑内残存的多巴胺神经元功能，将本来运用一些保护多巴胺神经元的药物，如金刚烷胺、吡贝地尔、司来吉兰等就能够控制病情并在相当长的时间内依靠自身的能力维持相对良好生活状态的患者，由于过早地使用复方左旋多巴制剂，在提前安享复方左旋多巴制剂“蜜月期”的同时丧失了本来能够依靠自身代偿机制就能够平稳度过的生命时光。

还有医生认为：患者运用左旋多巴随着时间的推移疗效会越来越差，这并不是使用左旋多巴的过错，而是疾病本身发展的结果。如果因为害怕左旋多巴的疗效减退而推迟到帕金森病的晚期用药，结果仍然是无效的。

将复方左旋多巴制剂疗效递减归结为患者病情的自然进程固然一定程度上符合该现象的实质内情，但同时忽略了复方左旋多巴制剂对病情进展的推波助澜的负面作用也是不妥的。此外不赞同过早使用复方左旋多巴制剂，并不等于就意味着主张要到帕金森病晚期再用。什么时候用是因人而异的。再者说因为推迟使用复方左旋多巴制剂使得患者在初中期的相当长时间内忍受疾病之苦而于心难忍，从而牺牲疾病早期患者尚存的多巴胺神经元的代偿能力也是不明智的。

复方左旋多巴制剂“尽量慢加”的原则也是非常重要的。当患者出现了运动障碍症状的时候，此时即便患者年龄还轻，病程尚短，如果此时患者不能接受中医药的有效治疗，那么复方左旋多巴制剂的使用恐怕是别无选择的。此时摆在临床医生面前亟待解决的问题是如何在复方左旋多巴制剂运用的时间尽量长的同时，使运动并发症出现的时间尽量晚。

其实到目前为止如果纯用西药还无法真正理想地实现上述愿望，只能相对满意地达到目的。其最佳的方法就是在开始用药的时候，从小剂量开始，逐渐滴定到需要的剂量。这种“滴定”的方法不仅能够使患者的病情在得到有效控制的同时尽可能缓慢进展，同时由于纹状体内多巴胺浓度低水平的较为平稳地维持，也使得运动并发症的发生得到有效延缓。

四、中医中药带给我们的希望

粗略地来看，复方左旋多巴制剂加上各类辅助药物能够保证患者15~20年的时间来维持独立生活能力，似乎不算很短了。但是在帕金森病日趋年轻化的今天，很多患者50岁不到就患了此病，哪怕过了20年也仅仅才70岁左右。仔细想来令人不忍前瞻！

因此长期以来，人们一直在苦苦思索有什么样的方法能够在维持患者良好的生活状态的同时，尽可能地推迟复方左旋多巴制剂的运用时间；有什么样的药物能够有效地替代复方左旋多巴制剂并让其尽可能长地、有效地运用于患者生命的全过程。

这个命题似乎可以从两个方面来加以思考：一是要在保护残存的神经元，提高多巴胺能神经元产生多巴胺的潜能上入手；二是要在控制肌张力不断提高的环节上入手。这两个方面的问题如果能够妥善加以解决，那么既可以有效地解决复方左旋多巴制剂过早运用的问题，也可以比较妥善地解决复方左旋多巴制剂加量过快的问题。

（一）如何推迟复方左旋多巴制剂的起用时间

这个问题主要取决于两个方面的努力因素：

1. 如何保护残存的多巴胺神经元，通过阻滞多巴胺神经元进一步的凋亡缺失来干预帕金森病的进展　帕金森病的产生过程除了先天性基因因素之外，氧化应激、线粒体功能障碍、免疫炎性反应和谷氨酸兴奋毒性构成了促使多巴胺神经元退行性变的一系列内在凋亡机制。在这个过程中，西医重点抓住了氧化应激这个环节，把抗氧化应激作为多巴胺神经元保护治疗的主攻方向，主张帕金森病的早期运用具有神经保护作用的抗氧化药物，如维生素 E、辅酶 Q10 等药物。

单胺氧化酶 -B 抑制剂（如司来吉兰）虽然没有能够被证实有明确的延缓帕金森病的作用，但它在理论上能够阻止 MPTP 被单胺氧化酶氧化生成 1- 甲基 -4- 苯基 - 吡啶离子（MPP^+），存在神经保护的可能性，同时还能改善帕金森病的症状，推迟复方左旋多巴制剂的应用，因此有人主张在确诊帕金森病后可以使用该类药物。

体内和体外的实验研究还证明多巴胺受体激动剂(如吡贝地尔、普拉克索)也具有保护多巴胺神经元的作用。此类药物主要通过清除自由基，上调清除自由基相关酶水平，抑制脂质过氧化，抗过氧化氢等作用来实现保护多巴胺神经元的目的。

然而临床实践证明西医在这方面的努力反映在临床上的实际效果是不够的。上述药物都无法达到令人满意的推迟复方左旋多巴制剂运用时间的目的。至于其正在进行的一些具有战略性意义的研究，如促使垂死神经元复苏的神经援救治疗、能够替代死亡神经元的神经修复治疗等尚处在前瞻性的探索和尝试过程中。

令人感到欣喜的是在中药的宝库中有大量的天然药物可供选择用以抗氧化应激反应，保护多巴胺神经元。

2. 如何调动残存的多巴胺神经元的代偿能力，挖掘产生多巴胺的潜力 一般来讲，当人体出现帕金森病的症状的时候，大脑黑质内的多巴胺神经元仅剩下 50% 左右了，这剩下的神经元对于该患者来说视若生命都不为过。我们非但不能过早地运用复方左旋多巴制剂，还必须想方设法地加以呵护并且调动它们的生命力，提高它们产生多巴胺的能力。在这个方面西医的方法和药物都是十分欠缺的，恐怕只有金刚烷胺一味药物能够勉强加以体现。

金刚烷胺用于帕金森病的治疗主要有两个方面的功能。一是促使多巴胺能神经元的功能性释放并且抑制对多巴胺的再摄取，这都能使大脑纹状体内的多巴胺水平提高。二是直接激活多巴胺受体，使得多巴胺生物利用度得以大大提高。

可以说金刚烷胺是西医诸多药物中国内迄今为止唯一的一个振奋多巴胺能神经元功能、挖掘残存多巴胺能神经元潜能的药物。但是它的缺点是药理作用机制目前尚不能完全被阐明;其次是疗效很短,一般情况下两个月后80%左右的患者疗效减退。

然而在这个环节上有许多中药具有促使多巴胺神经元产生功能性释放并提高纹状体内多巴胺浓度的功效,与保护多巴胺神经元的中药协同运用,在临床运用过程中对相当多的患者具有令人满意的推迟复方左旋多巴制剂运用的效果。

(二)如何延长复方左旋多巴制剂的有效疗程

在运用西药的过程中,我们可以感受到:在各类辅助药物运用的同时,促使复方左旋多巴制剂不断加大剂量的最有力的背后推手是进行性加重的肌张力的提高。那么我们是否可以得到这样的提示:通过什么办法,或者借助什么药物来阻止肌张力的提高,就能够帮助我们达到延缓复方左旋多巴制剂的起用时间,减撤复方左旋多巴制剂剂量,甚至延长复方左旋多巴制剂的有效疗程的目的。

可以说西医在这个环节上目前的确缺少行之有效的办法。**实践也证明将肌强直的程度缓解下来是深化治疗,求得进一步疗效的前提条件。这是多少年来人们不懈地探索,力求努力攻克的难关。**

然而这道难题也可以从中医药学中找到比较圆满的答案。我在20多年的帕金森病的治疗过程中感受到了许多的中药都能有效降低肌强直,缓解临床症状,而且疗效稳定,安全可靠。

于是通过上述的分析,我们是否可以得出这样的结论:如果这世界上有一种或者说有一类能够替代复方左旋多巴制剂的药物的话,那恐怕不会是西医的思维模式下的产物。按照这样的思维逻辑来推论,如果有这样一种方法的话,恐怕只有到西医的体系之外去寻找。

这个能够点燃帕金森病患者希望之光的体系就是中医药学体系,这个能够在很大程度上解决帕金森病治疗过程中许多难题的行之有效的方法就只能是中医疗法。

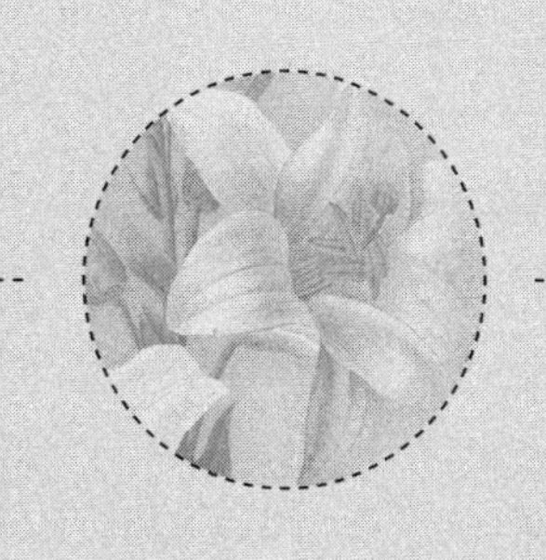

第二章 历代文献对帕金森病的关联性认识

视频4 评析帕金森病中医命名及辨证分型（一）

中医药学蕴含着巨大的“抗帕”能力，这是毋庸置疑的。

可以说自古以来，帕金森病作为单一性疾病肯定存在于我们中华民族的先人中间。而我们的先人们也一定对它有所认识，只不过不会取帕金森病这个名字罢了！那么他们是如何认识这个疾病的呢？

今天，我们可以根据帕金森病的临床表现，再结合古代文献中的相关记载，经过两相比较，确实可以给我们许多似曾相识的感觉。把散见于漫漫历史长河中具有代表性的中医文献内与帕金森病相关的病证命名加以罗列，如“痹”（行痹、痛痹、着痹）、“拘挛”、“筋挛”、“肘挛”、“跌蹶”、“强直”、“收引”、“筋痹”、“掉”、“振掉”、“颤震”“颤振”、“鼓栗”“骨繇”、“风颤”、“四肢振摇”，我们可以清晰地发现古代先贤们对于类帕金森病的病证命名主要体现在震颤和强直两大方面。

这就给了我们一点启示，由于帕金森病临床最基本的表现形态主要就是震颤和强硬这两种，那么有没有可能古代先贤们囿于时代的局限，在相当长的时期内是否有可能把帕金森病当做两种疾病来命名的呢？再进一步思考，帕金森病尽管可以分成震颤型和强直型两大类，但是更多的还是混合型的，即既有震颤，又有强直。遇到这种病情，先哲们加以命名恐怕就要费点脑筋了，究竟是偏于震颤呢？还是偏于强直？还是干脆另外取一个名称呢？这恐怕要深入到他们的描述之中去进行一番分析了。

第一节 《黄帝内经》已有系统性论述

《黄帝内经》(后简称《内经》)毫无疑问是中医理论的渊薮，它是对东汉之前中华民族所取得的医学理论最为全面的总结。这部经典医著的伟大之处，倒不是说它具有包罗万象、应有尽有的内容，而是说它所涵盖的医学理论可以让我们在遇到医学难题的时候，尽其可能地从中得到不同程度的启迪。

对于帕金森病的认识也同样如此。一方面我们可以从散见于《内经》各处的吉光片羽式的文字中间，能够依稀发现先贤们敏锐的目光下对类似于帕金森病的症状表现所展现出的较为准确的表达。

首先是对于震颤症状的描述，《内经》中多用“振”“掉”“摇”“瞤”“筋骨繇复”“筋挛”及“鼓栗”等表述。如《素问·五常政大论》:“掉振鼓栗，筋痿不能久立。”《素问·气交变大论》:“暴挛痿痹，足不任身。”《素问·至真要大论》:“大关节不利，内为痉强拘瘛，外为不便。”《灵枢·根结》:“枢折即骨繇而不安于地……所谓骨繇者，摇故也。”

对于肌肉强直以及强直所致姿势运动障碍等，《内经》则归入“拘”“强直”“收引”“筋痹”及“痉”等范畴。如《素问·至真要大论》:“诸暴强直”“诸痉项强”“诸寒收引”。

然而上述对病情的描述和命名都是零散而不成系统的，与现代的帕金森病的临床表现相对照，很难有明确而完整的联想。

还有另一方面，《内经》时代的先贤们善于将众多纷繁复杂的临床表现进行病证归类。例如将各种痿废不用的虚弱性病证都归之于痿证；将以发热为临床主要症状的外感病归属于热证；等等。那么整部《内经》对于震颤类和肌肉强直类病证是否就仅仅停留在只言片语的层面而缺乏系统性的论述呢？当然不是。

《内经》将几乎所有类似帕金森病的临床表现，都纳入了“痹证”的范畴加以系统认识，相关的理论集中体现在《素问·痹论》中。

《素问·痹论》开宗明义就说："风寒湿三气杂至，合而为痹也。其风气胜者为行痹，寒气胜者为痛痹，湿气胜者为着痹也。"这是中医论"痹"在病因学方面的金科玉律。

这里《内经》谈到了两个问题，一是痹证与风、寒、湿合邪侵犯人体有关。帕金森病乃老年退行性病变，此时脏腑机能衰退，阴阳之气违和。《素问·生气通天论》说："凡阴阳之要，阳密乃固。两者不和，若春无秋，若冬无夏，因而和之，是为圣度。"阴阳失调，则易感外邪。帕金森病患者有一个明确的表现，就是每逢天阴下雨，气温下降，病情就会加重，这恐怕就是风、寒、湿之邪内外合力的结果吧？在这点上现代的帕金森病与《素问·痹论》的观点似乎不谋而合。

二是人体感邪之后，其痹证的分型取决于风、寒、湿三者的偏颇。

风邪偏重则往往症状游走。帕金森病的震颤有两点符合风的特性。其一是震颤是呈静止性的，也就是说安静状态他反而要抖得更厉害，这恐怕就是我们所说的"树欲静而风不止"吧。正所谓"风胜则动"！其次风的特性还导致帕金森病的震颤具有一定的活动性，它在患者身上呈"N"型的发展走向，而且越到帕金森病的后期，震颤越不明显。说明在帕金森痹证的风、寒、湿三邪之中，风性主动，为百病之长，它始终是兼邪，往往预示着病在轻浅，而寒、湿贯穿帕金森病的全过程，越到后期则越明显，故寒、湿意味着病趋深重。

寒邪偏重则往往肢体拘挛、疼痛。这是因为寒主收引，寒性主痛的缘故。帕金森病的患者关节僵硬，手脚拘紧，行动缓慢，姿态含胸耸肩，头部前倾，面具脸，慌张步等，都是寒主收引的表现。我曾经看到有个患者的足大趾往回抽，一直翻到足中趾之上，由此可见帕金森病寒气之盛。

帕金森病表现的疼痛往往固定于某个或是某几个大关节的周围，有的是肩关节，有的是胯部，有的是膝关节，临床上经常被误诊，有时候当做肩周炎，有时候当做腰椎间盘突出症，还有时候当做关节炎来治疗，南辕北辙，收效甚微。因为这种疼痛往往是因为寒主收引，导致肌强直，使得关节腔变窄，甚至消失，关节面相互摩擦而产生的，不舒筋活络，将肌张力降下来，疼痛是不会缓解的。

湿邪偏重则往往表现为身体沉重，口角流涎，缠绵难愈，而且越到后期，寒湿的表现越明显。这往往是湿性重浊黏滞的特性所致。

所谓"重"，是指帕金森病患者的肢体沉重感，这在患病的初期就会有所表现，我们经常会看到有的患者有一条腿拖着走路，怎么也抬不起来。而且越到晚期越明显，有的患者沉重到两腿弯曲挪着走路，有的患者两手沉重到坐在那里，两手搁不到桌面上。

所谓“浊”，是指帕金森病患者的排泄物、分泌物秽浊不清的特性。帕金森病患者一是容易出汗，而且他的汗往往是油腻腻、黏嗒嗒的，我们叫它“脂肪汗”。二是容易流口水，轻则熟睡中流于衾枕，重则口角流淌不息。我曾经看到有一位患者前来就诊，口水多到餐巾纸都来不及擦，索性拿个纸杯接在下巴处，任其流淌。

所谓“黏滞”，是指帕金森病的症状黏滞不爽，病情反复，缠绵难愈。所谓黏滞不爽，如脾运不健，起先湿滞胃肠，脘腹胀闷，大便不爽，以致后来腑气不畅，大便秘结。大约 70% 的帕金森痹证患者都有这样的表现，《素问·生气通天论》说：“阳不胜其阴，则五脏气争，九窍不通也。”所以这也是脾胃失健，阴结于下的表现。《金匮翼·便秘统论》：“冷闭、虚闭即阴结也。”故湿为阴邪，最容易闭阻气机，气机不振，又加之黏滞之性，故帕金森病往往是缠绵不愈的。

《素问·痹论》对于痹证的行痹、痛痹和着痹的分类，是基于人体具有风寒湿之邪后，三邪所占比例不同的情况而有着不同性质的表现，而且是无论外感还是内伤的共性表现。也就是说风、寒、湿邪无论外感、内伤，在人体内都可以因为痹阻气机，从而导致行痹、痛痹和着痹。

还有一点需要指出的是无论是外感还是内伤，行痹、痛痹和着痹都可以成为风、寒、湿三邪居于体内的特异性表现，随着三邪在体内的蓄积，病程的迁延，风、寒、湿邪必然向体内深层进犯，最终导致脏腑痹。

《素问·痹论》中提到的脏腑痹的内容似乎与帕金森病非常贴近，其中有着大段的形象性描述，而且有些条文对于一般性痹证来说似乎有些文不对题，但是和帕金森病相对照却是如此的贴切。其曰：

“五脏皆有合，病久而不去者，内舍于其合也。故骨痹不已，复感于邪，内舍于肾；筋痹不已，复感于邪，内舍于肝；脉痹不已，复感于邪，内舍于心；肌痹不已，复感于邪，内舍于脾；皮痹不已，复感于邪，内舍于肺。”

“凡痹之客五脏者，肺痹者，烦满喘而呕；心痹者，脉不通，烦则心下鼓，暴上气而喘，嗌干善噫，厥气上则恐；肝痹者，夜卧则惊，多饮数小便，上为引如怀；肾痹者，善胀，尻以代踵，脊以代头；脾痹者，四支解堕，发咳呕汁，上为大塞；肠痹者，数饮而出不得，中气喘争，时发飧泄；胞痹者，少腹膀胱，按之内痛，若沃以汤，涩于小便，上为清涕。”

骨、筋、脉、肌、皮痹多可以发生于帕金森患者肢体的外围组织，往往表现于疾病的初始阶段，这时候的症状表现通常是邪浅病轻；而脏腑痹则往往在保有骨、筋、脉、肌、皮痹的临床表现的同时，还出现了脏腑的病变，这通常表现于疾病的深重阶段。下面我们结合经文来谈谈五脏痹的情况。

一、肾痹

《素问·痹论》：“故骨痹不已，复感于邪，内舍于肾。”“肾痹者，善胀，尻以代踵，脊以代头。”

《内经》说到肾痹，只是指出其最为突出的症状表现，晚期帕金森病到了肾痹的时候，患者两腿弯曲，不胜人体之重，夸张一点说，臀部都要碰到脚后跟了；上身呢？屈背耸肩，头都抬不起来，脊梁都要高出头部。这两个分句非常逼真地描绘出了帕金森病典型的“猿猴姿态”。

其实肾痹在临床上的表现远不止人体形态上的改变。

由于肾阳乃一身阳气之根，温煦脾阳而为胃关。故其温煦不力，加上肝不疏泄，出现脘腹胀满，腑气不畅的表现。

由于肾主藏精，主骨，生髓，通于脑。故肾痹者因髓海空虚，除了骨弱无力之外，还可以有认知障碍。可见记忆衰退，甚至不辨亲疏，错觉幻觉，言语混乱，舌淡苔白，脉沉弱，尺尤无力。

肾主水液，主司膀胱气化开合，寒湿入侵肾及膀胱，以致膀胱开合失司，症见尿频尿急，尤其夜尿更频，尿量不多，尿后余沥，舌淡胖，苔灰黑，脉沉缓。

二、肝痹

《素问·痹论》：“筋痹不已，复感于邪，内舍于肝。”“肝痹者，夜卧则惊，多饮数小便，上为引如怀。”

《内经》对肝痹的临床表现主要体现在两个方面。

其一是肝主疏泄。所谓“夜卧则惊”，是指肝主疏泄关乎情志的稳定、舒畅。肝藏血，能安魄。疏泄正常，血归肝藏，如此则魂魄得养，神情安泰。若寒湿困闭，则肝失疏泄，藏血不力，魂魄失养则七情乖张。故 40%~50% 的肝痹患者多肝气不舒，神情抑郁，情绪烦躁，失眠易醒，错觉幻觉，自杀倾向，舌红少苔，脉沉滑。从西医的角度来看，帕金森病患者由于长期病痛的折磨，经常顾虑自己的预后，深情牵挂，不得释怀。此外还长期服用“抗帕”药物，像多巴丝肼、卡左双多巴、司来吉兰、恩他卡朋、苯海索、金刚烷胺、等等，它们或多或少都有中枢性神经精神副作用。噩梦连连是其十分突出的症状。我记得有个患者因为做噩梦，一肘把自己老伴的肋骨击断，还有一个患者一脚将妻子踹伤。所以知道患者好做噩梦，夫妻最好分床睡觉。

肝主疏泄还关乎气机的调畅。脾胃的升清降浊，肺的宣发肃降，心的气血通畅，肾的气化开合都受到肝的疏泄功能的影响。厥阴肝经下达阴器，上抵喉咙，寒湿所及，肝失疏泄，气机失调，水液敷布势必紊乱，上可见口干“多饮”，然而这种多饮现象并非是人体真正缺少水液，恰恰相反，体内寒湿充斥。再者“抗帕”西药苯海索、多巴丝肼、卡左双多巴等西药毒性都会导致脾运不健，津不上承。所以这样的“多饮”通常是次数多而饮量少。所以临床上我们面对这样的患者只要嘱其润润喉咙即可。至于“数小便”倒是名副其实的肝痹、肾痹的特有症状，帕金森病自一开始就有着肝肾不足的基本病理，其对症处理一如肾痹。

其二是肝藏血主筋。《难经·二十二难》曰：“气主煦之，血主濡之。”肝血归藏则筋脉得养，肢体柔和，筋骨强健。然而帕金森病初期即肝肾不足，肝血亏耗，血不柔筋。在疾病初期即感手指拘紧，活动不灵。随着内在风、寒、湿邪不断深入，肝血愈亏，筋脉更紧，最终到了“上为引如怀”的地步。

然而自古迄今，人们对“上为引如怀”的理解都是值得商榷的。

自王冰始，将此句理解为“上引少腹如怀妊之状”后，马莳《黄帝内经素问注证发微》加以补充，认为是“上引少腹而痛，如怀妊之状也。”此后各家皆风从之。

首先此句的解释与临床不符。无论何种痹证，很难见到少腹疼痛得像怀孕那样。要这样的话，谁还敢怀孕呀？还“夜卧则惊，多饮数小便”。我治疗帕金森病 20 来年，时至今日我也没见到过。

问题的关键在于对几个关键词的理解上。首先是对“上”的理解。从本段“上为大塞”，“上”指咽喉；“上为清涕”，“上”指鼻子的通例来说，“上”当指人体较高的部位，至少是高于肝的部位，不太可能下指“少腹”。而且“少腹”的意思完全是王冰臆加的，经文本身并没有此意。根据全句的意思，“上”当为“上身”之意。

接下来谈“引”字。引，伸也。《文选·符命·典引》李善注：“引者，伸也，长也。"又"上为引如怀",《太素》卷三阴阳杂说作"上为演坏"。"引""演"互训,为一声之转,同为伸展之意。

最后是这个"怀"字。怀,抱也。《文选·北征赋》"游子悲其故乡,心怆悢以伤怀",李善注引《毛诗》"啸歌伤怀。"《仓颉篇》注:"怀,抱也"。后怀、抱二字多同义复用。《后汉书·曹褒传》:"寝则怀抱笔札,行则诵习文书。"

由此可见,所谓"上为引如怀"的意思就是上身向前伸展,如同怀抱东西一样。这就是肝痹所特有的上身前伸,含胸屈背的姿态。与肾痹的"尻以代踵,脊以代头"相比,肝痹的表现重在上身,是筋痹发展到了晚期的表现;肾痹的表现重在全身,是骨痹发展到了晚期的表现。其实这两者都是由于肝肾精血耗竭,功能衰败所致,"上为引如怀"与"尻以代踵,脊以代头"在临床上往往同时并现,此时肝肾功能衰竭,补益肝肾通常无济于事,还是要以散寒除湿对症施治。

三、脾痹

《素问·痹论》:"肌痹不已,复感于邪,内舍于脾。""脾痹者,四支解堕,发咳呕汁,上为大塞。"

晚期帕金森病到了脾痹的时候,《素问·痹论》给我们指出了十分典型的临床表现。它包括了两个方面。

其一,脾主运化,水谷精微赖其输布四肢,四肢得养则壮硕而灵便。故《素问·太阴阳明论》说:"四支皆禀气于胃,而不得至经,必因于脾乃得禀也。"

在帕金森病的初期,风寒湿邪必然内合于脾,影响到脾主四肢的功能。我们可以发现有许多患者在一开始就会感觉一侧的肢体没有力气,甚至有的患者一只脚拖沓,一只鞋子磨损得特别快。以后随着脾胃的功能进一步受损,内湿不断积聚,困重之性使得一侧的肢体无力逐渐向全身扩展,到了晚期就出现了四肢懈惰、身不由己的状态,患者也就失去自主行动能力了。造成这种状况的罪魁祸首其实也是由于肌强直,使得人体对四肢的支配能力降低所致,通过适量的散寒除湿药物的使用,减轻对脾主四肢功能的影响就能加以改善了。

其二,脾开窍于口,我们的正常的吞咽功能也要仰仗脾主肌肉的能力,脾气健运,则咽喉肌群协调,水谷顺畅濡降;相反则咽喉阻塞,吞咽困难,饮水反呛。所谓"发咳呕汁,上为大塞",此之谓也。

其实脾痹在临床上的表现还不止《素问·痹论》中所说的两点。

脾的运化功能除了输送水谷精微以充四肢之外，还必须运化水湿，参与人体的水液代谢。脾痹患者运化失司，那么有一些患者会有下肢浮肿的表现，如果不及时解决，四肢慢慢地都会浮肿，西医往往运用利尿剂消肿，效果往往不佳。因为这是由于患者肌强直，行动困难，行走不便，使得下肢肌肉丧失了对静脉的挤压作用，静脉血回流受阻，血浆成分渗出导致了水肿。对此首先我们要通过散寒除湿的药物缓解肌强直，鼓励患者在安全防护下多行走，加强四肢的活动就能健运脾胃。脾能健运，慢慢地也就能使水肿消退了。

此外脾气主升，胃气主降，寒湿犯脾则脾胃升降失常，脾气不升则水液不布周身，精微不充四肢。胃失和降则水谷不得受纳，腑气不得通畅。故脾痹患者往往胃纳不佳，大便不畅。尤其是便秘，70% 的患者都会有此症状，到了晚期后，就益发严重，有的患者是十几天都不会主动排便，最后不得不用手指抠出来。

四、心痹

《素问·痹论》："脉痹不已，复感于邪，内舍于心。""心痹者，脉不通，烦则心下鼓，暴上气而喘，嗌干善噫，厥气上则恐。"

《素问·六节藏象论》曰："心者，生之本，神之变也，其华在面，其充在血脉，为阳中之太阳，通于夏气。"由此可见，心乃阳脏，火气用事，一旦阴郁痹阻，则关乎生本。故"心主身之血脉"(《素问·痿论》)，全赖心气之鼓动，心阳之温煦。故心气足则脉畅神旺，心阳振则血不凝涩。

寒湿入络，痹阻血脉，故有的帕金森病患者自患病初期即血脉不和，表现为手脚麻木，活动不灵，口唇淡紫，脉细涩无力。随着病程的推移，心痹的出现，患者会表现出一系列心阳郁遏，心气衰竭的症状。如心悸心慌，心中烦闷，动则气急，头昏晕厥，汗出黏冷，口唇紫黯，脉沉细涩。我们在临床上发现有相当多的帕金森病患者血压偏低，有的甚至变为更为棘手的直立性低血压。然而有些必不可少的"抗帕"西药(像多巴丝肼、卡左双多巴、溴隐亭)都有降低血压的副作用。当患者在低位突然起身时，会感到一阵晕厥，严重的会导致摔倒受伤。中、晚期帕金森病患者较早期患者体位性血压下降更加明显。

五、肺痹

《素问·痹论》："皮痹不已，复感于邪，内舍于肺。""肺痹者，烦满喘而呕。"

帕金森病进入中、晚期，逐渐向着上焦心肺发展。心痹已如上述，肺痹则如《素问·痹论》所言"烦满喘而呕"，出现胸闷气喘的症状，由于吞咽困难，出现呕恶的表现。尤其是这种胸闷气喘还非常顽固，西医处理起来比较困难。

其实肺痹胸闷气喘的罪魁祸首还是在于肌强直，在帕金森病的初期和中期，风寒湿之邪还在四肢的筋肉，然而中、晚期之后就延展到了胸腹，胸部的呼吸肌强直之后，换气不充分，就会有胸闷气喘的表现。

总之，《内经》对于医学理论的阐述可以分为总结性阐述和各论性阐述。所谓总结性阐述通常遵循的基本上都是"知其要者，一言而终"的原则，都是对于某个论点纲领性、概要性地阐述。落实到类似帕金病森病证的描述，如《素问·五常政大论》："掉振鼓栗，筋痿不能久立。"《素问·气交变大论》："暴挛痿痹，足不任身。"《素问·至真要大论》："大关节不利，内为痉强拘瘛，外为不便。"《灵枢·根结》："枢折即骨繇而不安于地……所谓骨繇者，摇故也。"《素问·至真要大论》"诸暴强直，皆属于风""诸痉项强，皆属于湿""诸寒收引，皆属于肾"等。这些总结性阐述可以散见于《内经》的许多章节。

所谓各论性阐述，是指《内经》对于某一类问题或者某种疾病进行系统全面的认识，如《素问·热论》《素问·疟论》《素问·风论》等。因而《素问·痹论》就是对于因风、寒、湿邪所致人体气机痹阻，血脉不畅而产生的各类病证从病因病机到辨证论治全方位的论述。

应该强调的是中医痹证的范畴是如此之大，凡是各种能够使人体气血痹阻，失去其温煦濡养功能，导致肢体出现疼痛、肿胀、酸楚、重着、变形、强直及活动受限等症状，甚至累及脏腑的所有病证都可以归类于痹证。所以我们并不能认为《素问·痹论》是专为帕金森病而设的。

但是帕金森病作为老年性退行性病种，古代也必然存在。它与先贤笔下的属于其他现代病种的痹证（如风湿性关节炎、类风湿关节炎、强直性脊柱炎、系统性红斑狼疮、多发性神经病等）都具备了中医病因学中风、寒、湿三邪所致临床症状的某些共有特征，因而《内经》时代的先贤们将帕金森病置于痹证的专论中进行研讨。**由此说来在《内经》的时代，现代的帕金森病是归属于痹证的范畴加以阐述的。为了与其他归类于痹证的疾病相区别，我们姑且将类似于帕金森病的痹证称之为"帕金森痹证"。**

需要指出的是，我们所说的帕金森痹证的范畴并不仅仅针对帕金森病，应该还包括其他以运动性障碍为主症的疾病，如多系统萎缩，也就是我们平常所说的帕金森叠加综合征。对这类疾病西医目前是一筹莫展的，但是通过帕金森痹证的辨证治疗，也具有一定疗效。

《素问·痹论》中对帕金森痹证的论述对后世医家具有一定影响力。例如张仲景的《金匮要略》对此也有阐发。然而《素问·痹论》中对帕金森痹证的论述并未引起后世医家的足够重视，当然也不会有医家沿着《素问·痹论》的思路将帕金森痹证的研究引向深入，以至于现在要将其归入痹证的范畴加以认识，恐怕会引来人们惊讶的目光了。

第二节　《金匮要略》开颤证命名之肇端

《素问·痹论》对痹证的临床表现、病因病机和病证分型作了经典的系统阐述，然而对于治疗环节却是显得比较苍白的，只是提到了针刺的原则。其曰："五脏有俞，六腑有合，循脉之分，各有所发，各治其过，则病瘳也。"短短二十六个字，说的是要根据痹证临床表现所在的经脉循行部位，针刺该经脉所属五脏的俞穴和六腑的合穴，就能达到治疗目的了。

也就是说足厥阴肝经的太冲、手少阴心经的大陵、足太阴脾经的太白、手太阴肺经的太渊和足少阴肾经的太溪这五大俞穴以及足阳明胃经的足三里、手太阳大肠经的上廉、手阳明小肠经的下廉、手少阳三焦经的委阳、足少阳胆经的阳陵泉和足太阳膀胱经的委中这六大合穴都可以是痹证所在经脉的首选穴位。

这段经文的意义并不全在于突出了五脏的俞穴和六腑的合穴在痹证治疗过程中的重要性，真正的玄妙之处还在于"循脉之分，各有所发，各治其过，则病瘳也"这番话，这其中就突出了在痹证的针刺治疗过程中还要灵活施治，还要依据经络分布的范围和患者不同的情况，作出针对性的措施，这也为后世医家运用针灸治疗帕金森痹证拓展了自由发挥的思想空间。

针灸在痹证治疗中的地位是毋庸置疑的。然而对于帕金森痹证这样的疑难杂症，仅仅用针灸是远远不够的。认识到了这一点，张仲景在他的《金匮要略·趺蹶手指臂肿转筋阴狐疝蚘虫病脉证治》中运用针灸和中药进行联合治疗，这不能不说是仲圣对《内经》有关痹证的理论在临床实际运用的层面上进行了卓有成效的阐扬。

其曰："病趺蹶，其人但能前，不能却，刺腨入二寸，此太阳经伤也。病人常以手指臂肿动，此人身体瞤瞤者，藜芦甘草汤主之。”从仲圣的这番话里，我们可以得到如下的信息：

首先仲圣笔下的“趺蹶”所表现的临床症状十分类似帕金森病。趺蹶之名，按刘渡舟教授的观点，“趺”即“跗”也，足背的意思；“蹶”即跌倒的意思。趺蹶就是足部不利而致跌倒的病变。然而这种易致摔倒的病变有其特殊性，就是仲圣所说的“其人但能前，不能却”的情况。这种情况我们是经常可以在帕金森病患者身上看到的。由于锥体外系的退化，从而导致肌群的不协调，出现向前迈步困难而向后倒退容易的表现。

趺蹶还有的表现就是“手指臂肿动”的情况。这里所说的“肿”，是由于肌强直的缘故，静脉中的血液回流受阻，帕金森病患者就会出现四肢浮肿。所谓“动”，应该是指帕金森病的静止性震颤，震颤常最先出现于一侧上肢远端，典型的表现是拇指与屈曲的食指间呈“搓丸样”震颤，随着病情的发展，震颤会从手指逐渐波及到整个手臂。所谓“身体瞤瞤”，也就是震颤影响到整个躯干，使整个人体不由自主地抖动的表现。总之趺蹶的描述是十分接近帕金森病的。

第二，仲圣将趺蹶置于《金匮要略》中加以阐述，可见他将此病归于内伤病的范畴。而且他认为趺蹶之病是由于足太阳经伤所致。足太阳膀胱经从头走足，多气而少血，主一身之表，内伤风寒湿邪往往意味着病势轻浅，宜从早治。仲圣采取的方法是“刺腨入二寸”。

《说文解字》：“腨，腓肠也。”清·周扬俊《金匮玉函经二注》曰“腨名承筋，在上股起肉，脚跟上七寸，腨之中央陷者是。”承筋在小腿后面，足太阳膀胱经的穴位，当委中与承山的连线上，腓肠肌肌腹中央，委中穴下5寸。具有舒筋活络、强健腰膝的功效，这对于寒湿阻闭经脉，病在浅表的趺蹶应该是相互对应的。

第三，从仲圣认为“趺蹶”是足太阳膀胱经经气所伤并针刺足太阳膀胱经的承筋穴来看，他是认可《素问·痹论》中针刺痹证必须按照“循脉之分，各有所发，各治其过，则病瘳也”这一灵活施治的原则的。据此我们也可推断仲圣是将趺蹶病归类于痹证之中的，他所说的趺蹶恐怕也就是《素问·痹论》中系统阐述的帕金森痹证，由于要有别于其他类别的痹证，所以他也就取了“趺蹶”这么个名字吧？

其实仲圣对于帕金森痹证的辨证分型和临证治疗的最大贡献体现在

第四点。当趺蹶病患者不仅向前迈步困难，而且还“手指臂肿动”“身体瞤瞤”的话，说明该患者风痰阻络，虚风内动。痰湿阻络，故手指、手臂浮肿；虚风内动，则见手指、手臂，乃至整个人体抖动不止。仲圣认为治疗上必须首先健脾益气，祛除风痰，他以藜芦甘草汤为主方。

方中藜芦，辛苦寒，功效催吐风痰，散瘀止痛，杀虫。主治中风痰涌，癫痫，恶疮，跌打瘀肿，扭挫伤。甘草，甘平，具有补脾益气，调和藜芦涌吐之峻烈药性。

不论藜芦甘草汤具体如何运用，治疗帕金森痹证实际疗效如何，它毕竟开辟出一条以健脾祛痰治疗帕金森痹证的新途，对后世医家产生了一定的影响。

然而从运用针刺治疗趺蹶来看，我们可以推测《素问·痹论》对仲圣的影响是非常深刻的。既然对于《素问·痹论》有着深刻的认识，但是却回避了痹证而命名“趺蹶”，我们是否可以推测仲圣的本意是想要既有别于一般的痹证，又要跟其他以震颤为主症的病证有所区分。比如在《伤寒论》，有关于外感伤寒所致震颤的描述是并不少见的。如“身为振振摇者”（《伤寒论·辨太阳病脉证并治》），“身瞤动，振振欲擗地者”（《伤寒论·辨发汗后病脉证并治》）。然而，我们能够体会到趺蹶病对患者震颤抖动的描述也为后世医家对帕金森痹证的认识产生了深远的影响，也就是说，当帕金森痹证震颤和肌强直两大主症同时出现时，仲圣对趺蹶病风痰致颤的认识使得后世的人们更关注震颤。从这点来说，无论是不是仲圣的本意，我们可以把趺蹶病对患者震颤抖动的描述看作是后世颤证命名的肇端。

第三节 《儒门事亲》首出“风搐”详细病案

金代的张子和在他的代表作《儒门事亲》卷六“因惊风搐”中记述了可能是世界上首例有关帕金森病的病例报道，体现了此类病证逐渐被作为一种相对独立的疾病进行探讨和研究。

“新寨马叟，年五十九，因秋欠税，官杖六十，得惊气成风搐已三年矣。病大发则手足颤掉，不能持物，食则令人代哺，口目张睒，唇舌嚼烂，抖擞之状，如线引傀儡。每发市人皆聚观。夜卧发热，衣被尽去，遍身燥痒，中热而反外寒，久欲自尽，手不能绳，倾产求医，至破其家，而病益坚。

叟之子，邑中旧小吏也。以父母病讯戴人，戴人曰此病甚易治，若隆暑时，不过一涌，再涌，夺则愈矣。今已秋寒，可三之。如未，更刺腧穴必愈。先以通圣散汗之，继服涌剂，则痰一、二升，至晚又下五、七行，其疾小愈。待五日，再一涌，出痰三、四升，如鸡黄，成块状，如汤热。叟以手颤不能自探，妻以代探，咽嗌肿伤，昏愦如醉约一、二时许，稍稍省。又下数行，立觉足轻颤减，热亦不作，足亦能步，手能巾栉，自持匙筋。未至三涌，病去如濯。病后但觉极寒。戴人曰：当以食补之，久则自退。盖大疾之去，卫气未复，故宜以散风导气之药，切不可以热剂温之，恐反成他病也。”

这则病例给我们传达的信息是很丰富的。首先张子和将此病命名为“风搐”就很有意思。前者《素问·痹论》提出了“其风气胜者为行痹”；继者，仲圣首倡趺蹶病，因风痰阻络，虚风内动而兼用针刺及藜芦甘草汤为治；而张子和的“风搐”都是在“风”字上显示出病因病机上的一脉相承。

这个“搐”字又很有动感，它的指向是整个病案中令人感觉尤为明显的患者的震颤表现，而且将手足运动功能障碍也归结为因震颤所致。“手足颤掉，不能持物……抖擞之状，如线引傀儡”；由于震颤而影响正常的行动功能，“待五日，再一涌，出痰三、四升，如鸡黄，成块状，如汤热。叟以手颤不能自探，妻以代探”，甚至于“足不能步”。还有“手不能绳”，不能“巾栉”和“自持匙”，说明因震颤而致手部精细动作受到影响，而须“令人代哺”。

综上所述，张子和“风搐”的含义就是因风所致的颤搐，进一步将人们的视线投向了帕金森痹证的震颤。

其实在张子和的两宋金元时期，医籍中已经有人以“颤”来命名此类病证了，体现了此类病证逐渐被作为一种相对独立的疾病进行探讨和研究。如《太平惠民和剂局方》就有不少治疗手足颤(战)掉、筋脉拘挛或挛急，不得屈伸之症的成方。如小续命汤治“手足战掉……筋脉拘挛，不能屈伸……不得转侧”(《局方·治诸风》)；龙脑天麻煎疗“手足颤掉”(《局方·治诸风》)；麝香天麻丸“治风痹手足不随，或少力颤掉，血脉凝涩，肌肉顽痹，遍身疼痛，转侧不得屈伸”(《局方·治诸风》)；黑神丸疗“手足颤掉，浑身麻痹，肩背拘急，骨节疼痛”(《局方·续添诸局经验秘方》)；等等。

由此可见，张子和的“风搐”命名，有着深厚的历史渊源和当时深厚的学术基础，对后世从风邪致颤来认识帕金森痹证无疑又向前迈出了坚实的一步。

其次，治疗上，张子和继承并发展了《素问·痹论》和仲圣的治疗方法。首先他也运用针刺，而且疗效甚佳。稍有不同的是，针刺疗法是作为战术后手预备着的，是在涌吐之后，疗效不良的情况下才运用。再者，他不同于仲圣仅用涌吐一法以祛除风痰，而是兼用汗、吐、下三法。先用汗法，方用通圣散。尽管防风通圣散集汗、吐、下三法于一身，但是估计涌吐及攻下之力稍有不及，所以他又在防风通圣散之外加用涌吐剂和攻下剂，只是未见其方罢了。

其三，从治疗的效果来看，据说还是非常理想的。"立觉足轻颤减，热亦不作，足亦能步，手能巾栉，自持匙筋。未至三涌，病去如濯。"然而，通过汗、吐、下三法是否能够获得张子和所说的疗效，至少通过历史性的纵向比较，从后世文献所记载的情况来看应该是值得怀疑的。

第四节 明清时期"颤振"病名基本确立

明清时期，将本病作为一种独立疾病的认识进一步明确，多以"颤振"命名之，并列"颤振"专篇进行探讨和研究，并出现"老年战振"的病名，对其讨论逐渐丰富。明确本病非外感风邪所致，为内伤衰败之证，故提出本病好发于中老年的流行病学特点。并与瘛疭、鼓栗等相似病证进行比较，区别其不同。治疗上，强调辨证论治，并提出治疗忌宜和预后等方面的内容。

楼英的《医学纲目》最早列出"颤振"篇。指出"颤振"即动摇之象，"颤，摇也""振，动也"。并指出《内经》中"诸风掉眩"的"掉"以及"诸禁鼓慄"的"鼓慄"即为"颤振之谓""动摇之意"。篇中还将颤振与瘛疭及"中风亸曳牵动重迟者"进行比较，认为颤振之动摇之势较瘛疭为缓，其"战摇振动……而不痿弱"的特点又与"中风亸曳牵动重迟者"略有不同。对于病因病机，篇中认为此证多由"风火相乘"所致，与风与热（火）关系密切。但也有因"风寒所中"或"风夹湿痰"者，且"虚亦有之"。但是文中并没有具体说明各证有何不同，只言应根据不同的病因病机，采取不同的治疗方法。

对"颤振"的辨证论治方面尤以明代孙一奎的认识影响较大。他在《赤水玄珠·卷十四·颤振门》中说："木火上盛，肾阴不充，下虚上实，实为痰火，虚则肾亏"。因而他认为"颤振"的病机应该是心肝火旺，肾阴不足，兼夹痰湿；总体病机是下虚上实，下虚乃肾亏，上实为痰火；涉及脏腑为心、肝、脾、肾四脏。根据其提出的病机，提出"清上补下"的治疗原则。

在明确病机和治则的基础上，孙一奎在《赤水玄珠·卷十四·颤振门》进行了针对性的辨证施治，如"摧肝丸，镇火平肝，消痰定颤"；"《本事》钩藤散，治肝厥头摇眩运，能清头目”；“参术汤”治“气虚颤掉”；“《统旨》秘方补心丸”治“心虚手振”；“《统旨》秘方定心丸”治“老人战动风气所致，及血虚而振”。后世医家多是在孙氏的基础上加以发挥演绎，然而最终并未脱其樊篱。

明·王肯堂《证治准绳》“颤振”篇，通过整理总结张从正、孙一奎等前贤对颤振的研究和治疗经验，结合自己的临床经验，在前人已有的治疗方药的基础上，提出辨证论治颤振的观点并首次出现了“老人战振”的病名。

怪病多痰，喻昌主张从痰论治颤振。《医门法律》中就有一例用茯苓丸（指迷茯苓丸）治疗“为痰所苦，夜间两臂如人抽搐，两手战掉，茶盏亦不能举”（《医门法律·痰饮门·痰饮门方》）之证者，辨其病机为“伏痰在内，中脘停滞……脾滞而气不下，故上行攻臂”（《医门法律·痰饮门·痰饮门方》）也。

何梦瑶《医碥》“颤振”篇认为颤振似为“风火摇撼”所致，但本质实为“水虚”，即“颤，摇也；振，战动也。亦风火摇撼之象，由水虚而然（水主静，虚则风火内生而动摇矣）”（《医碥·杂症·颤振》）。另外，何氏还强调“脾虚”是关键，“风木盛则脾土虚，脾为四肢之本，四肢乃脾之末，故曰风淫末疾”（《医碥·杂症·颤振》），“风火盛而脾虚，则不能行其津液，而痰湿亦停聚，当兼去痰”（《医碥·杂症·颤振》）。

总之，明清诸贤不仅明确地将帕金森病当作独立的疾病加以研究，而且也明确地将震颤当做最具代表性的临床特征加以对待，并以此针对性地加以命名并进行病因病机和辨证施治方面的深度挖掘。然而据此而展开的治疗，效果是不尽如人意的。正如孙一奎在《医旨绪余·卷上·颤振》所说“老年阴血不足，少水不能灭盛火，极为难治”。

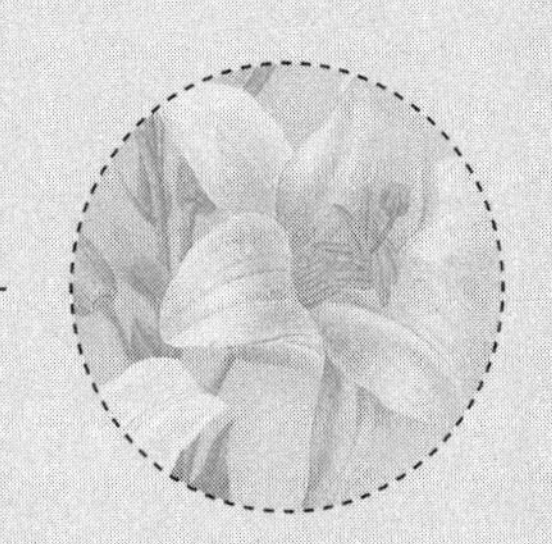

第三章 帕金森病的中医分型治疗

现代中医界对帕金森病的分型治疗是承袭了明清时期对帕金森病的认识并加以进一步完善的。

针对这个"极为难治"的帕金森病,中医界的学者们不屈不挠地努力探索,尤其是新中国成立以来,有关该病的辨证治疗方面的学术探讨渐趋热烈,相关的学术论文层出不穷,取得的成绩是前所未有的。

第一节 现况概述

目前,中医治疗帕金森病传统优势方法主要体现在针灸疗法和药物疗法,两者都是在中医基本理论指导下通过临床辨证进行分型治疗的。

现代的针灸疗法较之《素问·痹论》所提出的针刺原则是完全不可同日而语的。现在通过一系列的特殊手段,如头针、体针、放血、埋针、隔药灸、穴位注射等,并且运用许多复杂的针刺手法,形成了一整套行之有效的理论和方法,长期以来中医界的同仁们针对帕金森病的治疗进行了努力的探索并取得了不错的成绩。

中医对帕金森病的药物治疗一直是中医"抗帕"的主旋律,这和西药在西医"抗帕"领域中所扮演的角色是如出一辙的。但是就目前而言,中药与西药在整个帕金森病的治疗过程中所能够起到的作用,还是不能相提并论的。这在某些较为权威的文献中屡屡有所阐述。如"中药或针灸对帕金森病治疗有一定的辅佐作用,需与西药合用,单用疗效不理想。"[1]这样的评价尽管令每个中医人感到羞惭,但是客观地说来这也是个不争的事实。

应该看到多少年来中医界的同仁们为了促进中医事业在神经内科领域的发展,提高中医药在治疗帕金森病过程中的能力,借以丰富人类战胜帕金森病的手段,运用中医理论对帕金森病进行辨证论治,积累了丰富的经验,形成了一整套辨证用药的体系。

由于辨证分型是诊断的必然结果,又是遣方用药的前提条件,作为连接诊断和治疗两大环节的辨证分型,在学者们的学术争鸣中如何能够渐趋一致就显得尤为关键。然而学者们对帕金森病的认识从病机到辨证分型上都不尽相同,故其在临床上的具体治法和用药更有出入。有关这方面具有较大学术影响力的主要有三点:

一是20世纪70年代末史荫绵对该病进行了初步的分型[2],成为现代分型治疗帕金森病之滥觞。将其分为气滞血瘀、肝肾阴虚、气血两虚三型,并认为肝肾阴虚是本病的本质,它可以和其他两个类型互相转化。其中气滞血瘀型患者年龄较轻,病程较短,病情较轻,疗效较显著,而其他两型年龄大,病程长,病情较重,疗效也较差。

该文的意义首先在于通过分型,给临床医生提供了执简驭繁、纲领性的理论依据;其次将证候与病程、病情相联系,初步揭示了病程、病情与证候之间的关系;最后指出了证型之间并没有严格的界限,应该以动态的眼光来看待病程、病情与证候之间的关系。这些观点对于以后帕金森病辨证分型的学术发展有着很好的指导意义。

此后对帕金森病辨证分型越来越引起学术界的重视,学术观点也渐趋复杂,其中较有影响的是:

王永炎将其分为气血两虚、血瘀风动;肝肾不足、血瘀风动;痰热风动三类证候[3]。并强调无论肝肾不足、气血两虚和痰热内蕴三种证候,都兼有血瘀阻络的特点。显然他认为该病的总体病机是虚风内动和血瘀阻络。

刘泰将帕金森病分为肝肾阴亏、气血亏虚、气滞血瘀、痰湿阻络四型[4],并认识到所分诸型只是相对的,临床上各型之间是可以互相错杂或转化的。

此外有些医家还提到了别的一些证型。如张洪思提出了气虚血瘀型[5];潘澄濂提出了心神虚弱型[6];张广麟提出了脾肾阳虚型[7];吴建提出了营卫失调型[8]。如此种种,不一而足。一方面展现了学术的繁荣,另一方面也反映出了分型缺乏统一的标准,因而歧义较大。

对于帕金森病的辨证分型的争议，从明清时期就一直延续了下来，各呈仁智，缤彩纷呈。尽管有着很多分歧，但是学者们基本还是认同孙一奎的认识，并在他的基础上加以改良。认为本病病机为本虚标实，本虚在肝肾阴虚、气血不足，标实为风、火、痰、瘀等。中老年以后随年龄增长，肝肾脾渐衰，则精气血渐亏，筋脉失于濡养，虚风内动；或风火痰瘀，互阻络道，气血不通，风气内动，所涉及的脏腑主要为肝、肾、脾，而风、火、痰、瘀既可由脏腑功能障碍产生，又可因外感或起居失常所致。

二是针对帕金森病中医分型和疗效评定“群雄并起”，莫衷一是的混乱局面，1991 年 11 月，第三届中华全国中医学会老年脑病学术研讨会通过了《中医老年颤证诊断和疗效评定标准试行草案》。

该草案是在王永炎、傅仁杰等教授的指导下，借鉴了明清时期先贤们的研究成果，参考了 Webster 等帕金森病功能障碍记分法，经过多年临床实践摸索和总结，经许多专家学者共同论证后拟定。它将帕金森病定名为“老年颤证”，并将其分为：痰热动风、血瘀生风、气血两虚、肝肾不足、阴阳两虚 5 个证型。至此帕金森病的中医分型有了一个比较公认的临床依据。这 5 个证型的具体内容是：①痰热动风证：神呆懒动，形体稍胖，头胸前倾，头或肢体颤振尚能自制，活动缓慢，胸脘痞满，口干或多汗，头晕或头沉，咳痰色黄，小便短赤，大便秘结或数日不行，舌质红或黯红，舌苔黄或黄腻，脉象细数或弦滑。②血瘀动风证：表情呆板，面色晦黯，头摇或肢体颤振日久，震颤幅度较大，肢体拘痉，活动受限，项背前倾，言语不利，步态慌张，或智力减退或精神障碍，头晕眼花，皮脂外溢，发甲焦枯，舌质紫黯或夹瘀斑，舌苔薄白或白腻，脉象弦滑。③气血两虚证：神呆懒言，面色㿠白，肢体颤振或头摇日久，震颤程度重，项背强直或肢体拘痉，活动减少，行走不稳，气短乏力，头晕眼花，自汗，动则尤甚，皮脂外溢或口角流涎，舌体胖，边有齿痕，舌质黯淡，舌苔薄白或白腻，脉象细无力或沉细。④肝肾不足证：表情呆板，肢体或头摇颤振日久，震颤幅度大，或肢体拘痉，活动笨拙，上肢协调不能，步态拖拉，言语謇涩，或智力减退，形体消瘦，头晕耳鸣，失眠多梦，或头痛或盗汗，急躁时颤振加重，腰酸腿笨，小便频数，大便秘结，舌体瘦小，舌质黯红，舌苔少或剥苔或微黄，脉象细弦或细数。⑤阴阳两虚证：表情呆板，肢体或头摇颤振，日久项背强直或肢体拘痉，语言謇涩，失眠健忘，汗出畏寒，体倦肢冷，或腰酸腿痛，阳痿遗精，溲少便溏，舌质嫩红或淡黯，舌苔薄白，脉沉细[9]。

尽管草案的公布使帕金森病的辨证分型有了一个为人们普遍接受的临床依据，但是随着治疗的不断深入，研究的不断拓展，新的观点不断地出现，如陆曦等人提出脾胃虚弱型、肝风内动型[10]；王坤山等人提出了风痰阻络型[11]；傅仁杰等人还提出了风阳动型、髓海不足型、阳气虚弱型、心虚血少型、痰涎壅滞型[12]；崔悦提出了肝气郁结型[13]；叶中峰提出了肝阴不足型[14]；王洁民等人提出了肾虚毒损型[15]。如此等等，不胜枚举。可以说当前中医辨证分型治疗帕金森病正在兴起新一轮的拾遗补缺浪潮。

学术争鸣所展现的百花齐放固然可喜，然而在公布了辨证的统一标准后，证型再次趋于纷繁就不得不令人忧虑和发人深思。

三是赵国华于 1997 年首先提出老年颤证分 3 期治疗的观点后[16]，其又于 2005 年将此观点加以完善。

他认为：帕金森病是一种终身性的神经系统退行性疾病，在长期的自然病程中，患者会在不同的病理生理阶段表现出不同的症状和体征，因而采取的治疗方法也就有了相应的阶段性区别。

早期，已经出现了帕金森病症状，但时间比较短，症状比较轻，一般不影响社交、生活和工作，改良 Hoehn-Yahr 分级在 1.0~1.5 级者；中期，帕金森病的症状和体征逐渐加重，已经影响到患者的日常生活和社交活动，进入需要治疗阶段，改良 Hoehn-Yahr 分级在 2~3 级者；晚期，帕金森病的临床症状已经严重，复方左旋多巴制剂的疗效不足以维持患者的日常生活，改良 Hoehn-Yahr 分级在 4~5 级者。其治疗 3 法：早期中医中药疗法，中期中西医结合疗法，晚期多途径综合疗法[17]。

李彦杰等人认为[18]：赵国华所说的帕金森病初期，多因感受不正之气，或起居、情志因素而出现肝郁脾滞之候，复因年事已高，肝脾肾诸脏渐虚，出现精血不足，筋脉失其濡养而发病；中期，诸脏进一步亏虚，精血乏源，运化失常，出现风火痰瘀等病理改变，这又进一步加重诸脏亏虚，导致后期出现以虚损为主的病机和证候，所以本病的病机过程可以概括为：初期由实到虚，中期由虚致瘀，表现为虚实夹杂证候；后期，为诸脏精血虚损，虚损互为因果、连锁反应过程。根据帕金森病不同时期的不同证候，因而赵国华提出了：初期，予以平肝息风以治标，健脾益气以治本；中期，豁痰化瘀以治标，滋补肝肾以治本；后期，补益精血以治损的治疗三法。

赵国华的贡献在于使帕金森病的辨证分型不仅仅是整个帕金森病病程中

阶段性个体差异的病理标志,更重要的在于他突出了病理差异的阶段性。他在病程的细分阶段中总结出的规律性认识更能符合患者普遍阶段性特质,从而使原先在整个病程大背景下进行的、具有很大不确定性的辨证分型更趋严谨而可控。欠缺之处还在于,临床医生很难在短暂的诊断时间内去运用量表来进行分期,所以临床的实际运用价值不大。

综上所述,尽管目前中医界对于帕金森病的分型治疗还处于“百花齐放”“百家争鸣”的状态之中,然而人们的普遍认识是帕金森病属于内伤杂病的范畴,属于本虚标实的病证。本虚在肝肾阴虚、气血不足,标实为风、火、痰、瘀等。病变的脏腑涉及肝、肾、脾三脏,在风、火、痰、瘀的病理状态下发病,其主要的证型为痰热动风、血瘀生风、气血两虚、肝肾不足、阴阳两虚。中医的分型治疗可以独立地运用于帕金森病的早期,当帕金森病进入中期以后,就应当进行中西医结合治疗,而当帕金森病进入晚期之后,就应当采用一切行之有效的方法进行对症治疗。

应该看到,尽管多少年来通过中医界的专家们勇于探索和不懈追求,对于帕金森病的中医分型治疗的认识日趋丰富和深化,但是其间存在的问题还是显而易见的,最突出的问题还在于无论怎么分型,中医药物治疗帕金森病的临床疗效还是不孚众望。看来要建立起一套为临床医生们所普遍公认,并且经实践证明确有成效的帕金森病辨证治疗体系恐怕还有很长的路要走。

第二节　存在问题分析

那么帕金森病的中医辨证分型到底存在哪些问题,它对于该病的临床治疗会产生哪些负面的影响呢?中医界的学者们对此也进行了比较全面的分析,得出了一些比较直观的认识。

比如李文伟[19]着重指出了辨证分型的问题。他认为:“(帕金森病)分型十分混乱,作者们仁者见仁,智者见智,达到十分随意化的程度。对帕金森病一病的辨证和治疗存在如此巨大的分歧,说明中医、中西医结合的作者们对于帕金森病一病的认识尚处于较浅的层面,还没有得到大家公认的有重大影响的成果出现。”

朱泉、周杰平等人[20]着重指出了帕金森病诊治过程中的标准化问题。他们认为:“应包括疾病概念的标准化、诊疗标准的标准化及治疗方法的标准化。

有些报道中将中医颤证与西医帕金森病等同而论，有些则将原发性帕金森病与帕金森综合征混淆不清。中医应尽量规范于《中医老年颤证诊断和疗效评定标准试行草案》，对于临床观察、研究病例，应中、西医双重诊断和采用规范的疗效评价标准，克服在诊断、治疗、疗效评价方面的随意性，提高临床研究的科学性。”

周厚广、鲍远程等人[21]谈到了中医基础理论的完善。他们认为：“基础理论的支持和科学的拆方研究相对不足。在复方研究中，中医基础理论指导相对薄弱，许多复方特别是自拟方的组方配伍往往成为单味中药有效成分的简单叠加，君臣界定不明，辨证说理亦显空乏。对于本病的拆方研究目前尚处于起步阶段，大多数复方研究只是观察和验证药物组方后的整体药效，对于量效关系、时效关系及药代动力学研究较少。”

王文同、雒晓东等[22]在总结了一定数量的文献报道中治帕用药的规律性后，质疑了疗效的重复性。他们认为：“多数医家自拟方治疗本病，临床报道23篇，个案17篇，用于治疗本病的中药达120余种，重复率较高的依次为（仅统计临床报道18例以上的15篇）：白芍（16次）、地黄（13次）、当归（12次）、川芎（8次）、钩藤（8次）、天麻（8次）、山萸（5次），尚有首乌、木瓜、珍珠母、羚羊角等，多为滋肝息风药物。其他涉及治疗帕金森病的方剂有玉屏风散、玉真散、真武汤、柴胡加龙骨牡蛎汤、通窍活血汤、芍药甘草汤、龙胆泻肝汤、杞菊地黄丸、六君子汤等。中医治疗辨证论治为主，用药方面有很大的随意性，临床报道多为自拟方，无法保证疗效的重现性。”

综上所述，目前对中医治疗帕金森病的总体评价是：辨证不统一，标准不规范，理论缺指导，疗效不理想。

这些论点无疑都是正确的，评价也是实事求是的，但是他们并未揭示深层次的问题，并没有明确地指出造成这些现象的本质的内在原因。

要深刻地认识当前中医药治疗帕金森病的种种不尽如人意之处，就应该清醒地认识到帕金森病的辨证体系和临床论治环节是严重脱节的，这种脱节的关键点就在于病证方药的不符，具体地说应该是命名欠妥，药不对证，这才是问题的本质原因。

首先我们来谈谈命名欠妥的问题。

这里所说的“名”，是指帕金森病在中医学中所对应的命名。《中医老年颤证诊断和疗效评定标准试行草案》将帕金森病作了中医定名，将其命名为“老年颤证”，这是很值得商榷的。

首先这样的命名不能体现帕金森病的最基本的矛盾，即最主要的病理机制。那什么是帕金森病最主要的病理机制呢？

要回答这个问题，我们首先要来分析一下帕金森病的主要临床表现。帕金森病有四大主要症状：静止性震颤，动作缓慢，肌强直和姿态反射障碍。那么这四大主症是怎么引起的呢？静止性震颤是由于肢体的协同肌与拮抗肌同时收缩而引起的；动作缓慢是由于肌肉的强直，难以协调支配肢体而引起的；肌强直就是因为全身的肌肉张力过高而引起的；姿态反射障碍是由于肢体某一侧或某个局部肌张力过高而引起的。**由此可见，贯穿帕金森病主要症状的病理机制就是由于老年人脑内多巴胺的缺少而导致的锥体外系共济失调从而产生的肌张力过高，也就是肌强直。**

这种肌强直从帕金森病初期就一直伴随着它的始终，只是程度不同而已。中医学将帕金森病归属于“颤证”，但是这并没有反映帕金森病的最本质的病理表现——肌强直，因而是不妥当的。那么帕金森病应该归属于中医学的何种病证呢？鉴于帕金森病的主要症状是肌强直，肌肉僵硬，筋脉拘急，肢体活动不便，那么显然与之比较对应的中医病名应该是痹证。

因此回顾一下《素问·痹论》对于痹证的认识是很有必要的。《素问·痹论》对于痹证的描述，有许多是与帕金森病相吻合的。

首先痹证与帕金森病都与大自然和人体内部风、寒、湿邪有着必然的联系。所谓“风寒湿三气杂至，合而为痹也”（《素问·痹论》）。还都与天气的变化有着非常密切的关系，往往天气阴冷或者风寒雨湿，它都会有病情加重或者症状明显的感觉。“所谓痹者，各以其时重感于风寒湿之气也。”（《素问·痹论》）

其次痹证与帕金森病都具有风、寒、湿三邪交杂一起侵入人体后呈现占比不同并表现出不同的临床特征的特点。所谓“其风气胜者为行痹，寒气胜者为痛痹，湿气胜者为着痹也。”（《素问·痹论》）

再者，痹证与帕金森病的病程都可以表现出由表及里，最终侵及五脏六腑，出现错综复杂的临床表现的特点。所谓“五脏皆有合，病久而不去者，内舍于其合也。故骨痹不已，复感于邪，内舍于肾。筋痹不已，复感于邪，内舍于肝。”（《素问·痹论》）

我们还可以联想到《素问·脉要精微论》对人体老迈、脏腑衰退所出现的类似帕金森病的痹证表现的描述。

“夫五藏者，身之强也。头者，精明之府，头倾视深，精神将夺矣；背者，胸中之府，背曲肩随，府将坏矣；腰者，肾之府，转摇不能，肾将惫矣；膝者，筋之府，屈伸不能，行则偻附，筋将惫矣；骨者，髓之府，不能久立，行则振掉，骨将惫矣”。

这里描述了当五脏精气衰退时，患者面无表情，头部前倾，腰背弯曲，转身不便，动作震颤，行走困难等表现。这些表现恰好是帕金森病患者所具有的以肌强直为突出表现的痹证病姿。

因此，我们可以推知《内经》中，主要是《素问·痹论》中，我们的古代先贤们是将帕金森病归类到痹证这一疾病系统之中的。只是由于帕金森患者的震颤表现过于引人注目，促使古代的医家从震颤的表象去探究病因病机，总结病证分类，推演出治则方药。这一过程是以明清时期楼英的《医学纲目》最早列出颤振篇为标志的，之后诸贤踵事增华，乃至于今，并以“颤证”命名。然而这一过程显然是有悖于《黄帝内经》的经旨的。明清以来，我们对帕金森病的认识其实是偏离了《黄帝内经》所指向的正确轨迹的。

《黄帝内经》指向的正确轨迹就是要我们后人沿着痹证的思路来对待帕金森病，我们可以赋予它一个更贴切的命名——帕金森痹证。

这是在人体步入中老年后，脏腑功能紊乱衰退，尤其肝肾不足，脾运失健，逐渐内生风、寒、湿邪，生痰成瘀，由浅入深，进一步导致五脏功能衰竭，最终肢体丧失行动能力的系列综合征。因此在临床治疗上也必须紧紧围绕两个基本点来进行组方用药。一是要在保护残存的神经元，提高多巴胺能神经元产生多巴胺的潜能，提高脑内多巴胺的浓度上入手，这是针对病因治本之法；二是从通过祛风散寒除湿来缓解肌强直入手，这是针对症状的治标之法。标本兼治，方乃十全。

临床上要突出治疗痹证的祛风散寒除湿的治疗原则，因而从临床的角度来看，也不宜将帕金森病命名为“颤证”，而命名为“痹证”则较为贴切。

从自己近20年治疗帕金森病的临床体会来看，也是自始至终紧扣补益肝肾脾和祛风散寒除湿这两个关键。运用鹿角片、肉苁蓉、制首乌、天麻、郁金、黄芪、党参等补益肝肾、健脾助运的药物来保护业已受损的多巴胺神经元，提高脑内多巴胺的浓度，同时强调运用青风藤、海桐皮、防己、轮环藤等具有祛风散寒除湿功效的药物来缓解肌强直。事实也证明，只要提高了脑内多巴胺的浓度，缓解了肌强直，帕金森病的主要症状都能够不同程度地缓解，这种疗效可以反复地被临床复制，因而从临床的角度看，将帕金森病归属于痹证是有疗效根据的。

再次，从科研的角度来看，将帕金森病命名为“痹证”也得到了科学实验的证明。

我主持的浙江省自然基金课题“基于神经兴奋性调节探讨自拟舒肌汤缓解 PD 模型大鼠肌强直的机理研究”，其自拟舒肌汤的组方就是毛叶轮环藤、青风藤、粉防己、厚朴、山梗菜 5 味具有补肝肾、祛风湿的药物所组成的。

通过高效液相和肌电图测试，我们初步证明了自拟舒肌汤不仅可以作用于大脑中枢，修复多巴胺能神经元并起到神经保护的作用，同时又能降低外周神经兴奋度，对缓解肌强直具有双重的意义。据此我们印证了具有骨骼肌松弛作用的祛风散寒除湿功效的中药可以有效缓解帕金森病肌强直的假说[23]。通过实验，我们得出的结论是：单从减弱脑内长反射回路兴奋性角度来看，以补肝肾、祛风湿为主要功效的自拟舒肌汤确有对帕金森病模型大鼠的肌强直病理状态产生积极良好的疗效。因此也支持了帕金森病应该以痹证命名的主张。

将帕金森病归于痹证也得到了路志正老的鼓励。有一次他来杭州，我跟他讲了我将帕金森病归于痹证的想法和根据，也谈了我心中的顾虑。当时我还没有进入他的师门，他却毫不犹豫地对我说：中医学要鼓励创新，只有不断地创新，才能将老祖宗传下来的宝贝发扬光大。他还举了他当年创立燥痹和产后痹的例子。当我大着胆子提出想请他给我这本小作写篇序的时候，他竟然答应了！喜出望外的我心中是感慨万千啊！一个高山景行的国医大师对于我这个默默无闻的别门弟子慷慨赠序，如此气度与胸襟，足令我终身铭佩。

1991 年 11 月，第三届中华全国中医学会老年脑病学术研讨会通过了《中医老年颤证诊断和疗效评定标准试行草案》。该草案将帕金森病的静止性震颤作为主要病理表现，将本虚标实、虚风内动作为最基本的病理机制，于是顺理成章地将帕金森病（老年颤证）分成了“痰热动风、血瘀生风、气血两虚、肝肾不足、阴阳两虚”5 个证型，并将其隶属于“老年颤证”病名之下。这就导致了“名不副实”，命名欠妥的情况发生了，接下来的治疗效果就可想而知了。

正是因为如此，我们会感受到目前对于帕金森病的临床辨证分型尽管凿凿有凭，完全符合中医的传统理论，可以说这个过程几乎是无懈可击的，但是为什么疗效却不尽如人意呢？现在我们是不是能够感受到它的顶层设计是有问题的了呢？

其次来谈谈“药不对证”的问题。

谈这个问题的前提是：如果中华全国中医学会老年医学会1991年制定的中医老年颤证诊断和疗效评定标准认识到了帕金森病的基本矛盾，从而将其归属于痹证，是不是就能够一改现在疗效低下的状态了呢？答案恐怕还是会不尽如人意的。

这是为什么呢？这恐怕要从帕金森病的辨证论治说起。

辨证论治是中医学的精髓，它以动态的视角，全面地观察帕金森病在不同的发展阶段所展示的病理特点，结合患者的差异性体质制定个性化的治疗方案，无疑我们是要继承和发扬光大的，但是应该看到长期以来针对帕金森病的中医辨证存在着一个很大的不足之处，那就是帕金森病诊治过程中辨证与论治环节的脱离，也就是“药证不符”之上。

在中药的药效学上，中药是把中医之“证”作为药的效应对象，根据对“证”的治疗效应来判断辨证的是非正误，通过“滋阴、壮阳、益气、补血”等中药的药理作用，形成明确的“药证对应”“方证对应”关系，体现出“以证论效”的原理。**因此对于“证”所表达的病理状态，中药的功效能否在药效学上得到充分的体现对于临床疗效来说就显得尤为重要了。**

那么我们中医药学通过千百年的积淀得到的中药的功效是不是具备了对“证”所表达的病理应该有的必然效应呢？也就是说，如果我们认识到了帕金森病应该属于风、寒、湿邪亢盛的痹证，最突出的体征就是肌强直，那么，是不是所有的具有祛风散寒除湿功效的中药都具有缓解肌强直的能力呢？答案恐怕是否定的。**也就是说在传统认识上，有一类具有相同功效的中药与其本应相对应的病证之间是缺乏必然的药证疗效关系的，这就是所谓的“药证不符”。**

这恐怕是由于时代、地域、学派的不同，临床实践的局限以及功效认识的渐进性和汉语词汇的丰富多彩等诸多原因，使得中药功效在一定程度上存在着随意性大、一致性差、缺乏规范表述等问题[24]，这也就使得中药的理论功效与实际功效之间缺乏应有的联系。

这种状况同样也困扰着帕金森病的中医治疗，使得具有祛风散寒除湿功效的中药对于以肌强直作为病理特性的帕金森病缺乏精确的针对性，造成了对于帕金森痹证通过祛风散寒胜湿理所应当具有良好疗效的中药群，必须加以甄别，加以二次选择方能取得满意的疗效。这种“药证不符”的状态也就成为中医痹证之中之所以要单独命名“帕金森痹证”的原因所在，同时也成为包括帕金森痹证在内的中医临床辨证论治过程中亟待解决的一个重要命题。

说到这里我们似乎可以做一个小结了，为什么帕金森痹证自古以来一直成为中医临床非常难啃的一块骨头呢？一是恐怕自《黄帝内经》之后中医界对它的认识一直是有偏差的，从张仲景、张子和的风痰，到明清时期的“颤振门”，乃至我们如今的“老年颤证”，似乎一直都是在震颤这个“迷宫”里打转转，而忽视了帕金森痹证最基本的病理生理特征——肌强直。辨证环节的偏失就必然会造成施治环节的谬误。二是加上中医的药物和病证之间本身就缺乏必然的疗效依存度，不要说辨证有偏差，就是没有偏差，取效也并不一定是势所必然的。

第三节　中医分型之我见

视频 5　评析帕金森病中医命名及辨证分型（二）

那么，究竟应该如何针对帕金森痹证进行临床分型呢，又如何在分型之后避免“药不对证”的窘境呢？

围绕这样的问题，有些学者提出了他们的看法。劳膺荣、朱泉[25]等人认为：“目前比较公认的中医观点是将帕金森氏病归于肢体经络疾病中的颤振范畴，其病机治则多围绕肢体颤振这一主症进行论述，而对于运动减少、肌张力强直等其他症状则涉及不多。”

由此看来，中医界的前贤们长期以来着眼于帕金森痹证的直观认识，把静止性震颤作为帕金森痹证最基本的病理生理的外在表现，根据《内经》“诸风掉眩，皆属于肝”的病机认识，顺理成章地将帕金森痹证归结为肝肾不足、虚风内动的颤证，至于说本虚标实、风火痰瘀等，都是其外延性的认识。

因此将本非真正意义上反映帕金森痹证主要病理生理的颤证作为中医病名，在辨病的环节上就已然发生了错位，所谓差之毫厘，失之千里，后续的问题就可想而知了。

在帕金森痹证的辨证环节之前，辨病的过程是非常重要的。我很赞同章恪[26]的观点，他说："现代医学的疾病名称科学规范，其对疾病的认识和诊疗严谨细致，因此，中医完全可以而且应当借用现代医学病名进行辨病，在明确了疾病的基本矛盾（包括中、西医学所认识的基本病理性质）之后再进行中医辨证治疗。"

辨病的过程就是辨析疾病的基本矛盾的过程，也就是紧紧抓住诊治疾病纲领的过程。帕金森痹证的纲领就是脑内多巴胺能神经元的不断凋亡缺失，导致纹状体内多巴胺的缺少，从而导致锥体外系共济失调并引起肌张力过高。只要着眼于此进行针对性用药就能够确保疗效。在确保疗效的基础上再进行中医的辨证，针对患者在疾病不同的病理阶段的千变万化的个体差异进行个案化的治疗，使辨病阶段确立的方药更加具有针对性。**这种辨病与辨证相互结合的过程，就是对中医辨证施治的完美补充，是中医结合西医在辨治阶段的有机组合。治病，就是解决疾病的基本矛盾，以此确保疗效；治证，就是突出个体差异，借此提高疗效。所以我把它叫做"病证疗法"。**

帕金森痹证的病证疗法，治病标本兼顾，期间体现治证。

帕金森病所表现的痹证，应该是在以肝、肾、脾为主的脏腑出现衰败的前提下，内生风寒湿邪，由浅入深，最终深入脏腑，使肢体丧失行动功能的系列综合征。因此在临床治疗上也必须紧紧围绕两个基本点来进行组方用药。这两个基本点就是我们所说的"治病"。一是要在保护残存的神经元，提高多巴胺能神经元产生多巴胺的潜能，提高脑内多巴胺的浓度上入手，这是针对病因治本之法；二是通过祛风散寒除湿来缓解肌强直，这是针对症状的治标之法。只要在临床用药上紧紧抓住这两条纲领，那么就能够推迟运用复方左旋多巴制剂的时间或减撤复方左旋多巴制剂的剂量，大大地延缓帕金森病发展的进程，同时还能缓解肌强直，控制好帕金森痹证的主要症状，从而确保中药治疗帕金森痹证的疗效。

在帕金森痹证用药的问题上，我基本赞同张天奉、邹演梅[27]等人的观点："在治疗疾病的方药中，有些是治证的，有些是治病的。病反映了内在的病理生理变化规律，贯穿于疾病的全过程，具有相对的稳定性。证则是对疾病发展过程中的某一阶段的病理认识，它反映着这一阶段的病理变化，具有不稳定性。病证之间的关系要求我们在临床处方用药时，既要有针对疾病层次治疗的药物，也要有针对证候层次治疗的药物。”

他们的观点一改之前中医学“异病同治”“同病异治”的对证用药固有模式，将用药的取向分为“针对疾病层次治疗的药物”和“针对证候层次治疗的药物”两个方向。这固然是可取的，但是这两者其实是不可截然分开的，应该是你中有我、我中有你的关系，也就是**治病药物可以体现治证，治证的药物也可以包含着治病，这才是中医用药的最高境界。病证结合，标本兼顾。**

所谓“病证结合”，就是告诉我们中医临床以证为本的同时不能忘了这是在治病这个大背景之下的治证。就拿帕金森痹证的治疗来说，我们可以把治病的方药看做是贯穿于整个治病过程的，由此来确保施治过程的疗效；治证的方药看作是体现患者个体差异的，可以确保方药在和谐的内环境中发挥作用，我们可以把这叫做“稳态效应”。无论是治病还是治证，他们运用的药物都可以“一体二用”。即主体是药物，但是它同时具备治病与治证两种功能。在治病确保疗效的同时，也能随着个体的体质、疾病的阶段、病情的轻重等具体情况随时调整治病的药物，由此来保证治病的药物更贴近个体，疗效得以不断地提高。

其实这种病证结合的用药范例在我们的先贤之中是比比皆是的，无非是不自觉地暗合而已。就拿《伤寒论》来说就有着许许多多病证结合用药的典型范例。

我们举一个很简单的例子，仲圣对于伤寒病太阳表实证运用麻黄汤，其中麻黄和桂枝都具有抗菌和抗病毒的作用，从这个意义上来说，它们都是针对外感伤寒病的，属于治病的药物，有了这两味药物，就能够确保一定的疗效。然而它们又是可以对证的，对于发热、恶寒、无汗、脉浮紧的表实证，麻黄对于人体的汗腺具有显著的兴奋作用，桂枝也具有中枢性和周围性扩张皮肤血管、增强血液循环的作用，两者结合就具有了很强的发汗解肌的作用，这个作用无疑是在治病基础上进一步的治证的能力。再加上两药的温热的药性，又有杏仁和甘草的协同和调和作用，无疑使麻黄汤成为病证结合用药的典范。无论前贤对于麻黄汤的方解阐扬发挥到了一个多么高妙的境界，其实都离不开病证结合用药的这么一个实质。

外感伤寒病可以病证结合用药，帕金森痹证当然也可以。

然而应当指出的是，用来治病的方药既可以是针对病因的治本方药，也可以是针对症状的治标方药。比如治疗帕金森痹证，保护残存的神经元，提高多巴胺能神经元产生多巴胺的潜能，提高脑内多巴胺的浓度的方药，这是针对病因治本的，而通过祛风散寒除湿来缓解肌强直的方药，就是针对症状治标的。

接下来让我们具体分析治疗帕金森痹证过程中病证结合加治本的用药。经过长期的临床积累，我发现这方面的药物是很多的，在具体地用药过程中我们是必须加以区分运用的。譬如：

健脾益气的，有生晒参、党参、茯苓、山楂、陈皮、甘草等。

益肾健脑的，有鹿角霜、鹿角片、附子、红景天、益智仁、肉苁蓉、生地、熟地、知母、制黄精等。

活血化瘀的，有丹皮、当归、红花、茜草等。

祛风胜湿的，有两面针、虎杖根、羌活、楤木、防己、海风藤等。

疏肝解郁的，有郁金、柴胡、茵陈等。

滋阴补液的，有西洋参、竹节人参、玉竹、百合等。

……

由此可见，根据患者的体质，我们至少可以把帕金森痹证分为脾胃虚弱型、肾阳不足型、肾阴亏虚型、气滞血瘀型、风寒湿盛型、肝郁气滞型、津液亏耗型等证型，还可以有很多很多……然而针对这些证候的药物都具有保护残存的神经元、提高脑内多巴胺的浓度的作用。这又体现了在治病过程中的治本含义。由此可见，**在治病的同时，也可以体现治证；治病与治证是可以有机结合的。这就是帕金森痹证的病证结合用药。**

通过以上分析，我们还可以受到启发的是：中医辨证分型的原则必须以药物的药理作用为依据，这样就可以克服帕金森病诊治过程中辨证与论治环节的脱离，也就是“药证不符”的缺陷。

从这个意义上来说，我认为：中医的辨证应当是在药理基础上的脏腑盛衰、寒热温凉等不同体质反映的归类。也就是说：这些证型的区分不是盲目而随意的，是以相关药物的药理作为基础的，所以是有治病的疗效作为保证的，因而对于疗效的提高必然是呈正相关的，这样的分型才是具有可靠的临床意义的。

其次让我们再来具体分析一下治疗帕金森痹证过程中病证结合加治标的用药。所谓治标用药，主要是用来缓解帕金森痹证症状的药物。由于帕金森痹证的症状是众多而复杂，并且非常顽固的，例如有很多非运动障碍性症状，流涎、便秘、尿频、幻觉、噩梦、出汗、头晕、等等，在临床上处理起来也是非常棘手的。但是帕金森痹证最令人头疼的还是它的运动障碍性症状，也就是它的肌强直所导致的动作缓慢、迈步困难、慌张步态、浑身拘谨、局部疼痛、等等。对于这一类运动障碍性症状目前的治疗手段乏善可陈，所以主要探讨这方面的治标用药。

长期以来，我运用祛风散寒除湿的中药来缓解帕金森痹证的肌强直。具有祛风散寒除湿的中药里面有很多具有肌松剂的功效，之前临床上将其运用于手术过程中的肌肉放松。将它们运用到帕金森痹证中用来缓解肌强直是我的一个有点创意的尝试，经过临床实践证明，这个尝试是非常成功的。

然而并不是所有具有祛风散寒除湿的药物都具有缓解肌强直的作用，只有那些能够延缓神经传导功能，或阻滞神经肌肉接头乙酰胆碱的释放，或者抑制胆碱受体活性，同时具有祛风散寒除湿功效的中药方才具备此项功能。如蝮蛇、蜂毒、毛叶轮环藤、钩藤、龙胆草、望春花、北豆根、川楝子、厚朴、海桐皮、制川乌、牛蒡子、天竺子、薏苡仁、青风藤、八角枫根、蝉蜕、白芍、山慈菇、石榴皮、黄柏、马齿苋、防己、芦根、石楠叶、山梗菜、等等。我的临床体会是：**帕金森病的治疗过程中只要运用了上述药物，就一定能够缓解肌强直，改善帕金森病患者的运动性障碍。从而得到患者的信任，坚持服用你的药物。**我的患者服用我的药物有的已有十余年，为什么呢？因为科学的道理只有一个，即辨病入手，确保疗效！

我们知道，帕金森病的肌强直自从患者表现出临床症状后，就一直伴随着患者的整个病程，因此作为治病的重要一环，祛风散寒除湿的药物必须长期运用，但是又要随着病情的演变、治疗的深入来辨证使用。

这恐怕也就是为什么要强调病证结合用药过程中的标本兼顾的原因所在吧！当疾病的早期和中期就应该以针对病因的治本之法为主，到了晚期就应该以针对症状的治标之法为主了。

通过以上分析，我们可以对“病证疗法”做出一个总体的概括并由此形成一套辨证的体系。

首先“病证疗法”是病证兼顾的辨证体系。它是在辨病的同时兼顾辨证，在确保治病疗效的同时又兼顾患者的个体特质来进一步提高疗效，是在医学理论层面中医结合西医的辨证体系。

其次，所谓“辨病”，既可以是针对病因的（如帕金森病多巴胺能神经元不断地凋亡，脑内多巴胺浓度不断下降），也可以是针对症状的（如帕金森病肌强直进行性加重）；而“辨证”只能是针对疾病发展某一阶段患者所表现的病理特质的（患者表现出的寒、热、温、凉的体质特征或者是五脏六腑、气、血、津、液的偏颇盛衰）。如果将两者加以结合的话，我们可以得到如下的一整套帕金森痹证的辨证模式：

痹证初期：内风亢盛＋脾胃虚弱型，或肾阳不足型，或肾阴亏虚型，或气滞血瘀型，或寒湿内盛型，或肝郁气滞型，或津液亏耗型……

痹证中期：内寒凝结＋脾胃虚弱型，或肾阳不足型，或肾阴亏虚型，或气滞血瘀型，或风寒湿盛型，或肝郁气滞型，或津液亏耗型……

痹证晚期：内湿阻滞＋脾胃虚弱型，或肾阳不足型，或肾阴亏虚型，或气滞血瘀型，或风寒湿盛型，或肝郁气滞型，或津液亏耗型……

通过“病证疗法”，我们可以发现能够显著地改进一直在困扰着我们的帕金森痹证“药证不符”的辨证论治问题。

通过辨病与辨证的结合，我们既突出了帕金森痹证辨治过程中的保护残存的神经元，提高多巴胺能神经元产生多巴胺的潜能，提高脑内多巴胺的浓度，缓解肌强直的基本矛盾，又抓住了患者个体化差异的主要矛盾。无论遇到如何错节盘根的复杂局面，无论碰到任何跌宕起伏的棘手病情，由于我们紧紧抓住了提高脑内多巴胺浓度和缓解肌强直这两条纲领，就不怕没有效果了。

“病证疗法”只是针对中医治疗帕金森痹证而设，展现的是如何发挥中医的优势，最大化地将中医中药治疗帕金森痹证发挥到极致，解决如何挖掘中医内在“治帕”潜力的问题。然而要全方位的调动中医和西医的各自优势，在医学理论的层面上，将中医和西医有机地结合起来联合抗御帕金森痹证，还要有待于中医结合西医的“交替疗法。”

参考文献

1. 王维治．神经病学[M]. 5版．北京：人民卫生出版社，2004.
2. 史荫绵．中西医治疗震颤麻痹28例临床分析[J]. 上海中医药杂志，1979，(2):223.
3. 王永炎．中医药治疗震颤麻痹35例疗效观察[J]. 中医杂志，1986，27(8):224.
4. 刘泰．试论中医对震颤麻痹的认识[J]. 广西中医药，1989，12(2):255.
5. 张洪思．震颤麻痹治验一例[J]. 辽宁中医杂志，1984，8(8):406.

6. 潘澄廉 . 震颤麻痹的证治概述[J]. 浙江中医杂志，1990，25（11）：483.
7. 张广麟 . 真武汤治疗不自主运动病症四则[J]. 江苏中医杂志，1982，3（5）：38.
8. 吴建 . 桂枝加葛根汤治疗原发性震颤[J]. 新中医，1985，17（1）：45.
9. 隆呈祥 . 中医老年颤证诊断和疗效评定标准（试行）[J]. 北京中医学院学报，1992，15（4）：39-40.
10. 陆曦，李智文，李艾羽，等 . 中西医结合治疗震颤麻痹[J]. 福建中医药，1993，24（4）：10.
11. 王坤山，王慧艳 . 试谈震颤麻痹辨治体会[J]. 甘肃中医，1993，6（2）：8.
12. 傅仁杰，陶凯，章少华 . 中医老年脑病诊治述略[J]. 中医杂志，1994，35（3）：174.
13. 崔悦 . 解郁汤为主汤为主治疗震颤麻痹 12 例[J]. 国医论坛，1993，（5）：4.
14. 叶中峰 . 辨证分型治疗震颤麻痹 36 例[J]. 四川中医，2001，19（10）：30.
15. 王洁民 . 补肾解毒法治疗帕金森病机制初探[J]. 山东中医药杂志，2002，21（10）：581.
16. 赵国华 . 老年颤证分期治疗 3 法[J]. 中医杂志，1997，38（5）：294-295.
17. 赵国华 . 再论帕金森病的分期治疗 3 法[J]. 中医杂志，2005，46（7）：541.
18. 李彦杰，李社宣 . 赵国华治疗帕金森病经验[J]. 光明中医，2004，19（4）：42.
19. 李文伟 . 帕金森病的中药治疗及现代药理研究[J]. 现代康复，2000，4（3）：338-339.
20. 朱泉，周杰平 . 帕金森病中医治疗近况[J]. 山东中医药大学学报，2000，24（2）：154.
21. 周厚广，鲍远程 . 中医药治疗帕金森病的研究进展[J]. 中西医结合心脑血管病杂志，2004，2（10）：593-596.
22. 王文同，雒晓东，孙玉芝，等 . 中医药治疗帕金森病进展[J]. 湖南中医药导报，2003，9（7）：69-70.
23. 鲍晓东，周清善 . 舒肌汤对帕金森病模型大鼠肌僵直的影响[J]. 中医杂志，2014，55（23）：20-34.
24. 梁新武 . 中药功效表述混乱的原因、规范化研究的方法及意义[J]. 国医论坛，2007，22（2）：43.
25. 劳膺荣，朱泉 . 帕金森氏病中医思辨[J]. 辽宁中医杂志，2005，32（10）：1015.
26. 章恪 . 辨证与辨病相结合突出中医特色[J]. 中医药学刊，2003，21（11）：1880.
27. 张天奉，邹演梅 . 辨证论治的局限性分析[J]. 辽宁中医杂志，2010，37（8）：1461.

第四章 中医结合西医治疗帕金森痹证

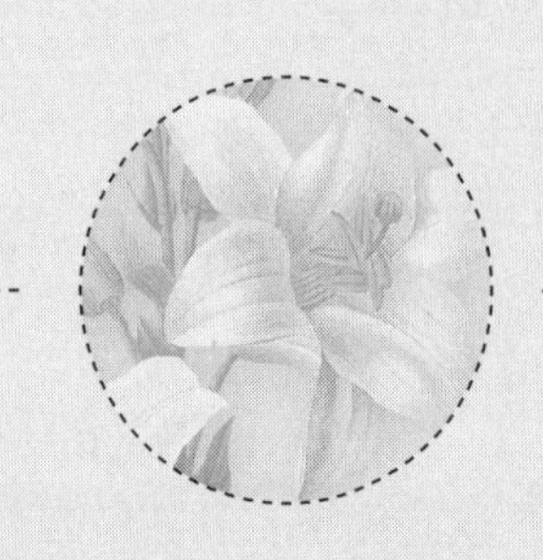

视频 6　帕金森病中医辨病治疗

视频 7　帕金森病中医辨证治疗

在人类抗击帕金森痹证的斗争中,为了应对西医外源性地补充多巴胺治疗帕金森痹证剂量逐渐加大,疗效不断降低的困境,需要中西医学的联手。如果我们打一个不太准确的比喻,运用复方左旋多巴制剂就好比“单脚跳”的话,加上中医中药就好比是“双脚走”,而“双脚走”肯定比“单脚跳”走得稳,走得长。

然而,就中医自身的力量而言,运用“病证疗法”可以在治病的同时兼及治证。治病就能确保疗效,治证就能在针对个体差异性上进一步提高疗效。如此看来,“病证疗法”已经在医学理论的层面上体现了中医和西医间的有效结合了,中医中药应该能够独立应付帕金森痹证了。为什么还要强调“病证疗法”只是中医范畴诊治帕金森痹证的辨证体系?为什么还要主张去结合西医呢?这不是自贬身价吗?不是还要回到在帕金森痹证的治疗领域中医无法离开西医独立存在的窘境中去吗?

要回答这个问题,我们恐怕还是要结合帕金森痹证的治疗来谈谈中医结合西医的问题。

第一节　中医结合西医的必要性及其关键点

1956年毛泽东号召“把中医中药的知识和西医西药的知识结合起来，创建我国统一的新医学、新药学”，在这之后数十年的时间里，中医界的同仁们在中西医结合的问题上是存在着分歧意见的，争论一直延续到了现在，估计还将一直延续下去。

争论的焦点主要是集中在中医和西医这两个理论体系究竟能不能结合的问题上。从方法学的角度来看，西医的微观分析方法使人们的认识从器官、组织、细胞直至分子基因水平，所以西医的指导思想是还原方法。然而这种认识方法过多注重微观局部而忽略了宏观总体，忽略了人在生理、心理、病理上的统一性及独立个体的特征性。而中医理论则包含了系统方法。中医的系统方法从一开始就强调人体自身的完整性、人与自然的统一性、人与社会环境的融合性，揭示了整体观念是中医理论体系的核心之一。因此，如果要进行中西医的结合，那就势必要形成包含西医还原性方法和中医系统性方法的崭新的医学体系，从目前情况看，这个任务还远未完成。

我们的观察不能只停留在局部，只有全面地观察，认识才能深刻，行为才能准确。如果说中西医结合起因于毛泽东的号召的话，那么我们就不能拿毛泽东的片言只语来领会他的整体思想。其实在这个问题上，他曾经有过很多的论述。

早在1913年，毛泽东就曾在《讲堂录》笔记里写道：“医道中西，各有所长。中言气脉，西言实验。然言气脉者，理太微妙，常人难识，故常失之虚。言实验者，求专质而气则离矣，故常失其本，则二者又各有所偏矣。”

1956年，毛泽东在同音乐工作者谈话时指出：“应该学外国近代的东西，学了以后来研究中国的东西。就医学来说，要以西方的近代科学来研究中国的传统医学的规律，要发展中国的新医学。”“我们接受外国的长处，会使我们自己的东西有一个跃进。中国的和外国的要有机地结合，而不套用外国的东西。”

毛泽东还说：历史上中医的一个很大特点是从不拒绝接受外来的好东西，比如中药胖大海，实际上是进口货，但中医拿过来了，现在谁能说它不是中药呢？中医得到发展，是由于兼收并蓄，博采众长。

1958年10月11日，毛泽东在对卫生部党组《关于西医学中医离职学习班的总结报告》的批示中又指出：“中国医药学是一个伟大的宝库，应当努力发掘,加以提高。”

综上所述,毛泽东的论述有一个核心的观点,那就是发展我国的新医学要解决一个以谁为中心的问题。他从来就没有要求我们各取中西医之优,或者中医、西医整体合二为一的意思。而是认为:尽管中医和西医各有优势,但是中国医药学是个伟大的宝库,它面临着两大任务,一是发掘继承,二是充实提高。发掘继承自不必多言,充实提高可以采取拿来主义。问谁拿?当然是问西医拿。拿什么?一拿它的科学实验方法来探究中医规律性内容;二拿它的长处来充实我们自己。指明了中医的发展方向就是以中医为中心,向西医兼收并蓄,从而发展我国的新医学。

所谓中医结合西医,就是要始终坚持中医的系统性思维,用宏观的理念把握治病过程的整体方向,将辨证性和整体性落实在治病过程的每个阶段之中,同时还要体现西医的辨病,借用西医的各种现代化的诊断方法从微观的角度来加深认识疾病,不断地用中药药理来充实完善中药的功效认识,使得中药的功效更加有的放矢。这是个宏观不断细化,辨证辅之辨病,最后尽可能用中药终结的过程。这样的中医才是不断进取的中医,才是能够抗风险的、自立的中医,才是尽可能完美的中医。

在中医结合西医的道路上,我们要摒弃一种似是而非的观点,那就是所谓发展“纯中医”。

纯中医,顾名思义,就是摒弃西医的思想理念和诊疗方法,完全秉承中医传统的思维模式,运用传统的诊疗手段来认识生命,消除疾病。言必称《内经》,行必遵《伤寒》,一切都是传统的!似乎只有这样才能出现扁鹊、张仲景和华佗那样的杰出人物;似乎只有这样才是原汁原味的正宗中医。

唏嘘之余,我时常在想,不错,《黄帝内经》《伤寒》《金匮》是我们每个中医人理论水平的压舱石,辨证论治、整体观念等传统理念是我们中医的生命线,但是这一切并不能使我们成为刀枪不入的“金钟罩”,也不应该成为故步自封的“绝缘体”。连古人尚且知道“太山不让土壤,故能成其大;河海不择细流,故能就其深。”(李斯《谏逐客书》)为什么时至21世纪的今天,我们队伍中的许多人却不明白这样的道理了呢?

况且这世上还有哪个医生完全将自己的医学思想和医疗行为封闭在19世纪初西医传入中国之前的呢?很难想象现在哪个医生能不知道血压、血脂、血糖?那么知道了,能不降压、降脂、降血糖吗?倘若患者头痛前来就诊,我们仅凭望闻问切就能诊断施治吗？最起码必须知道一下他的血压以了解一下大脑的供血状况吧？万一有个占位性问题，恐怕还应该拍个CT、MRI吧？要是不能掌握西医现代诊断技术，哪怕扁鹊再世，华佗显灵，也照样会草菅人命吧？所以，我认为，所谓纯中医的培养模式，表面上看好像保护中医，爱护中医，实质上已走入了很深的误区。

诚然，疗效是中医能够延续至今的最为重要的必然！然而，中医只有将包括西医在内的先进技术为我所用，才能以更稳定的疗效发展自己。

其实即便是古代的医学杰出人物，并没有医学固定的窠臼，而是胸怀宽广，兼收并蓄，博采众长的，从来都不会排斥先进的医学思想和方法。

张仲景在他的《伤寒杂病论·序》中就说过，自己的《伤寒杂病论》"勤求古训，博采众方"。说明他的智慧源于纵横两个方面的源头，所谓"问渠那得清如许，为有源头活水来"呀！

而且他还成为人工呼吸的首创者。《金匮要略》里就记载了，当时是用于急救自溺窒息而体温尚存者。其法为安置患者于仰卧位后由三人施术：一人按住患者两肩以固定体位；一人将手置于患者胸部有节律地交替按压与松弛；一人将手屈伸运动患者四肢，并有节奏地按压其腹部。"如此一炊顷，(患者)气从口出，呼吸眼开"。

《史记·扁鹊仓公列传》中记载了上古时期就有个医生叫俞跗的，治疗疾病不用汤剂酒剂，也不用按摩药敷，纯粹用手术治疗疾病。后来，三国时期，华佗进一步加以发展，运用麻沸散和华佗神膏进行外科手术，麻沸散保证手术的顺利进行，神膏解决术后感染和消除疼痛，使得它的外科手术独步世界。要不是封建孝道思想的束缚和压制，外科手术绝不会是西医一统天下的，中医学的发展也不会纯粹是宏观哲理性的。

我们的医圣自不必说，那俞跗、华佗按照有些人的标准也应该算是"纯中医"了吧？但是在他们这些"纯中医"的头脑中，无论是人工呼吸也好，外科手术也罢，只要能够有益于治疗，什么都能够为我所用。所谓他山之石可以攻玉，断流之水可以鉴形呀！

倘若有一天，中医具有了西医相同或者相近的疗效，同时又能兼顾到患者个体的气血虚实，寒热温凉，运用的生物类药物又不会有西药那么众多、那么明确的副作用，那是不是意味着崭新的中医体系的诞生呢？那是不是中医结合了西医，产生了新医学呢？更多的民众对我们中医的态度会不会改观呢？

所以在我看来，现今这世上尽管有西医和中医，但是崭新的中医必定集中医、西医之长，而且能为中医和西医共同理解和接受。

这个中医结合西医发展创新之路恐怕应该遵循这两大原则：一是坚持中医之本，这是无论什么时候我们都不能丢弃的。什么是中医之本，这就是为我们整个中医界普遍接受的辨证论治和整体观念。在此我重点谈谈对辨证论治的体会。

辨证论治，这是中医诊断由博返约的过程。从认识论的角度来看，由约到博，这是个学习、收集的过程，这是认识的初级阶段。而由博返约，这是个综合分析，得出结论的过程，这是认识的高级阶段。

这个过程是以体现患者的个体化特点为目的的，是中医治疗的最为关键的过程。尽管围绕中医辨证有着这样那样的争论，然而，如果要以动态的视角，全面地观察疾病在不同的发展阶段所展示的病理特点，结合患者的差异性体质制定个性化的治疗方案，那就非依靠中医辨证不可。

在这点上，其实西医也非常强调在诊断过程中要针对患者的个体化差异来进行施治。但是西医是基于解决基本矛盾过程中的对症处理，它始终是浮于面上的。比如帕金森痹证的治疗过程中我们必须运用多巴胺受体激动剂，借以提高脑内现存多巴胺的生物效能。但是如果患者夜尿较频，那我们就应该使用培高利特；如果患者震颤比较明显，还有抑郁症，那我们就应该运用吡贝地尔；如果患者慢性胃炎，那就必须用普拉克索片。但是这样的个案化治疗跟我们中医相比就显得简单而机械。

中医的辨证论治集中体现了患者在病程中某个病理生理阶段的主要矛盾，这可以说是患者个性化病理的深层次的展示。具体来说，就是要紧紧抓住疾病所在的部位，当时正邪力量的对比和患者表现的体质特性，古人把它归纳为“八纲”，即阴阳、表里、虚实和寒热。除了阴阳作为总纲之外，最能体现中医辨证精神的就要数表里、虚实和寒热这六纲了。

譬如帕金森痹证初期，风行肤腠，是为病所，此时病位比较表浅。所谓“风气胜者为行痹”，风性主动，善行而数变。临床上患者表现以震颤为主，具有特殊性的症状，有头目昏晕，肢体拘急，手脚震颤，动作缓慢，慌张步态等。治则以祛风止颤，缓急解痉为主。然而风多夹邪。如果风邪夹热，如面红升火，口舌生疮，大便干涩，性情急躁，舌红少苔，脉浮细数等，那就必须在缓解肌强直的药物中选择那些偏于寒凉的药物，如蝮蛇、钩藤、牛蒡子、蝉蜕、马齿苋、芦根等为主。但是如果风邪兼寒，如面色苍白，形寒肢冷，关节疼痛，唇舌淡紫，脉浮紧等，那就必须在缓解肌强直的药物中选择那些偏温性的药物，如轮环藤、海桐皮、制川乌、青风藤、八角枫根、石榴皮、石楠叶等。

帕金森痹证的病机往往是本虚而标实，标实主要体现在风、寒、湿邪闭阻经络气血，本虚主要表现在脏腑精气血的亏虚。因而在解决风寒湿痹，缓解肌强直的同时，还要结合患者脏腑虚实进行补偏救弊。但是这时的补虚不是单纯地为补而补，而是必须在保护多巴胺神经元，提高纹状体内多巴胺浓度的前提下进行补虚。因此我们可以说：**所谓辨证论治，就是在强调中药药理前提下，结合患者表里、虚实和寒热的个性化治疗。**强调了中药药理就不可忽视西医的解剖、生理、病理、诊断等一系列知识；结合了中医的八纲辨证也就体现了中医临床整个论治体系，这就是在医学理论层面的中医结合西医，这就是现代的新中医！

我深深地感到：要成为一个合格的现代中医，一个中医、西医都纯熟的现代“双枪老太婆”真的是太不容易了！

坚持中医为本也是医学发展的必然。科学对生命的理解是有局限性的，在中医的领域中有许多生命现象还不能为现代科学所解释，有许多的中药疗效，还不能为现代的药理所解释，比如在治疗帕金森痹证的过程中，某些患者反应良好的药物，用在另一些患者身上却适得其反。那么，只要科学对中医领域还存在盲区，那么宏观的中医理论就有存在的必要。

二是在坚持中医为本的前提下，努力学习西医，西医作为结合的客体始终为我所用，借用西医的先进技术来丰富、完善中医。

我经常被我的学生们问及对于中医和西医的内容如何分配自己的时间和精力的问题，我往往会告诉他们我的亲身经历。

我曾经受邀去过瑞典，跟当地的西医会诊过一位脑昏迷患者。我记得跟我面对面的是一位女教授，一头银发，看上去典雅华贵，身后七八位随从，据说都是她的医疗团队，由副教授、讲师和她的研究生组成。从女教授说话的神态上，我读到了她对中医的疑虑。接下来发生的，与其说是会诊，其实像是考试，她当然是有备而来的。

她首先请我根据患者的CT片，分析一下这个患者的病情；第二我开的药方对患者的作用机制是什么；第三会出现什么药物反应，她们应该如何来配合我的用药。

在当时毫无准备的情形之下，我只能庆幸自己平时对西医的重视了。我当时分别根据影像学、中药药效学和护理学的一些知识，跟他们进行了比较深入的探讨。事后翻译告诉我，我的表现得到了他们一致的好评。

因此我告诉我的学生们，基于我们中医院校对学生的培养要求是让他们走出校门后能够成为合格的高级中医师，那么要在临床上迅速地打开局面，就必须中医、西医两手都要硬。首先是中医的看家本领要过硬，在此基础上，对于西医的知识，尤其是西医的诊断技术，我们应该全面掌握。犹如韩信将兵，多多益善。

中医结合西医需要尽可能多地掌握西医的知识，然而中医结合西医的关键不在于你的中西医学的知识占比，是各占50%，还是60%对40%，或者是40%对60%。关键还在于如何找到中医结合西医的关键点？这个问题一直在困惑着我们。

其实我们并不需要在认识论和方法论上打嘴仗，我们要明确西医的所有理论和方法最后都要归结到为用药服务的终极手段上，而通过用药获取疗效的根本保证就是它的药理。在这点上，其实是中医、西医都普遍遵循的共性。

在中国的古代，医生们用中药的功效来表达药物作用于人体的机理和结果，如益肾健脑，活血止痛，宣肺止咳，等等。这种对于中药功效的表述，是建立在无数次地正反两方面的尝试过程中慢慢地体会加以认识的，这在那时无疑是中医学的正确选择。但是随着历史的前行，科学的进步，我们再用审慎的眼光打量我们沿用了千百年的中药的功效，我们越来越会感觉到再用这样的方法去认识和表述中药的功效是有欠缺的，是应该加以改进完善的。

我们还是拿帕金森痹证的治疗中药来举例。制首乌和五味子都可以增加脑内多巴胺的浓度，从而都可以用来缓解帕金森痹证的症状；两者的传统功效都有补肾的作用。肾主骨，生髓，通于脑。由此可见中医的肾与大脑可以有密切的联系，但并不是必然的联系。因为并不是所有具有补肾功效的中药都对大脑有作用，都可以用来治疗帕金森痹证。因此所谓补肾，这一功效就显得有些宽泛，指向性比较差。而且即便同样具有补肾（提高脑内多巴胺浓度）功效的制首乌和五味子，它们在人体内达到药效的机制并不完全相同。

制首乌作用于人脑的单胺氧化酶（MAO）。人类的单胺氧化酶分成A、B两型，在纹状体内，单胺氧化酶-B的活性要远远超过单胺氧化酶-A。而且单胺氧化酶-B的活性随年龄增加而上升，至45~50岁后则急剧上升。单胺氧化酶-B活性增加，在脑内可以促使氧自由基的产生，导致多巴胺神经元损伤、凋亡,从而促使脑内多巴胺含量下降,达到一定的程度后,就能够促使帕金森痹证的形成。由此可见,抑制单胺氧化酶-B的活性就有利于帕金森痹证的治疗。

而且单胺氧化酶是脑内多巴胺的分解酶,抑制了它,就可以提高脑内多巴胺的浓度。

现在已发现上百个单胺氧化酶-B抑制剂,但均因严重毒副作用而不能用于临床。有人研究了一些中草药对单胺氧化酶-B活性的影响,发现首乌的作用为最强,这就有利于增加脑内多巴胺的含量,从而改善中枢多巴胺能神经的功能,缓解帕金森痹证的症状。因此我们也可以说制首乌的补肾治疗帕金森痹证是通过抑制单胺氧化酶活性来实现的。

然而五味子提高脑内多巴胺浓度的机制却是完全两样的。我们用高效液相电化学检测器检测五味子醇甲对大脑内单胺类神经递质及其代谢产物的影响,腹腔注射五味子醇甲50mg/kg或100mg/kg 30min后,大脑纹状体内多巴胺及代谢产物二羟基苯乙酸(DOPAC)含量明显增加,下丘脑内多巴胺也明显增加,其他单胺类神经递质变化不明显。以上结果提示:脑内多巴胺浓度的增加,很可能是五味子醇甲的中枢抑制作用可以直接促进脑内多巴胺的产生和代谢来实现的。

由此看来,从帕金森痹证治疗的角度来说,在众多的具有补肾功效的中药当中,制首乌的补肾功效里应该注明抑制脑内单胺氧化酶-B;五味子的补肾功效里应该注明提高脑内多巴胺浓度。这样的中药功效表述才是与时俱进,超越古人的,这样的功效表述才是临床指导意义更强的!因为只有按照这样的表述去指导用药,才能针对性更强,才能体现获得疗效的必然。

然而有的人认为单味药的药理可以搞清楚,但是中药都是在复方状态下被使用的,谁能够知道复方状态下又会发生什么样的药效呢?

如此说来,自古以来我们所有的中药功效不都是单味的功效吗?古方之中中药与中药之间数不胜数的配伍组合也没有听说改变了某味药物的功效。通过长期的疗效感受获得的中药功效和现代通过实验所获得的中药药理至少是各有千秋,不能互相否定的吧?取得的药理成果就是要拿来用的,不能说要等到将来我们把复方的药理都搞清楚了我们才能来用。何况我们现在很多人都是在享受着单味药的药理成果的,我们的前人哪里会知道马兜铃、青木香、木防己、细辛等会有肾毒性,地榆、黄药子、苍耳子、千里光、川楝子等会有肝毒性呢?中药药理的临床运用不仅会丰富我们治疗的手段,还能进一步促进中药药理的研究进程，何乐而不为呢？

所以，中医的出路就是要尽量地减少中医经验主义的色彩，将中医学从必然王国带入自由王国，而奠定中医自由王国的基石就是中药的药理。因为治愈疾病的科学定律是唯一的，这就好比治疗帕金森痹证，不管如何辨证，证候分型如何全面，用药如何精审，但是最终获得确切疗效必须取决于能否保护好脑内多巴胺神经元，能否提高脑内多巴胺的浓度，从而能否使患者高肌张力下降而改善症状。所谓知其要者，一言而终；不知其要，流散无穷。做不到这些，要想在你的手上获得满意的疗效那是绝对不可能的。

所以，之前中医治疗帕金森病的种种不足并不在于辨证分型上，最重要的不足还在于用药的"药证不符"上。至于对该病的基本矛盾认识有误，从而病名的认定偏差，其实并不是最失败的。

那么，中医结合西医的关键点最终是否可以归结到中药的药理上呢？说到中药的药理，总是让人感觉到某种压力，让人感到不敢启口。因为很多人觉得这不是把中药西化了吗？中药西化最终导致中医西化，这就是离经叛道，忤逆祖宗了，这是绝对不能允许的！

其实中医学对于中药药理的重视绝不是简单地将西药药理进行简单地中医移植。在这个问题上，西药药理相对忽视人体的体质，而中药的药理，在重视药物作用于病灶并达到疗效的共性的同时，还要强调患者的寒热、虚实、四气五味、药物归经等个性的内容。例如，先前说到的制首乌和五味子，制首乌药性为平，因而可以适用任何体质的帕金森痹证患者；五味子药性偏温，那就比较适合阳虚寒盛体质的患者了。**中药的药理结合中医体质理论恰恰是能够让中医学勇敢地崛起并永远屹立于医学之林的重要法宝。所以说强调中药药理并没有离经叛道，相反结合了人体体质理论的中药药理是中医生命之源，而整体性与辨证性是中药药理之魂。所以我们中医人应该勇敢地运用中药的药理！**

综上所述，生命的探索永无止境，只要现代科学对中医学眼里的生命现象无法做出明确的破译，中医的理论就不可能被废止，从这个意义上来说，中医学的生命是恒久难尽的。但是这并不意味着中医就可以裹足不前，中医学的生存需要助力，中医学的发展需要创新。这条生存和创新之路，就是中医结合西医之路。

毫无疑问，中医治疗帕金森痹证之路同样也需要中医结合西医，然而强调中医结合西医，绝不是要放弃自身优势，而是要实行拿来主义，在不断汲取西医丰富营养的同时来进一步强化自身优势。那么,中医学治疗帕金森痹证究竟具有哪些优势呢?

第二节　中医治疗帕金森痹证之优势

经过了数千年积淀的中医学,就像一棵几经寒冬,屡遭摧残而不凋的劲松一般,具有顽强的生命力。在帕金森痹证的治疗领域,其自身也同样蕴含着强大的内生优势需要我们去探索、发掘、总结和光大。

一、在治疗的总体原则上体现优势

我们知道,目前现代医学治疗帕金森痹证首选的方法是药物治疗,现在还没有哪种单一药物的疗效能够超过复方左旋多巴制剂的。但是,复方左旋多巴制剂的药理是通过外源性地人为补充人体脑内的多巴胺,来达到控制病情的目的。这也成为了西医治疗帕金森痹证的总体原则。然而通过外源性补充多巴胺来达到对病情的控制只是表面的,实质上是以进一步伤害多巴胺能神经元的功能状态作为代价的。这种神经毒性所产生的结果就是对左旋多巴的依赖,量越吃越大,而效果越吃越差。

蔡定芳教授指出[1]:“左旋多巴长期应用抑制酪氨酸羟化酶(TH)活性的一种可能机制就是历来备受关注的左旋多巴毒性问题。体外和体内实验均证明多巴胺或左旋多巴本身的氧化特性使其具有潜在毒性。”他还认为:关于补肾养肝方剂的抗神经变性研究结果显示,帕金森病大鼠长期应用左旋多巴,酪氨酸羟化酶(TH)活性降低,抑制残存神经元内源性多巴胺合成,从而加剧纹状体多巴胺代谢紊乱。长期应用左旋多巴的帕金森病大鼠可出现“生化耐受”现象,其纹状体多巴胺及其代谢产物水平较首次应用时降低,左旋多巴脱羧生成多巴胺,在纹状体积聚,反馈性抑制酪氨酸羟化酶活性,这一现象可以解释为何长期应用左旋多巴后疗效减退。

有关这方面的研究,我们还注意到2004年美国帕金森痹证研究组对361名早期帕金森患者进行了一项随机对照双盲试验。病人被随机分成4组,其中3组分别服用不同剂量的左旋多巴——卡比多巴,另1组使用安慰剂。服药40周,停药2周后进行UPDRS评分,其中142名患者在服药前和服药40周后行SPECT来测定纹状体多巴胺转运体的密度(以β-CTT摄取率计算)。

SPECT 扫描发现，服药组的 β-CTT 摄取率下降程度较安慰剂组更为明显，而且，服药的剂量与 β-CTT 摄取率下降程度成正比。这就提示服药组的多巴胺能神经元的功能状态随着左旋多巴——卡比多巴剂量的加大而越发降低。

以前人们通常顾虑复方左旋多巴制剂（如多巴丝肼）所导致的恶心、呕吐、低血压、意识障碍、心律失常以及剂末恶化、开关现象和运动障碍等明显的副作用，却往往忽略了其在良好疗效掩盖下的更为严重的危害性。这种危害就是现代医学缺啥补啥的治疗原则所造成的。

回想当初，我开始接触一些帕金森痹证患者，深深地感受到患者对复方左旋多巴制剂始享蜜月，逐渐成瘾，最终无效而且副作用严重的令人倍感无奈的经历，开始尝试运用中医中药来治疗该病。

最初出于对治疗该病的极大热情查阅了一些中、西医文献和书籍，与当时的许多同仁那样将该病分成了痰热动风、血瘀生风、气血两虚、肝肾不足、阴阳两虚 5 个证型进行辨证治疗，因为这是 1991 年第三届中华全国中医学会老年脑病学术研讨会确认的证型，应当是很权威的。所运用的方剂分别是羚角钩藤汤合天麻钩藤饮、补阳还五汤、八珍汤、独活寄生汤和金匮肾气丸加减。然而试用的情况是运动障碍性症状的改善并不理想，聊以自慰的疗效是一些非运动障碍性症状，像便秘、失眠等，但是这并不是真正意义上有效治疗帕金森痹证。

面对困惑，我就在想：我们的孔老夫子说“三人行，必有我师焉”。西医也可以成为我们的老师呀。那么既然西医可以运用外源性补充多巴胺来有效地治疗，我们中医难道不可以运用中药来促使脑内多巴胺神经系统产生内源性的多巴胺吗？通过大量的资料查阅，我发现有许多中药具有这样的功能。

如银杏叶提取物（EGB）主要有效成分为黄酮类和萜类内酯化合物，研究表明，该提取物能够增加大鼠纹状体多巴胺含量，它的制剂还可以防止纹状体多巴胺能神经末梢数目的减少；还能够清除自由基和抑制自由基的产生，降低病损细胞凋亡速度，还可减少脑组织耗氧量，具有保护脑神经细胞的功效。

山梗菜碱是多巴胺转运蛋白的有效抑制因子，它可以抑制脑内多巴胺的回收，以此提高脑内多巴胺的浓度。因此多巴胺转运蛋白抑制因子作为帕金森病的候选药物已经有相关研究报道证明是一类有效的药物。除此之外，山梗菜碱还能有效改善 6- 羟基多巴胺诱导的偏侧鼠帕金森病运动障碍。

肉苁蓉能使可的松致阳虚大鼠及正常大鼠多巴胺含量升高，多巴胺代谢产物 3,4- 二羟基苯乙酸下降，并使正常大鼠 5- 羟色胺升高，多巴胺 /3,4- 二羟基苯乙酸及5-羟色胺/3,4-二羟基苯乙酸及5-羟色胺/5-羟吲哚醋酸比值升高。表明肉苁蓉似有抑制单胺氧化酶-B活性的作用,对多巴胺含量的增加有明显的影响。

罗布麻叶浸膏可使脑内5-羟色胺及多巴胺含量升高,其水溶性成分可使5-HT、5-羟吲哚乙酸及多巴胺含量升高,而去甲肾上腺素含量降低,醇溶性成分上述作用更为明显。提示罗布麻叶浸膏可能含有兴奋中枢多巴胺神经元功能及抑制中枢肾上腺素神经元功能的化学物质,这些化学物质为水溶性及脂溶性。

以上的药物都能使脑内多巴胺浓度升高,那么它是否能够替代西医的复方多巴胺制剂的功效呢?

此外我还想到帕金森痹证的主要症状是静止性震颤和肌肉强直,这几乎可以说是帕金森痹证诸多主症的罪魁祸首,那么中药里是否有能够降低肌张力的药物呢?经过大量的资料查阅,我也发现了许多药物。

如中国人民解放军187医院首先发现并临床验证了毛叶轮环藤(俗称"银不换")所含的总生物碱的碘甲烷盐具有明显的横纹肌松弛作用。

青风藤所含的青藤碱与琥珀胆碱相似,都能够使骨骼肌产生肌松效应,新斯的明不能拮抗其对神经肌肉传递的阻滞作用,却有加强作用,从而提示具有去极化型肌松药的某些作用特点。

在20世纪的70年代就有人从汉防己中提取总生物碱,然后在碱性条件下进行季铵化反应,制取汉防己碱的季铵化衍生物碘化二甲基汉防己碱,经临床证明其具有明显的肌肉松弛作用。

药理研究还证明,厚朴中所含的厚朴酚、和厚朴酚都具有中枢抑制和中枢性肌肉松弛作用,较大剂量(100mg/kg和250mg/kg腹腔注射)时,可使小鼠肌肉松弛和翻正反射消失达到3小时左右。

我将上述药物配伍到一起,取了个方名叫舒肌平帕汤,由肉苁蓉、银杏叶、山梗菜、粉防己、青风藤、罗布麻、毛叶轮环藤、厚朴八味药组成。这张药方究竟是否有用呢?当时确实是没有底的。

我记得第一个服用这张药方的是个浙江义乌的"倔老头",他之前无论如何都不相信中医,是他的朋友把我接到义乌去会诊的。这位帕金森痹证患者,在北京、上海的大医院都看过,手术几乎无效。主要的表现是静止性颤抖,手如搓丸,讲几句话,肌肉强直到眼睛都眯起来了,走起路来是"慌张步",走几步就往前冲。针对他的病症,我给他开了中药方就回杭州了。过了四五天,他的朋友打电话来说这老先生开始坚决不肯喝中药，家里人软硬兼施，好不容易让他吃了，结果效果可好啦！三天过后他的慌张步就止住了，强直的肌肉也松弛了。这老先生病情缓解后信心大增，每当中药快吃完了，他就催着家人来杭州配药，连续接受治疗了好多年。

这次成功的经历让我备受鼓舞，让我感受到了西医治疗帕金森痹证给我们的启示，这样的启示让我看到了中医治疗帕金森痹证的光明前景。

既然帕金森痹证最基本的病理机制是黑质、纹状体的多巴胺能神经元的退化、凋亡，那么，保护多巴胺神经元，阻滞多巴胺神经元的进行性凋亡，重振多巴胺能神经元的功能，促进多巴胺的分泌就成为帕金森痹证的治疗关键。同时肌强直的病理是由于拮抗肌同时兴奋收缩引起，静止性震颤是由于屈肌和伸肌不由自主地交替收缩引起的，那么我们就可以恰到好处地让肌肉松弛来加以控制，这两者可以成为中医在辨病基础上确立的治疗总则，可以成为贯穿于所有病人疗程始终的纲领性措施。

因此在一定意义上来说，西医是我们中医的良师益友。

二、在多巴胺神经元保护上体现优势

帕金森痹证最主要的病理改变是黑质致密部多巴胺能神经元的凋亡，当神经元死亡 50% 左右时，患者就会表现出帕金森痹证特有的症状了。这时保护另外 50% 左右的残存的多巴胺神经元就显得尤为重要！

这时西医运用复方左旋多巴制剂（如多巴丝肼）可以外源性补充脑内多巴胺的不足，然而其神经毒性不可避免地会导致多巴胺能神经元的进一步伤害，最终导致多巴胺能神经元的衰竭。

因此保护帕金森痹证患者多巴胺神经元的重担很大程度上落在了中医学的肩上。赵国华等人[2]认为："近几年来，PD 的神经保护治疗是治疗研究的一个热点。神经保护治疗是指那些通过影响病因及发病机制而带来长期益处的干预措施，它应当能推迟发病或延缓病情的发展。"

在这方面很多中医同仁长期以来进行了很多卓有成效的研究。比如针对单味中药的实验研究来检测和筛选具有多巴胺神经元保护作用的中药，大多以多巴胺及其代谢产物 3- 甲基 -4- 羟基苯乙酸和 3，4- 二羟基苯乙酸的指标来表示，这些指标直接或间接地反映模型体内多巴胺含量的多少，以此推断其对于多巴胺神经元保护的有效性，有较强的说服力。

陈忻等[3]针对鱼藤酮所致小鼠帕金森病模型，设计了给予黄芩苷预防加治疗和治疗两种给药方式。防治给药发现：黄芩苷能够降低动物发生行为学变化的百分率，减少行为学总记分，保护黑质多巴胺能神经细胞，减少黑质酪氨酸羟化酶活性细胞丢失。治疗给药发现：黄芩苷能阻止模型动物纹状体多巴胺降低，使纹状体多巴胺保持在正常水平。这些结果首次证明：黄芩苷对帕金森病模型动物黑质纹状体多巴胺能神经元有保护作用。

杨赣军等[4]观察银杏提取物处理后的 MPTP 小鼠黑质，发现致密带酪氨酸羟化酶活性细胞数目、纹状体中多巴胺、3- 甲基，4- 羟基苯乙酸和 3，4- 二羟基苯乙酸含量增多，但低于正常，说明其对黑质致密带多巴胺神经元有保护作用。

向莉等[5]建立 6- 羟基多巴损毁后帕金森大鼠模型，应用银杏提取物后，大鼠损伤侧黑质致密部和中脑腹侧被盖区酪氨酸羟化酶阳性细胞数目增加，多巴胺神经元残存数量增加，提示银杏提取物对于多巴胺神经元有保护作用。

刺五加中的芝麻素能够缓解鱼藤碱诱发的帕金森病的行为，保护中脑酪氨酸羟化酶和神经胶质细胞源性神经营养因子缺失。陈专等[6]研究发现刺五加可增加鱼藤碱诱导的帕金森病果蝇脑内多巴胺含量。

姜黄素是中药姜黄的有效成分，彭峰[7]以 6- 羟基多巴胺制备帕金森病大鼠模型，以姜黄素灌胃 4 周，观察到帕金森病大鼠纹状体多巴胺含量明显升高。

天麻的有效单体为天麻素，郝晋东[8]等以 6- 羟基多巴胺制备帕金森病大鼠模型，以天麻注射液腹腔注射 4 周，观察到天麻素可以抑制多巴胺的代谢率，使多巴胺含量升高。这些结果提示天麻能改善帕金森病大鼠的行为障碍，对多巴胺能神经元的形态及功能有保护作用。并能减慢多巴胺神经元的代谢速度（天麻素各组 DA/HVA、DA/DOPAC 的比值比模型组升高），进而减少多巴胺的自身氧化。提示天麻素可能通过保护和激发残留的多巴胺神经元的功能，提高多巴胺神经元摄取血中的酪氨酸和保护提高胞质内酪氨酸羟化酶（TH）、多巴胺脱羧酶（DDC）的活性，促进多巴胺生成，以对抗 6- 羟基多巴胺导致的多巴胺神经元死亡造成的多巴胺含量下降。

三、在吸收西医抗帕的优点上体现优势

虚心求教的人才会有进步，所谓“满招损，谦受益”，这是世间普遍的道理。

长期以来，在中医和西医之间如果存在着不信任感的话，似乎西医不相信中医要远远超过中医不相信西医。尤其是在抗帕领域，在西医界可以说大多

数医生是不相信中医药能够治疗帕金森痹证的，我曾经好多次听到帕金森痹证患者跟我述说一个有趣的现象，当他跟某个西医说想要接受中医治疗时，西医普遍的反应几乎是众口一词的：中医能治帕金森病吗？当然啦，西医界普遍的不认同感多数还是基于中医治疗帕金森病的客观的现实。

什么现实呢？时至今日中医界还是拿不出令人信服的，在帕金森病的整个治疗过程中完全可以脱离西医的施治方案或配伍组方来。

“知不足，然后能自反也；知困，然后能自强也。”通过自我的反省，我们中医完全可以在保持自身优势的前提下，通过吸收西医抗帕的优点来完善自身的抗帕能力，达到自强的目的。然后通过更加强大的中医抗帕能力来共奏人类抗帕的强音，从这个意义上来说西医是无法离开我们中医的。中医能够放低姿态，虚心向西医学习，就意味着它具有不断进步的内生动力，在兼收并蓄的同时它还具备着强大的同化能力本身就意味着优势。那么在治疗帕金森病的过程中西医究竟有哪些优点值得我们汲取呢？其实西医值得我们借鉴的地方可以说是全方位的，具体举一些例子可资说明。

（一）抗氧化应激作用

氧化应激是指当生物体受环境因素或生物条件制约，使抑制自由基产生的机制减弱或自由基生成增加时器官组织的应激反应。氧化应激促进各种分子的非酶自身氧化，损害多巴胺细胞膜的结构和功能，最终导致多巴胺神经元变性凋亡。由此可以肯定的是，氧化应激是导致多巴胺神经元变性和残存神经元进一步损害的重要原因。

因而抗氧化在延缓帕金森痹证发生和发展的环节上，越来越受到我们中医界学者们的广泛关注。据研究，很多中药具有抗氧化的作用。

半夏生物碱是半夏的有效成分，段凯等[9]制备6-羟多巴胺（6-OHDA）帕金森病大鼠模型，监测大鼠脑皮质部分及血清中超氧化物歧化酶（SOD）、还原性谷胱甘肽（GSH）、丙二醛（MDA）、过氧化氢（H_2O_2）的含量，发现半夏生物碱可改变大鼠脑皮质部分SOD、GSH的含量，抑制MDA、H_2O_2的产生，改善大鼠学习记忆能力，对抗大鼠神经系统退行性变。

王丹巧等[10]以6-羟基多巴胺脑内注射制成帕金森大鼠模型，观察到川芎嗪可降低2，3-二羟基苯甲酸（2，3-OHBA）、2，5-二羟基苯甲酸（2，5-OHBA）含量，减轻左旋多巴引起的帕金森大鼠脑氧化损伤，并有改善帕金森大鼠纹状体细胞外液多巴胺代谢率、减轻其氧化应激损伤的作用。

宋阳[11]认为肉苁蓉中提取的总黄酮类化合物，可提高多种神经递质含量并且具有较强的抗氧化作用，其采用荧光法测定总黄酮类化合物的含量，测定它对羟自由基的清除率为91.5%，说明肉苁蓉中的总黄酮类化合物有强抗氧化活性。

金泽等[12]制备6-羟基多巴胺帕金森大鼠，以中药洋金花细粉溶液高中低剂量组灌胃3周，观察大鼠SOD、GSH、GSH-Px、MDA含量，发现洋金花可以降低大鼠纹状体丙二醛（MDA）含量，升高SOD、GSH、GSH-Px含量，其可能是通过减轻脂质过氧化反应，增强抗氧化防御机制，减少氧化应激，起到治疗帕金森痹证作用。

其实单味中药治疗帕金森痹证抗氧化作用的实验研究颇多，很多中药具有抗氧化及抗自由基损伤作用，最终起到减轻脑神经损伤，治疗帕金森痹证的作用。

（二）抗乙酰胆碱

乙酰胆碱是脑内分布最广的神经递质，它参与学习、记忆、精神活动和生命中枢的控制和调节过程。它在基底节中主要位于纹状体中的中间传导神经元，参与传入和传出纹状体通路的信息调节，是主要的运动控制神经递质之一。

乙酰胆碱与多巴胺是脑内有着相互拮抗作用的一对神经递质。多巴胺为纹状体的抑制性神经递质，而乙酰胆碱为纹状体的兴奋性神经递质，在正常情况下，二者维持着动态的平衡状态。帕金森病患者纹状体中多巴胺含量减少，而乙酰胆碱的兴奋性作用就相对增强，二者之间的动态平衡就会遭到破坏，帕金森痹证的症状就会产生。因而对于帕金森痹证而言，我们既可以通过外源性补充多巴胺来强化对于乙酰胆碱的制约以达到控制病情的目的，也可以通过运用抗乙酰胆碱药物（如盐酸苯海索）来抑制乙酰胆碱水平以减轻其对多巴胺的抑制，间接地起到提升多巴胺功能，改善病情的作用。

既然西医可以运用抗乙酰胆碱药物来达到改善病情的目的，那么，运用中药是不是也能达到同样的目的呢？

早在20世纪70年代末、80年代初，就有人注意到中药抗帕金森病的作用可能与中药内含有抗胆碱能的成分有关，近年亦有学者在分析中药的药理作用时提到这种观点。

郜文等[13]注射毒扁豆碱引起的急性震颤模型A以及单侧黑质注射微量6-羟基多巴胺造成的慢性旋转模型观察银杏叶提取物银杏苦内酯的预防和治疗

作用，结果银杏叶提取物（银杏苦内酯 12mg/kg）在预防给药 14 天能够明显缩短模型 A 的震颤时间，能减轻模型 B 的旋转行为，而且银杏苦内酯还能使模型 B 受损侧纹状体的多巴胺含量升高。

刘德英[14]认为泽泻和当归中的 10- 正丁烯酸内酯有强烈的抗乙酰胆碱作用。桑寄生中的广寄生苷、白芍中含有的芍药苷、钩藤内含有的钩藤碱和全蝎中的化学成分均有明显的镇静作用。这些与西医治疗学中的恢复神经介质平衡和安神镇静是一致的。

(三) 多巴胺能受体激动作用

多巴胺受体激动剂是继 20 世纪 70 年代左旋多巴风靡世界之后，又被人们发现并广泛应用于临床的一类治疗的有效药物。

多巴胺受体激动剂的优点是显而易见的。与复方左旋多巴制剂比较而言，它由于不参与体内的氧化代谢，因此也就不可能产生自由基以及氧化应激反应，因此对于患者残存的多巴胺神经元不会有进一步的损伤；由于它直接作用于脑内纹状体的多巴胺受体，不会增加残存多巴胺神经元的负担，也就不需要经过任何转化而直接发挥作用，所以起效快，并且作用时间也比复方左旋多巴制剂要长。

由于有着诸多的益处，所以现在很多临床医生已经将其用于帕金森痹证的早期，以此来延迟复方左旋多巴制剂的启用时间。

多巴胺受体激动剂给我们的启示是：在天然的药物中是否也有类似药动学机理的药物呢？在这点上，有些专家已经做了一些有益的实验探索。

从我国云南河谷地不容中提取的生物碱左旋千金藤啶碱经动物试验表明，其对正常敏感的多巴胺受体具有阻滞作用，而当应用 6- 羟基多巴胺损毁黑质致密部的多巴胺神经元后，使受体超敏时，左旋千金藤啶碱表现为 D_1 受体的激动作用。过去曾有学者应用该药治疗左旋多巴过量引起的运动障碍；近年又有研究人员将其作为多巴胺受体激动剂开始应用于临床。

冰华[15]报道，穗花牡荆的提取物可作为一种新药，刺激纹状体内的多巴胺受体，用于治疗帕金森痹证，副作用小。

四、体现在联合用药的群体优势上

我们知道西医对帕金森痹证的药物治疗在总体上是多角度、全方位的。除复方左旋多巴制剂如多巴丝肼、卡左双多巴外，其他习用的还有促使多巴胺分

视频 8　辨病为纲辨证为目

视频 9　舒肌平帕汤

泌的如金刚烷胺，抑制 M 胆碱受体活性的如苯海索，多巴胺受体激动剂如溴隐亭，阻止多巴胺降解剂如司来吉兰等。在一定程度上，它们可以进行联合用药。

所谓西药的联合用药，主要体现在以复方左旋多巴制剂为中心，再结合一到两种抗帕的二、三线药物而已。如在运用多巴丝肼的同时，我们可以运用金刚烷胺来促使脑内多巴胺的分泌，再加上一味吡贝地尔来提高脑内增量的多巴胺的生物利用度。

然而西医的联合用药根本不能跟中医相比。在中药的处方中，具有西药所无法比拟的组方空间，它除了可以体现整体观念"面面俱到"之外，还可以将现代医学治疗帕金森痹证的诸多方法熔于一炉，叠加性地、多方位地联合用药。

在此我们可以拿我的舒肌平帕汤来举个例子。舒肌平帕汤由八味药组成，分别是肉苁蓉、银杏叶、山梗菜、粉防己、青风藤、罗布麻、毛叶轮环藤、厚朴。其功效主要是益肾健脑，散寒除痹。

本方中**肉苁蓉为君药**。

肉苁蓉味甘咸，性温。产于西北极寒之地，素有"沙漠人参"的美誉。《本草汇言》赞曰："肉苁蓉，养命门，滋肾气，补精血之药也。男子丹元虚冷而阳道久沉，妇人冲任失调而阴气不治，此乃平补之剂，温而不热，补而不峻，暖而不燥，滑而不泄，故有从容之名。"《玉楸药解》称其："肉苁蓉滋木清风，养血润燥，善滑大肠，而下结粪，其性从容不迫，未至滋湿败脾，非诸润药可比。方书称其补精益髓，悦色延年，理男子绝阳不兴，女子绝阴不产，非溢美之词。"

从现代药理来说，其能使可的松所导致的阳虚大鼠及正常大鼠多巴胺含量升高，3，4- 二羟基苯乙酸下降，并使正常大鼠 5- 羟色胺升高，多巴胺 /3，4- 二羟基苯乙酸及 5- 羟色胺 /3，4- 二羟基苯乙酸及 5- 羟色胺 /5- 羟吲哚醋酸比值升高。表明肉苁蓉似有抑制下丘脑单胺氧化酶活性的作用，对多巴胺含量有明显的提升作用。

帕金森痹证患者通常肝肾俱亏，本虚标实。而肉苁蓉阴阳兼顾，精血双补，补肾填精而健脑，具有增进脑内多巴胺浓度，保护残存的多巴胺神经元的作用；又有养肝补血而柔筋，促使筋腱肌肉舒展柔和的作用；此外其又能补肾助阳以润燥通便。肉苁蓉水煎剂具有明显的通便作用，可改善肠蠕动，抑制大肠的水分吸收，缩短排便时间，而帕金森痹证患者通常都有便秘的症状。肉苁蓉一味而兼具益肾健脑，补肝柔筋和润燥通便之功，上中下三焦无不被其功力，中枢、周围全都可得其助力，故以为君。

银杏叶和山梗菜为臣。

银杏叶味甘苦涩，性平。归心、肺二经。具有敛肺，平喘，活血化瘀，止痛的功效。由此看来，传统上对于银杏叶益肾健脑的功效是认识不足的。银杏叶中含有天然活性黄酮及苦内酯等于人体健康有益的多种成分，具有扩张血管，加强大脑血供的作用。对改善脑功能障碍、动脉硬化、高血压、眩晕、耳鸣、头痛、老年痴呆、记忆力减退等有明显效果。

对于帕金森痹证来说，银杏叶中所含有的银杏内酯和银杏提取物对大鼠纹状体和边缘系统的多巴胺代谢有一定的抑制作用。银杏叶提取物还具有增加大鼠纹状体多巴胺含量的作用。银杏叶制剂可以预防小鼠皮下植入 MPTP 所致的纹状体多巴胺能神经末梢数目的减少。因此银杏叶是优良的抗帕中药。

据现代临床研究，银杏叶对以阴性症状为主（如社会退缩，懒散，思维贫乏，呆滞等症状）的慢性精神分裂症有显著效果，对老年痴呆症也有一定的效果。所以银杏叶对于帕金森痹证伴有精神神经症状的患者来说，运用尤为贴切。而临床上，病程在 2 年以上的患者中，精神神经症状的患者尤其众多。

山梗菜味辛，性平。具有利水，消肿，解毒的功效。从《本草纲目》《陆川本草》《全国中草药汇编》等著作的记载来看，它的主治通常是用于黄疸，水肿，臌胀，泄泻，痢疾，蛇伤，疔疮，肿毒，湿疹，癣疾，跌打扭伤肿痛。也可用于大腹水肿、面足浮肿、痈肿、晚期血吸虫病腹水。传统上几乎未将其功效与中医心神性疾病相关联。

然而，从现代的认识来说，山梗菜还真的是与生俱来的脑病专科药物，尤其适用于帕金森痹证患者。

山梗菜作为中枢神经兴奋药，作用是比较短暂的，而且没有蓄积性。它能够诱导脑内多巴胺的释放，同时抑制中枢神经细胞对多巴胺的摄取，这样就可以明显提高脑内多巴胺的浓度。不仅如此，它对横纹肌有箭毒样作用，能够松弛骨骼肌的强直。

故银杏叶和山梗菜辅佐肉苁蓉益肾健脑，同时又有祛风止颤、舒筋活络和安神除烦的功效，故为臣药。

粉防己和青风藤为佐药。

防己，苦辛寒。具有祛风湿，止痛，利水作用。主治风湿关节疼痛；湿热肢体疼痛；水肿；小便不利；脚气湿肿。

《本经逢原》谈到防己的功效时说道："防己辛寒纯阴，主下焦血分之病，性劣不纯，善走下行，长于除湿。以辛能走散，兼之气悍，故主风寒温疟，热气诸病，除邪，利大小便，此《本经》主治也。"可见防己一味辛散善行，专除痹阻。

现代中药药理研究也证实：粉防己总生物碱对小鼠、狗、兔的骨骼肌均有一定松弛作用，其作用与箭毒相似，可为毒扁豆碱对抗。腹腔注射使小鼠肌肉松弛的 ED_{50} 为 17.25mg/kg。碘化二甲基汉防己碱为粉防己生物碱的碘化甲基化物，可阻断神经肌肉接头，并能被新斯的明对抗，属非去极化型肌松药。另外碘化二甲基汉防己碱尚能抑制神经肌肉接头前乙酰胆碱的生物合成和释放过程。与箭毒相比，碘化二甲基汉防己碱作用温和，安全性较大，对小鼠的 LD_{50} 为箭毒的 10 倍。

青风藤，苦辛平。具有祛风湿，通经络，利小便的功效。主治风湿痹痛，关节肿胀，麻痹瘙痒。

《本草汇言》言及青风藤时如此评价："青风藤，散风寒湿痹之药也，能舒筋活血，正骨利髓，故风病软弱无力，并劲强偏废之证，久服常服，大建奇功。"《本草便读》也说："凡藤蔓之属，皆可通经入络，此物善治风疾，故一切历节麻痹皆治之，浸酒尤妙。以风气通于肝，故入肝，风胜湿，湿气又通于脾也。"《本草纲目》也讲到其"治风湿流注，历节鹤膝，麻痹瘙痒"。可见青风藤实乃风寒湿邪之劲敌，诸般挛缩劲强之柔剂。

现代中药药理证明：青风藤所含的青藤碱与琥珀胆碱相似，都能够使骨骼肌产生肌松作用，新斯的明不能拮抗其对神经肌肉传递的阻滞作用，却有加强作用，从而提示具有去极化型肌松药的某些作用特点。

同时，青风藤还有明确的止痛作用。青藤碱在用小鼠电刺激法、热板法以及家兔光热刺激法的试验中，均证明具有肯定的镇痛作用。脑内注射产生镇痛作用所需的剂量，相当于腹腔注射的 1/2 000，说明其镇痛作用的部位在中枢神经系统。这个功效在帕金森痹证的治疗中是很有意义的。当帕金森痹证患者肌强直明显的时候，全身各个关节部位都会有难忍的疼痛感，这种疼痛西医的消炎止痛药都没有效果，但是由于青风藤在缓解肌张力的基础上再加上它的止痛效力，往往可以获得良好的效果。

此外，青风藤还有镇静安眠的作用。青藤碱明显减少小白鼠的自发活动和被动活动，对巴比妥类睡眠时间并无明显影响。犬、猴口服青藤碱45~95mg/kg也有显著的镇静作用，小剂量(5~10mg/kg)即能延长小鼠和猫的防御性运动条件反射的潜伏期，条件反射部分消失，随之非条件反射也有少部分消失，说明它首先是对高级神经活动的兴奋过程有抑制性影响。因此，对于帕金森病兼有睡眠障碍的患者，运用青风藤则尤为贴切。

青风藤和防己辅佐肉苁蓉益肾健脑的同时，进一步辅助君药祛风散寒，并具有缓急止痛、安神助眠之功效，故以之为佐。

毛叶轮环藤、罗布麻和厚朴为使。

毛叶轮环藤又名毛篸箕藤、金锁匙。苦寒。有小毒。海南瑶族人将其根入药，称“银不换”。具有清热解毒，利湿通淋，散瘀止痛的功效。

可见传统的认识，毛叶轮环藤仅限于感染性疾病，尤长于下焦湿热；还有就是骨伤科病变。其实藤类药物皆可关乎经络，很多都能够舒筋活络以除筋肉挛急。对此，现代中药药理也可资佐证：家兔静脉注射左旋箭毒碱或高阿洛莫林碱碘甲烷盐各0.2mg/kg，均有肌松作用，对电刺激坐骨神经产生的胫前肌颤搐反应有部分阻滞作用，即两个增大到0.25mg/kg或0.3mg/kg，使神经肌肉间兴奋传递完全阻滞。

罗布麻性微寒，味甘苦，专入肝、肾两经，既能清泄肝火，育肾阴，潜肝阳，有降而不伤正，泻而不伤阴之特点；又能清湿热，消壅滞，行气化，利小便，有清热祛湿、利尿消肿之功用。一直以来适用于肝阳上亢证的患者，然而鲜为人知的是，罗布麻还有益肾健脑，增加脑内多巴胺浓度的作用。

现代中药药理实验证明：罗布麻叶浸膏可使脑内5-羟色胺及多巴胺含量升高，其水溶性成分可使5-羟色胺、5-羟吲哚乙酸及多巴胺含量升高，而去甲肾上腺素含量降低，醇溶性成分上述作用更为明显。提示罗布麻叶浸膏可能含有兴奋中枢多巴胺神经元功能及抑制中枢肾上腺素神经元功能的化学物质，这些化学物质具有提高脑内多巴胺浓度的作用。

厚朴，苦辛而温，目前普遍认为其具有行气消积，燥湿除满，降逆平喘的功效。《神农本草经》云：“主中风伤寒，头痛，寒热惊悸，气血痹，死肌，去三虫。”

明·缪希雍《本草经疏》云:“厚朴,主中风、伤寒头痛、寒热,气血痹死肌者,盖以风寒外邪,伤于阳分,则为寒热头痛;风寒湿入腠理,则气血凝涩而成痹,甚则肌肉不仁,此药辛能散结,苦能燥湿,温热能祛风寒,故悉主之也。”

由此看来,目前把厚朴当作调肺卫、畅胃腑之要药,忽略了传统上还把它作为祛风散寒,温通经络的解痉药。现代中药药理实验证明:该品所含的厚朴酚和异厚朴酚具有中枢性肌肉松弛作用。较大剂量时,可使小鼠的翻正反射消失。在小鸡脊髓反射试验中,厚朴酚和异厚朴酚腹腔注射均能明显抑制伸肌反射,此作用可被大剂量士的宁所拮抗,认为它们属于非箭毒样的肌松剂,且其作用比美乃新(Mephenesin)药力强,表明厚朴酚与异厚朴酚具有特殊而持久的肌肉松弛活性。因此,厚朴能够缓解帕金森痹证患者的肌强直。

此外厚朴还有较强的安神助眠作用。厚朴的乙醚浸膏有明显的镇静作用,腹腔注射可抑制小鼠的自发性活动,亦能对抗由于甲基苯丙胺或阿扑吗啡所致的兴奋作用。所以它也可以用于帕金森痹证患者中失眠多梦者。

综上所述,舒肌平帕汤八味药物,二温三寒三平,药性平和,可以作为基本方而普施众患;此方功效全面,从益肾健脑,保护多巴胺神经元,提高脑内多巴胺浓度,到祛风散寒,通络解痉,缓解帕金森痹证患者的肌强直,减轻运动障碍性症状,还能够润肠通便,平肝降压,利水消肿,除烦解郁,镇静安眠,健脾开胃等,再加上随症加减的药物,可以说中药的运用可以面面俱到,无所不包,这是区区几味西药无论如何都无法比拟的。

除此之外,中药有一些药物在抗帕过程中还具有“身兼数职”的作用。像粉防己中的粉防己碱除了具有肌松的作用外,对大鼠脑内 M- 胆碱受体有很高的亲和力,因而被认为具有抗胆碱作用。

山梗菜除了能够促使多巴胺释放外,同时抑制中枢神经细胞对多巴胺的摄取。

刺五加除了能提高多巴胺神经元对缺血、缺氧的耐受力,有较好的神经保护作用外,还能使大鼠纹状体中脑内单胺氧化酶 -B 的活性明显下降,类似于单胺氧化酶 B 抑制剂,因而它就能起到类似西药司来吉兰的作用。

雷公藤除了能够缓解肌张力之外,还能够提高损伤侧纹状体多巴胺含量,使得黑质致密部多巴胺神经元存活率提高,提示它能通过保护多巴胺能神经元,减缓或阻止其进行性坏死的进程而保护多巴胺系统。

另外,具有同一功效的药物可以数味叠加运用,这恐怕又是西药所不能比拟的。如我们要提高多巴胺能神经元的功能，促使其分泌多巴胺，我们可以将雷公藤、山梗菜、银杏叶、肉苁蓉、补骨脂、益智仁等集于一方，其功效恐怕是金刚烷胺所无法企及的。

五、体现在“晚期左旋多巴衰竭”患者的治疗上

我们知道尽管目前还没有根治帕金森痹证的有效药物，但是西医在临床上还是将复方左旋多巴制剂如多巴丝肼当作治疗帕金森痹证的“金标准”，以它为主，再结合其他药物联合使用，几乎是治疗帕金森痹证的不二法门。但是多巴丝肼的稳定疗效一般只能维持 5 年，5 年后约 50% 的患者出现疗效减退和症状波动以及运动障碍等并发症，10 年后达到 80%，我们称这种情况为“晚期左旋多巴衰竭”。

对于晚期左旋多巴衰竭的患者来说，长期摄入大剂量的复方左旋多巴制剂（250mg 多巴丝肼每日 4~6 粒以上）使得脑内的多巴胺神经系统由抑制而逐步衰竭，进行性加重的运动障碍使得患者的日常行动能力越发困难，往往要借助助行器或者轮椅代步，有的甚至僵卧病床。此时尽管复方多巴胺制剂的剂量不断加大，但是症状的改善和副作用的出现已呈现不良配比。而且原先所出现的并发症状，如精神神经症状、流涎、便秘、尿频、尿急、尿失禁、尿潴留、语声低微、吞咽困难、饮水返呛等就越发严重。然而对患者生命影响最为严重的是长期卧床所导致的抵抗力低下而反复感染。

当患者复方多巴胺制剂已用至极限，而患者尚未完全丧失行动能力之时，西医往往还有最后的一张王牌，那就是脑深部电刺激术（DBS），也就是我们通常所说的脑起搏器。

据 2009 年 1 月 7 日的《美国医学协会期刊》（JAMA）上的一则研究披露：罹患晚期帕金森病的患者，在接受深部脑刺激治疗 6 个月后，比那些接受其他内科治疗的患者在运动技能和生活质量上会有更多的改善，但同时也有较高出现严重不良反应的风险。接受深部脑刺激治疗的患者其经历严重不良反应事件的总体风险比接受最好的内科治疗患者要高 3.8 倍。49 名深部脑刺激患者（占 40%）经历了 82 次严重的不良反应。15 名接受最好的内科治疗的患者（占 11%）经历了 19 次严重的不良反应。最常见的严重不良反应事件是手术部位的感染，而其他严重不良反应包括神经系统疾病、精神科疾病、治疗装置相关性的并发症以及心脏疾病。

鉴于DBS施行早期止颤和缓解肌强直的良好效果，目前有越用越早的趋势。我曾经遇到过一个患者，帕金森痹证得了5年多，多巴丝肼就已经每天服用3粒了，震颤和慌张步还是控制不好，患者听医生推荐DBS手术，说是做了之后症状就能够消除的，就坚决要做，两年之后就没有用了。当然了，这可能是个极端的例子，但是一般来说，根据我的观察，DBS手术后五到七年左右基本上效果就比较差了。

从帕金森病的中期过渡到晚期中间并没有严格的时间界限，决定帕金森痹证晚期到来快慢的因素恐怕也是多种多样的，然而，通过临床的观察，患者步入晚期的进程往往与复方左旋多巴制剂的日摄入量增加速度成正比。因此对复方左旋多巴制剂的依赖度似乎与患者是否进入晚期有着十分重要的关系。

当患者进入晚期之后，不仅复方左旋多巴制剂的加量疗效不佳，而且施行DBS手术之后，还是无法完全免除复方左旋多巴制剂的使用。随着时间推移，DBS和复方左旋多巴制剂的效果还是会进行性地衰减，这时西医再怎么给DBS换电池、调参数，再怎么提高复方左旋多巴制剂的剂量，稳定疗效的空间还是有限的，最终西医对此还是无计可施，患者这时只能听天由命，束手受败了。

然而在这个“山重水复疑无路”的时候，中医中药还是能给患者“柳暗花明又一村”的。尽管这一“村”并不一定圆满，但是多少能够缓解一些症状，给患者不同程度的慰藉。临床上，这样的例子屡见不鲜。

记得2005年的时候，遇到过一位身患晚期帕金森痹证的老干部，她已经有14年的病史了，当时每天服用3粒多巴丝肼，1.5粒卡左双多巴，平时已经无法行走，语声低微，说起话来像蚊子叫一样。吞咽困难，一喝水就要呛。由于长期无法行走，抵抗力很差，反复感冒发烧。医生就建议她气管切开，考虑到一旦切开，再缝合回去就非常困难，她的儿子坚决反对，最后找到了我。我给她开了药方，吃了一周，她就能吞咽了。当时主张气管切开的医生非常惊讶，怎么也搞不明白其中的道理。

最近还遇到了一位患者，今年64岁，到2016年患帕金森痹证已有15年了，第10年去做了两侧的DBS，5年后就完全没有用了，同时服用多巴丝肼每日4粒，卡左双多巴每日2粒。2016年1月来找我的时候，身子僵硬到直挺挺地“躺”在轮椅上，似乎屁股都已经坐不下去了，吞咽困难，干脆就胃造瘘，每天食物打成糊灌进去，西药反正吃与不吃都一个样，索性都停了！大便用了开塞露都不管用，有时都抠了！服用我的中药3个月，现在能正常的坐着，头也能转动了，大便用开塞露已能排出来了，家里人都非常高兴！

由此可见，帕金森痹证患者到了晚期左旋多巴衰竭的时候，确实是无计可施，等待死亡了。但是这时中医中药还是能够绝处逢生，助患者一臂之力的。这也可以说是中医治帕的一大优势吧！

第三节　目前中医治疗帕金森痹证的欠缺

中医治疗帕金森病并不像传统的认识那样无足轻重，恰恰相反，只要诊断明确，用药得当，还是具有很大优势的。那么是什么因素制约着中医诸多优势的发挥，或者说正在阻碍这样的优势的展现呢？

除了我们先前所说的帕金森痹证的中医命名错误，导致人们在中医的理论层面对帕金森痹证最基本的病理的认识产生偏差，也就直接影响到了中医对帕金森痹证的辨证治疗外；除了我们先前还说到的中药的功效与跟其对应的证候之间缺乏现代药理学必然联系的“药证不符”的现象，使得我们在选择用药时很大程度上存在着盲目性而需要二次选择之外，应该还有其他的因素制约着中医的疗效。

首先是观念上的阻力，否定运用实验手段来深入探究中草药治疗帕金森病的有效性，认为这是中医发展的离经叛道，使我们在科技投入上严重不足，对于治帕中药的开发性研究的深度和广度远远不够，这就导致了临床用药的“无米之炊”。比如能够起到多巴胺受体激动剂的中药就非常少，不是它们不存在，而是这方面的实验投入少，使我们缺乏这方面的认识。

再有是在观念上认为中医在帕金森痹证的治疗领域难有作为，这几乎形成了一种共识，从而使得人力的投入严重不足，使得临床上能够真正意义上运用中医药治疗帕金森痹证的医生非常缺少。

这两个不足就导致了治帕中药的研究滞后，临床可供药物不足，专科中医严重匮乏。

其次就是中药的先天不足，由于这种原生态的药物在药力上本身就无法跟西药相比，再加上水煎剂的剂型，治疗脑内病变时，血脑屏障对于这种水溶性的大分子的药物颗粒具有很强的阻碍力，就更加降低了中药的效价。可取的方法就是提高剂量，但是患者肝、肾、胃的负担也将同步加重，恐怕也不是理想的长久之计。

其实这些问题并不是仅仅存在于中医抗帕领域,可以把它们看作制约中医发展的普遍性问题。要根本性的加以解决,必须齐心协力并假以时日来一场中医革命。

参考文献

1. 蔡定芳,陈锡群,高颖,等. 补肾养肝方药对长期服用左旋多巴帕金森病大鼠黑质纹状体功能的影响[J]. 中国中西医结合杂志,2002,22(1):43-45.
2. 赵国华,于向东,孟庆刚,等. 中西医治疗帕金森病的历史与现状述评[J]. 中华中医药学刊,2004,22(2):52-54.
3. 陈忻,张楠,赵晖,等. 黄芩苷对鱼藤酮致帕金森大鼠黑质多巴胺能神经的保护作用[J]. 中风与神经疾病杂志,2008,25(2):174-177.
4. 杨赣军,张建平,李庆耀,等. 银杏叶提取物对帕金森病模型小鼠多巴胺能神经元保护作用研究[J]. 四川解剖学杂志,2009,17(1):36-37.
5. 向莉,侯辰,李雅丽,等. 银杏叶提取物对部分损毁的帕金森病大鼠黑质多巴胺能神经元的作用[J]. 医学研究杂志,2011,40(1):102-105.
6. 陈专,李廷利. 刺五加对鱼藤酮诱导的帕金森病果蝇模型作用的研究[J]. 中国中医药科技,2011,18(5):410.
7. 彭峰. 姜黄素对6-羟基多巴胺所致大鼠拟帕金森病的保护作用[J]. 河北北方学院学报(医学版),2010,27(6):21-23.
8. 郝晋东,王梅康,夏红杰. 天麻素对PD模型大鼠纹状体多巴胺、DOPAC、HVA含量的影响[J]. 北京中医药,2009,28(6):463-465.
9. 段凯. 半夏总生物碱对帕金森病大鼠的学习记忆及氧化应激反应的影响[J]. 中国实验动物学报,2012,20(2):49-53.
10. 王丹巧,王巍,景富春,等. 川芎嗪对帕金森病大鼠脑内灌流左旋多巴引起的脑氧化损伤的作用[J]. 中国中西医结合杂志,2007,27(7):629-632.
11. 宋阳. 肉苁蓉中黄酮类化合物的提取及抗氧化性能研究[J]. 辽宁化工,2013,42(1):13-15.
12. 金泽,王玉琳,姜珊珊,等. 中药洋金花对帕金森病模型大鼠脑纹状体组织SOD、GSH-Px影响的实验研究[A]第十次中医药防治老年病学术交流会论文集[C]. 北京:中华医学会,2012:183.
13. 郜文,王丽娟,景朋. 银杏叶提取物及银杏总内酯对帕金森病大鼠模型的作用[J]. 中国新药杂志,2000,9(7):5,812.
14. 刘德英. 中西医结合治疗帕金森氏病[J]. 四川中医,1988,6(8):17.
15. 冰华. 穗花牡荆的提取物用以治疗帕金森病[J]. 国外医学·植物药分册,1995,(5):234.

第五章
中医结合西医的“交替疗法”

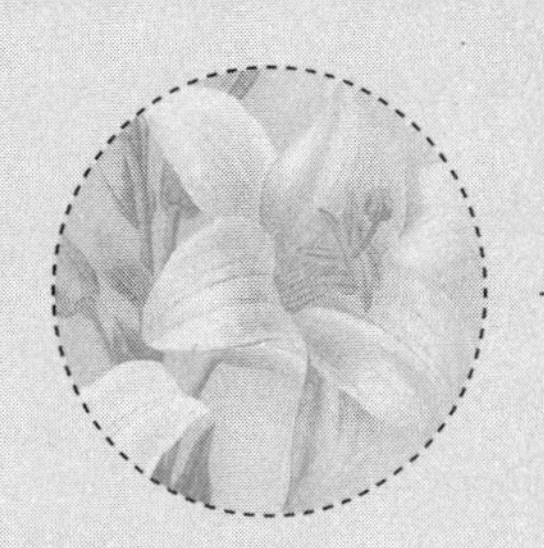

我们经常在临床上看到许多中医同仁在运用复方左旋多巴制剂的同时，也在运用中医理论辨证施治，但是他们的用药重心始终是在复方左旋多巴制剂上，一旦没有了复方左旋多巴制剂，他们就心虚胆怯，像是失去了主心骨。我们将这样的状况称之为低层次的“中西药结合”。

我们这里所说的中医结合西医与此不同，这是基于中医自强为前提的、始终以中医药为主体的、在医学理论层面进行的结合。也可以说是在充分发挥自身长处（即辨证论治）的前提下，对西医的抗帕用药理论进行中医同化所形成的新疗法。

第一节　什么是中医结合西医的“交替疗法”

在长期的帕金森痹证专科治疗过程中我深刻地体会到：中医结合西医“交替疗法”能够有效地替代复方左旋多巴制剂并较好地维持患者的日常生活状态，大多数患者可以不同程度地减少西药剂量，有一部分初期患者甚至可以完全停用西药。相对于西药而言，中医药以其稳定、持久、可靠的疗效，较少的毒、副作用给广大的帕金森痹证患者带来了希望的曙光。尤其是当帕金森痹证进入晚期，西药无能为力的时候，中医药照样可以一显身手。

通过中医结合西医“交替疗法”的推广运用，我们可以预见从前人们在观念上一直认为中医药在帕金森痹证的治疗上只能起到辅助作用的认识可望得到改变。

所谓“交替疗法”，就是通过中医的临床辨证，运用个案化的中药方剂来减撤复方左旋多巴制剂，尽量地推迟复方左旋多巴制剂的使用，或者尽量地将复方左旋多巴制剂降到最低的用量甚至完全停用。这个服用中药的疗程可以尽量的长，一直到患者难以接受中药为止。然后停用中药，接受低量的复方左旋多巴制剂，等到人体对复方左旋多巴制剂产生耐受，需要再次增加用量时，再恢复服用中药并减撤复方左旋多巴制剂的剂量。如此反复，就能够使患者恒久地保持对中药和西药的初始敏感性，一改西药“单脚跳”式的用药模式，成为中医结合西医的“双脚走”式的“交替疗法”，进而提高中药和西药的各自疗效，最终延长患者的生命。

中药和西药的交替使用是药物抗帕的较为理想的状态。然而很多的情况是在一定程度减撤复方左旋多巴制剂后，即便同时在服用中药，患者对复方左旋多巴制剂长期形成的依赖性使得再也无法进一步减撤西药，出现了中西药并存的状态。这种情况可以看做是“交替疗法”的一种变法。

如有个患者多巴丝肼的日摄入量是3粒，经过中药治疗后，减到了每日1.5粒。经过一段时间的中西药并服后，停用中药，西药加到每日2~3粒，又经过一段时间后，再恢复中药的治疗，再把多巴丝肼减至每日1.5粒，如此周而复始，也可以看做是在一定西药基础上的“交替疗法”。

第二节　运用中医结合西医“交替疗法”的必要性

中医结合西医“交替疗法”的核心内容就是要想方设法少用或者缓用复方左旋多巴制剂，尽量将其用于帕金森痹证的中期或者晚期，以此来延长患者的生命。

或许有人要问，为什么一定要强调减撤复方左旋多巴制剂呢？

首先复方左旋多巴制剂无法保证帕金森痹证患者整个生命过程的疗效需求。暂且不论其致残性的副作用将会影响到患者继续服用的实际可能，就说它的耐药性，也将会导致其生物效能逐年递减。有国外的实验证明，左旋多巴对大约80%的帕金森痹证患者有效，其中有大约1/3的患者经过5年“蜜月期”的治疗后疗效如初；另有1/3的患者经过2年的治疗后疗效递减，尽管5年后仍然有效，但是其疗效将大打折扣；还有1/3的患者在用药一年后疗效就开始减退，到了5年后病情恶化的表现还不如用药前。

因此为了最大限度地避免复方左旋多巴制剂耐药性所导致的疗效递减的现象发生，从落实复方左旋多巴制剂“尽量晚用，尽量慢加”的用药原则出发，既然不能长期地、大剂量地运用，那就得尽量把它运用到病程的后期。但是不顾疾病进行性加重的现实而让西医单方面地“尽量晚用，尽量慢加”，那是不可能完成的任务。既然仅凭西医自身的力量无法实现这个愿望，那就中西医一起努力来加以实现。

其次，运用“交替疗法”恐怕是中医和西医在帕金森痹证治疗的总体思路不同所决定的。前已述及，西医的总体思路是通过外源性地补充多巴胺来替代脑内纹状体内多巴胺的缺失从而缓解帕金森痹证的临床症状。因而其对业已处于衰退进程中的多巴胺神经元无疑是进一步抑制的。而中医在治疗过程中并没有外源性地补充多巴胺，而是强调通过保护残存的多巴胺神经元，来振奋多巴胺神经元的功能，提高其产生多巴胺的能力来达到治疗目的。因而从避免中西医在总体治疗思路上的冲突，保护残存的多巴胺神经元并尽可能挖掘其产生多巴胺潜力的角度来说，在帕金森痹证的早、中期应该尽量运用中医药进行治疗。

尽管说西医也非常重视对残存多巴胺神经元的保护，重点抓住氧化应激这个环节，把抗氧化应激作为多巴胺神经元保护治疗的主攻方向，主张帕金森痹证的早期运用具有神经保护作用的抗氧化药物如维生素 E、辅酶 Q10、多巴胺受体激动剂和单胺氧化酶抑制剂等药物。尽管西医也主张提高残存多巴胺神经元的代偿能力，挖掘它们产生多巴胺的潜力，也在运用像金刚烷胺那样的药物。但是从药物的种类和临床效果来看并不尽如人意。

而中药中具有抗氧化作用的药物是如此众多，完全能够满足我们在抗氧化基础上进行辨证施治的需要。而促使脑内多巴胺神经元提高产生多巴胺能力的中药亦复不少，完全能够为改善脑内多巴胺浓度作出有力的贡献，因而我们可以说中医结合西医“交替疗法”的前提是中医的自强。

然而举凡药物都有副作用和耐药性问题，中药也不能例外，让她独立承担帕金森痹证整个过程的治疗重任也是不可能的，所以必须中西药交替运用。

第三节　中医结合西医“交替疗法”的临床意义

中医结合西医帕金森痹证的“交替疗法”，实现了中医中药对复方左旋多巴制剂的有效替代，从而丰富了帕金森痹证的治疗手段，改善了帕金森痹证病人的病情，延长了他们的生命，展现出非常令人鼓舞的医学前景。

长期的帕金森痹证专科治疗实践证明，中医结合西医的“交替疗法”，是扬各自之长，避各自之短的好方案，这样的治疗方案有着十分重大的临床意义。

一、贯彻了左旋多巴的使用原则

自从 20 世纪 70 年代以来，左旋多巴外源性地补充脑内多巴胺水平一直作为现代医学治疗帕金森痹证的最为直接和有效的方法。

但是左旋多巴的稳定疗效一般只能维持 5 年（所谓的“蜜月期”），5 年后约 50% 的患者出现疗效减退和症状波动以及运动障碍等并发症，10 年后达到 80%。在这个过程中左旋多巴的用量不得不持续增加，多巴丝肼增加到每天 4~6 颗左右，现代医学就宣告对该患者无能为力了。这时倘若还想增加药量的话，其结果只能加重副作用，很少能够提高其疗效。

这种情况的发生首先是帕金森痹证本身的自然进程所导致的，随着病情的进展，脑内残存的多巴胺能神经元进行性减少，左旋多巴的转化和多巴胺储存、释放等也进行性减退。另外一个主要的原因是长期、大量地服用左旋多巴所产生的副作用。“帕金森病长期药物治疗的副作用与并发症，多数与左旋多巴治疗有关，其表现形式复杂，是帕金森病治疗中最棘手的问题。”[1]我们在临床上可以经常感受到患者服用复方左旋多巴制剂的量越大，帕金森痹证的病情进展就越快。

复方左旋多巴制剂对人体产生的副作用和并发症表现是相当纷繁众多的。如异动症、开关现象、冻结足、剂末恶化、体位性低血压、晨僵、胃肠道反应、精神异常等。

其发生机制也显得错综复杂，首先是药代动力学的变化，左旋多巴片剂胃肠道溶解性差造成吸收不足以及外周左旋多巴代谢变化都可以影响其血药浓度的稳定性。此外长期服用左旋多巴会降低多巴脱羧酶（DDC）的活性，使得中枢内多巴胺合成和储存不足，也可以造成中枢左旋多巴作用时间缩短和疗效下降。其次是中枢药效学的变化，“长期左旋多巴的服用可使纹状区残存的多巴胺能神经元减少，纹状体突触前和（或）突触后的 D_1 和 D_2 受体的数目和功能发生变化，多巴胺能神经末梢减少等，都能使左旋多巴的疗效降低或失效”[2]。

为了避免复方左旋多巴制剂副作用和并发症的过早发生，西医采取了相应的使用原则。一是尽量晚用，二是尽量慢加。

所谓“尽量晚用”，就是尽量推迟使用复方左旋多巴制剂，一般采取三个步骤。一是对新近诊断的早期帕金森痹证病人，如果症状轻微，没有影响到功能，年龄又在60岁以下，可以先不服药，加强功能锻炼。在可能的情况下，服用一些神经保护剂，如维生素E、辅酶Q10、单胺氧化酶-B抑制剂等。二是对症状已影响到运动功能的病人则应给予适当的药物治疗，可以首先考虑非多巴胺能药物：如金刚烷胺、苯海索。三是如果还不能达到我们的预期目标，或患者的病情进展明显影响运动功能，那我们就可以运用多巴胺受体激动剂，如培高利特、吡贝地尔和普拉克索等。

然而“尽量晚用”的种种措施，对多数的帕金森痹证患者来说仅仅是一种美好的愿望，有许多患者这个过程非常的短暂，有的这个过程根本就不存在。当患者不停地震颤，动作迟缓，或起步困难，步态蹒跚的时候，要让他们尽量晚用复方左旋多巴制剂是很不现实的。然而他们一旦接受了复方左旋多巴制剂的治疗，就不由自主地进入了“尽量慢加”的轨道。

所谓“尽量慢加”，正如中华医学会神经病学分会1998年原发性帕金森病治疗建议中所提出的，复方左旋多巴制剂的使用应遵循“细水长流，不求全效”的原则，即在获得基本满意疗效的情况下，尽可能给予最小剂量。在开始用药时，应从小剂量开始，逐渐滴定到需要的剂量。不能只是盲目地追求眼前的疗效而忽略患者的远期利益从而一味地加大复方左旋多巴制剂的剂量。

然而复方左旋多巴制剂的稳定疗效一般只能维持5年，5年后由于药物敏感性降低和病情的加重，要想做到“尽量慢加”也就成为我们的一厢情愿了。

由此可见，在没有复方左旋多巴制剂的有效替代药物的前提下，想要在帕金森痹证的治疗过程中贯彻“尽量晚用，尽量慢加”的原则，确实是很难实现的。但是中医中药的介入作为复方左旋多巴制剂的有效替代疗法，使得复方左旋多巴制剂的“尽量晚用，尽量慢加”原则的实现成为了可能。

二、丰富了帕金森痹证的治疗手段

自从1817年英国的詹姆斯·帕金森首次将帕金森病作为独立疾病正式加以报道以来，人类一直在为完全认识和治愈它而不懈努力着。

从治疗手段来看，在经过20世纪20~60年代几十年的外科治疗的高潮期之后，70年代以后由于左旋多巴的成功运用，一时间药物治疗取代了手术治疗成为了最具主导地位的治疗手段。尽管此后随着科学技术整体水平的迅猛发展，帕金森病的治疗也取得了长足进步，如手术治疗、基因治疗、细胞移植等，但仍然无法撼动左旋多巴在临床上的绝对统治地位，可以说目前尚无任何一种治疗手段能够有效替代左旋多巴，也就是说已经出现了运动障碍症状的帕金森病患者无论采取哪种治疗手段的同时，要想不服左旋多巴并长期维持良好的生活状态是不太可能的。

然而运用中医中药却能够做到对左旋多巴的有效替代。在我治的众多帕金森痹证患者中，90% 以上都不同程度地减撤复方左旋多巴制剂的剂量，有一部分患者已将复方左旋多巴制剂完全撤除，还有些患者根本不服复方左旋多巴制剂，服用中药时间最长的患者至今已达 14 年，该患者症情稳定，每天还专注于股票买卖。

毫无疑问，中医中药可以作为一种有效的治疗手段来丰富帕金森痹证的治疗方案，而且与西医相比还体现出十分明确的综合优势[3]。然而它还不能成为中医界的普遍认识，其中重要的原因是人们还不明白运用中医药来治疗帕金森痹证必须在坚持中医特色的前提下，进行中西医在医学理论层面的结合。

具体来说，西医对帕金森痹证的药物治疗除运用左旋多巴外源性地人为补充人体脑内的多巴胺外，其他常用的方法和代表性药物有促使多巴胺分泌的如金刚烷胺，抑制 M 胆碱受体活性的如苯海索，多巴胺受体激动剂如溴隐亭，单胺氧化酶抑制剂如司来吉兰等。

然而具有上述类似药理作用的中药是很多的。像五味子能使大脑纹状体内多巴胺含量明显增加，下丘脑内多巴胺也明显增加，具有促使脑内多巴胺分泌的作用；像雷公藤能够提高损伤侧纹状体多巴胺含量，使得黑质致密部多巴胺能神经元存活率提高，提示它能通过保护多巴胺能神经元，减缓或阻止其进行性坏死的进程而保护多巴胺系统；像粉防己中的粉防己碱对大鼠脑内 M- 胆碱受体有很高的亲和力，因而被认为是具有抗胆碱作用的药物；像山梗菜除了能够促使多巴胺释放外，同时抑制中枢神经细胞对多巴胺的摄取；像刺五加能使大鼠纹状体中脑内单胺氧化酶 -B 的活性明显下降，类似于单胺氧化酶抑制剂，因而它就能起到类似司来吉兰的作用。

我们可以将西医治疗帕金森痹证的诸多方法糅合在一起，将具有各种性能的中药叠加性地、多方位地联合运用，再结合患者的个体情况进行辨证施治，就能够发挥中医药的综合优势，有效地控制病情，获得满意的疗效。

三、提升了中医药的医学地位

神经内科领域是中医中药可以大显身手的有待开垦的处女地，而在帕金森痹证的治疗过程中，中医中药拥有十分明确的综合优势。

前已述及，中医药的优势首先表现在治疗的总体原则上，与西医运用左旋多巴外源性地人为补充人体脑内的多巴胺来达到控制病情的目的不同，中医药将重振多巴胺能神经元的功能，促进多巴胺的分泌作为帕金森痹证的治疗关键。如银杏叶中的提取物能够增加大鼠纹状体多巴胺含量，它的制剂还可以防止纹状体多巴胺能神经末梢数目的减少。

其次中医药体现在联合用药的群体优势上。与西医相对单一的治疗方法不同，在中药的处方中，由于它有着西药所无法比拟的组方空间，它可以将现代医学治疗帕金森痹证的诸多方法熔于一炉，叠加性地、多方位地联合用药。

中医药的优势还体现在“晚期左旋多巴衰竭”患者的治疗上[4]。对于晚期左旋多巴衰竭的患者，中医药往往能起到“柳暗花明又一村”的作用，在西药无能为力的情况下，还能在一定程度上达到控制病情，改善患者生活质量的目的。

中医药的优势最后还体现在它的辨证用药上。辨证施治是中医学整体观念中最具鲜明的特色之一，它是在强调患者个体差异前提下突出对药物使用的灵活性和合理性。尽管西医也重视帕金森痹证患者的个案化治疗，然而两者从性质到内容，从深度到广度都有着非常大的区别。前者的着眼点主要是证候类型和病理特质，而与之相应的药物也是截然不同的；而后者主要是针对病情程度和药物反应前提下的有限药物之间的轻重有无的搭配使用。

由于具有如此确切优势的存在，临床所及，有很多患者长期服用中药后，在减撤复方左旋多巴制剂的前提下，症情稳定，疗效显著。

由此可见，长期以来，无论是中医界还是西医界普遍认为“目前尚未找到一种含多巴胺样作用物质的中药”[5]，因而中医药无法在帕金森痹证的治疗过程中独立承担治疗重任的观念有望得到扭转。

四、弥补了中药的剂型缺陷

然而，通过临床的实践，我们也深刻地感受到：在帕金森痹证的治疗过程中，中医药也不是完美无缺的，其中很大的缺陷之一就是剂型限制。

在经过了一段时间的中医药治疗后，有的患者不堪长期的煎药之苦，也有的患者不胜经年的肠胃负担，最终放弃了中医药，重新接受较低量的复方左旋多巴制剂的治疗，使得长期不堪中药重负的胃肠有一个轻松的恢复过程，这样一方面一定程度上缓解了中药的剂型缺陷，另一方面重新低量地服用复方左旋多巴制剂，又体现了对左旋多巴“尽量晚用，尽量慢加”的使用原则。

参考文献

1. 陈生弟. 帕金森病临床新技术[M]. 北京：人民军医出版社，2002：1402.
2. 陈生弟. 帕金森病临床新技术[M]. 北京：人民军医出版社，2002：1403.
3. 鲍晓东. 试论中医药治疗帕金森病的综合优势[J]. 中医杂志，2006，47(8)：619-620.
4. 鲍晓东. 中西医结合治疗晚期帕金森病的临床探讨[J]. 江西中医学院学报，2008，20(2)：49-51.
5. 陈生弟. 帕金森病[M]. 北京：人民卫生出版社，2006：368.

第六章 常用抗帕金森痹证中药荟萃

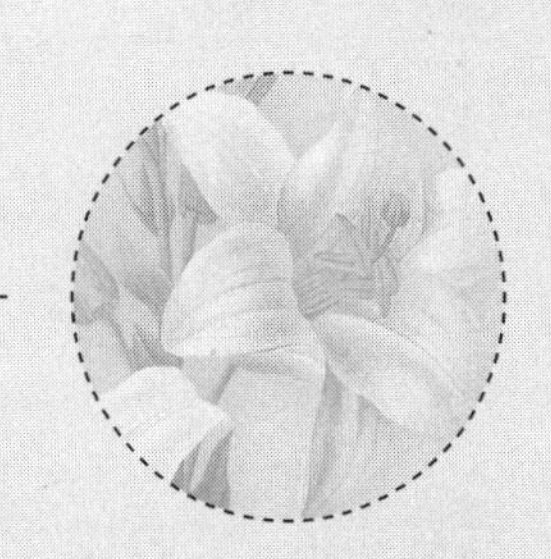

长期以来运用中药的药理来深化中药功效的传统认识，借以改进中药功效的疏漏舛错，已经悄然植根于许多中医同仁的内心深处。“在 2006 年 8 月第五届全国帕金森病和运动障碍疾病学术研讨会上，中医药尤其是中药提取物在帕金森病的治疗应用中的前景首次成为会议的关注热点之一。”[1]可见长期以来，关注中药药理，将中药药理运用于临床已经成为医学界的一大热点。

然而，中药的药理结合中医的体质学说，这才是有别于西医纯粹依据药理的楚河汉界。尽管说中药的性味与人体的体质特性之间，各自的实质及其相互间的药效关系目前还很少有人涉及。但是中医同仁们将中药的药理结合中医的体质学说紧密地结合运用于人体已然展现了方兴未艾之势。

我花了 20 余年的功夫，于教学行医之余，在中药的茫茫书海间根据西医治疗帕金森痹证的药理来搜寻有助于治疗帕金森病的中药，凡现代有关中药的大部头书籍，如《中华本草》《中药现代研究与应用》《法定中药药理与临床》《现代中药药理与临床》《现代中药药理学》等，皆仔细梳篦犁耕，凡有所得，类列条分，偷隙毫端，集腋聚沙之功，每有呕心沥血之慨。

中药的药理意味着中药取效的内在必然，然并非中医辨证论治的全部内涵。临床欲求更高疗效，还当结合对该药的历史认知，包括寒热温凉、四气五味、药物归经等，结合患者脏腑气血、寒热虚实等特异体质，通常达变，灵活运用。对此我做得是非常不足的，今择临床常用中药与药理运用之千虑一得倾囊公之，竹头木屑，庶几同好赐教。

第一节 抗氧化应激反应的中药

帕金森痹证是黑质致密部和黑质纹状体多巴胺能神经元凋亡所导致的锥体外系神经变性疾病。尽管确切的病因还没有定论，但是长期以来对于导致多巴胺神经元进行性凋亡的病理研究，主要集中在氧化应激反应、线粒体功能障碍、免疫调节异常和兴奋性氨基酸毒性等几个方面。

氧化应激反应对多巴胺神经元的损害是目前研究得最深，也是认识最为一致的病理。

脑组织是体内含氧量最高的器官，本身就含有大量多聚不饱和脂质，极易发生脂质过氧化反应而引起神经组织的损伤。在脑内的物质代谢过程中产生了大量的氧化代谢产物（ROS），它们包括超氧负离子（O^{2-}）、过氧化氢（H_2O_2）、羟自由基（·OH）等。其中过氧化氢（H_2O_2）的分子很不稳定，极易获得一个电子而形成羟自由基（·OH），·OH 对大脑的毒性是很高的，极易发生脂质过氧化反应。

另外，氧化应激反应还可以由多巴胺在脑内的代谢引起。由于多巴胺分子本身的结构中含有不稳定的儿茶酚胺结构，因此很容易发生自身氧化生成反应性氧化物（ROS）、氧自由基。所以帕金森痹证患者在摄入复方左旋多巴制剂之后，左旋多巴进入脑内，经脱羧转化成多巴胺。在这个过程中会产生氧自由基，摄入的量越多，产生的也就越多，对黑质纹状体多巴胺神经元的伤害也就越大，病情进展得也就越快。

人们发现氧化应激反应与线粒体功能障碍、免疫调节异常和兴奋性氨基酸毒性都有着密切的联系。

首先在单胺氧化酶 -B 的作用下，1- 甲基 -4- 苯基 -1，2，3，6 四氢吡啶（MPTP）转变为 1- 甲基 -4- 苯基吡啶离子（MPP^+），MPP^+ 可以大量地聚集在线粒体中，特异性地与线粒体呼吸链复合体Ⅰ结合，阻滞线粒体呼吸链复合体Ⅰ活性，复合体Ⅰ活性的降低将引起线粒体跨膜电位 $\Delta\Psi m$ 降低，导致电子的漏出并直接同 O_2 发生反应生成 O^{2-}，最终导致自由基的形成，对多巴胺神经元产生损害。

其次，氧化应激反应可以导致线粒体的功能障碍，使得线粒体氧化磷酸化合成 ATP 的功能受损，正常细胞外常规浓度的谷氨酸也可以导致谷氨酸受体过度兴奋而引起细胞毒性，从而引起多巴胺神经元的凋亡。

再者，免疫调节异常也跟氧化应激反应有关。当星形胶质细胞反复受到有害物质作为免疫原的攻击，就会被激活并释放出大量的炎症因子，通过激活一氧化氮合酶（NOS），产生大量的一氧化氮（NO）而对多巴胺神经元产生直接的伤害。

所以控制氧化应激反应就能够保护多巴胺神经元，提高黑质纹状体内多巴胺的浓度，就是扼住了帕金森痹证病理进展的咽喉，就能够延缓帕金森痹证的进展。

西医的抗氧化剂是十分匮乏的，像维生素 E、维生素 C、还原型谷胱甘肽注射剂等，种类单一，临床使用也不够普遍。中药则不然，不仅种类繁多，而且每味药物除了抗氧化之外，还兼及其他功效，长期运用，可以有效地阻击帕金森痹证的进展。临床上可以明显感受到运用了中药抗氧化剂后，帕金森痹证的进程可以得到有效延缓。

一、抗氧化剂

1. 人参

［性味功效］甘微温　大补元气　复脉固脱　补脾益肺　生津止渴　安神

“百草之王”乃人参从古迄今之美誉。其振元固脱之劲道，起死回生之力度，每每挽狂澜于既倒，扶大厦之将倾；其补脾益肺之提振，拔痼起废之神奇，往往改颓废而抖擞，济羸劣以获安。《神农本草经》言其“主补五脏，安精神，定魂魄，止惊悸，除邪气，明目，开心益智。久服，轻身延年。”《本草纲目》索性赞其“治男妇一切虚证”，极言其补虚之广。然而我认为人参一味可谓益气圣品，性善升提。振奋周身之气以达天庭而成清新意识，升提五脏精气上填髓海而元神慧敏，故人参素有益智健脑之功。其抑制脑内氧化应激反应之力，往往可用于抗帕之需。

有人给小鼠按 1.6g/kg 剂量灌胃人参甲醇提取物，对乙醇引起肝中毒小鼠肝组织脂质过氧化物含量有明显降低作用。离体实验证明，人参茎叶皂苷浓度为 0.03% 和 0.04% 时，可使温孵培养的中、老年大鼠的心、肝、大脑线粒体、微粒体及红细胞膜丙二醛（MDA）含量明显降低。进一步证明，该甲醇提取物中的麦芽醇、水杨酸、香草酸(剂量为 0.033mg/kg、0.33mg/kg、3.3mg/kg 和 33mg/kg，灌胃）有明显的抗脂质过氧化作用。麦芽醇不仅能捕捉自由基，抗氧化，该化合物在离体浓度为 2mg/ml 时，还可以降低膜蛋白分子中硫氢基团的外露，从而稳定膜蛋白的结构。此外，人参聚乙炔类化合物在离体和整体条件下，均具有抗脂质过氧化作用。

人参二醇苷（PDS，200mg/kg，腹腔注射）对因双侧结扎颈总动脉引起的土拨鼠脑缺血后灌流引起的脑损伤有抑制作用，PDS 对因脑缺血引起的脂质过氧化和脑损伤有抑制作用。人参二醇苷对自由基损伤大鼠心肌的作用强于人参三醇皂苷的作用。

由此可知，《神农本草经》称人参“久服轻身延年”，确非谬赞。脑内氧化反应得以抑制，多巴胺神经元得以保护，病程安得不能延缓？生命怎会不得延续？故我常以六君子汤用于帕金森痹证之脾胃气虚者，其中人参、茯苓、陈皮、甘草皆具抗氧化反应之力，然尤以人参为最，故六君子汤乃抗帕之名方。

2. 党参

［性味功效］甘平　补中益气　健脾益肺　养血生津

党参之名始见于清朝吴仪洛的《本草从新》，尤以“形似防风、根有狮子盘头”并产自上党者为佳。其与人参相较，二药均味甘，入脾、肺二经，补脾益肺，生津养血。人参微温，性偏刚烈，功宏力强；党参性平，不温不燥，作用平和。功效虽同，程度有别。故张山雷《本草正义》言：“党参力能补脾养胃，润肺生津，健运中气，本与人参不甚相远。其尤可贵者，则健脾运而不燥，滋胃阴而不湿，润肺而不犯寒凉，养血而不偏滋腻，鼓舞清阳，振动中气，而无刚燥之弊。”

有明以来，先贤论及党参，每每功专补气，力主脾肺。然脾肺之气有余即下藏于肾。所谓气有余即为精，髓脑赖之以为充。故党参有补肾益智，健脑抗衰之功。落实到帕金森痹证的治疗，就有抗脑内氧化应激反应，保护多巴胺神经之效能。

有人给大鼠灌胃 20%、8% 轮叶党参提取液，每天 1 次，连续 30 天，明显减少大鼠血清中丙二醛（MDA）含量，增加超氧化物歧化酶（SOD）活力。潞党参、新疆党参在体外清除超氧自由基的 IC_{50} 分别为 0.111g/ml、0.101g/ml 生药。给小鼠灌胃潞党参、新疆党参生药 15g/kg、30g/kg，每天 1 次，连续 15 天，潞党参对小鼠脑超氧化物歧化酶（SOD）和丙二醛（MDA）无明显影响，而新疆党参可使小鼠脑组织超氧化物歧化酶（SOD）活性明显增强，丙二醛（MDA）明显减少。

由此可见，张山雷认为：“（党参）特力量较为薄弱，不能持久，凡病后元虚，每服二、三钱，止足振动其一日之神气，则信乎和平中正之规模，亦有不耐悠久者。”故我对于帕金森痹证之脾肺气虚者，往往钟爱生晒参。若患者气易动，火易升，症见面红口干，性情急躁者，辄以党参替之，并且告知患者最好用产自新疆的党参。

3．茯苓

［性味功效］**甘淡平　健脾补中　养心安神　利水渗湿**

中药之健脾益气者多有升举之性，如黄芪、党参之属，茯苓当然也不例外。然而茯苓一味并非单一升提，而是兼具升降之职。对此《本草纲目》说：“茯苓气味淡而渗，其性上行，生津液，开腠理；滋水源而下降，利小便，故张洁古谓其属阳，浮而升，言其性也；东垣谓其为阳中之阴，降而下，言其功也。”

茯苓升清降浊之性用于帕金森痹证正合张景岳《本草正》“利窍去湿”四字。他说：“利窍则开心益智，导浊生津；去湿则逐水燥脾，补中健胃。”所谓“利窍”，就是利脑中之元神而具安神益智之功，祛脑内自由基而有抗帕金森痹证之力。

有人将茯苓水提液小鼠灌胃 12g/kg，每日 1 次，连续 12 日，能显著增强动物肝脏超氧化物歧化酶（SOD）的活性，抑制丙二醛（MDA）的生成，因而具有清除氧自由基的功能。体外实验：茯苓提取物 100μg/ml 也显示出很强的抗氧化活性。

所谓“去湿”，就是燥脾湿而运中焦。帕金森痹证患者尤其是中晚期患者往往胃纳不振，肢体浮肿，茯苓是较为适用的。

4．山楂

［性味功效］**酸甘微温　消食健胃　行气散瘀**

山楂为药，起初恐怕只是外用以散毒止痒。故《名医别录》言其“煮汁洗漆疮”而开其功用。洎乎唐朝，其功效方及脾胃而止利，然仍不失外用之职。故《新修本草》说：“（山楂）汁服主利，洗头及身上疮痒。”迄自《本草纲目》方才将其功效转至中焦以健胃消食，行气消痞。其曰：“化饮食，消肉积、癥瘕、痰饮、痞满吞酸、滞血痛胀。”然自始至终先哲概未言及脑病。

其实山楂是一味很好的抗氧化剂。山楂水提液 0.07~0.556mg/ml 均能清除自由基，对自由基的清除能力且有明显的剂量依赖关系。山楂 2.08mg/ml 能显著抑制小鼠肝组织匀浆（离体）脂质过氧化反应，并能抑制乙醇慢性诱导小鼠（整体）肝脏脂质过氧化物的生成。浓度 11.11mg/ml，总体积 1.5ml 时对自由基诱导透明质酸解聚有保护作用，并能明显抑制慢性乙醇中毒模型小鼠肝腺苷脱氨酶活性的作用，表明了具有全身性的抗氧化能力。

由此可见，山楂一味对于帕金森痹证的治疗，可以有多方位的适应证。对于脾胃虚弱证的患者，症见脘腹胀满，大便不畅，食欲不振者用之，一方面以之抗氧化应激，延缓帕金森痹证之进程；另一方面又可改善脾胃之功能；再一方面对已长期服药者又可起到护肝的作用。所谓一石三鸟，岂不善哉！

5. 沙棘

［性味功效］酸涩温　健脾消食　止咳祛痰　活血散瘀

沙棘，食药俱佳的神奇植物。食之可美容强体，益寿延年，药之则可健脾开胃，活血化瘀。日本称其为“长寿果”，俄罗斯称之为“第二人参”，美国人把它当做“生命能源”，印度人盛赞其为“神果”，中国人更是将它叫做“圣果”“维C之王”。

然而，沙棘还是治疗帕金森痹证的良药。沙棘油有明显的抗氧化作用，其抗氧化程度有显著的浓度依赖关系，甚至浓度低至0.02%时仍有明显作用。沙棘总黄酮对邻苯三酚在碱性条件下造成兔老化红细胞模型有明显的抑制作用。

因而，沙棘具有抗氧化应激反应，保护大脑多巴胺神经元的功效。运用在脾胃虚弱型、胸阳不振型和体虚易感型则尤为贴切。

6. 黄精

［性味功效］甘平　补中益气　润心肺　强筋骨

黄精乃气阴双补，宜于服食之“仙药”，曾有古人终身服之寿过百岁者。《名医别录》言其：“主补中益气。”《日华子本草》称其：“补五劳七伤，助筋骨，止饥，耐寒暑，益脾胃，润心肺。”《本草纲目》赞其：“补诸虚，止寒热，填精髓。”总而言之，以历史的眼光看待黄精，确实是味补益佳品。然而黄精之补，尤有特色。顽石老人的《本经逢原》中说：“黄精，宽中益气，使五藏调和，肌肉充盛，骨髓强坚，皆是补阴之功。”张秉成的《本草便读》又说：“黄精味甘而厚腻，颇类熟地黄……按其功力，亦大类熟地，补血补阴，而养脾胃是其专长。”

由此可见，黄精之补，力专于阴血。血气旺则精髓充，筋骨强；阴精足则阳气旺，脾胃健。故黄精乃以阴补阳，以血补气之良药。帕金森痹证患者多为肝肾不足，精血亏耗之人，若加之脾运失健，湿痰内阻，所谓本虚标实者，黄精的运用尤为贴切。既可补精血之不足，又可顾脾胃之健运。

黄精补肾填精，脑为髓海，故其当有健脑益智之功能，其内在机制恐怕也与其抗氧化应激反应的能力和降低脂褐素以延缓大脑的衰退有着一定的关联。

有人给小鼠黄精煎液每天灌胃，连续 27 天，能明显降低心肌脂褐素的含量和提高肝脏中超氧化物歧化酶（SOD）活性，近年来的研究表明，生物体内产生的自由基可促进细胞的衰老和死亡，主要是通过脂质过氧化，造成细胞膜损伤，另一重要途径是使蛋白质、核酸等大分子交联或氧化，使脂褐素在细胞中累积，随年龄增长而这种细胞垃圾积累得就越多，使细胞的整合性和功能的更新丧失就越严重。提高体内超氧化物歧化酶(SOD)的活性，能防止自由基损害。

无论从辨病的角度还是从辨证的角度，黄精无疑是帕金森痹证适用度非常广的一味良药，然而其药性滋腻，对于脾湿泛溢，阻碍气机者，通过补益肝肾而振脾疏泄。但是对于脾湿下注，大便溏薄者，则当为用者忌。

7. 肉豆蔻

[性味功效] 苦辛涩温　涩肠止泻　温中健脾　下气消食

肉豆蔻具有较强的抗氧化应激反应的作用，1% 的肉豆蔻衣可提高 Swiss 白化病鼠肝谷胱甘肽转移酶（GST）的活性，2% 的肉豆蔻衣可增加鼠肝中巯基含量。肉豆蔻醚能明显提高鼠不同部位的 GST 活性。给母鼠及幼鼠肉豆蔻水混悬液灌胃，可增加肝中巯基含量，提高 GST 和谷胱甘肽还原酶的活性。因而可以用于帕金森痹证脾胃虚寒致大便濡泻者。

温脾即所谓温肾，肉豆蔻是为中、下两焦之药，故四神丸以之为君。寒湿内盛，就是肉豆蔻所针对性的体质。张山雷《本草正义》中说："大明谓温中下气，开胃，解酒毒。甄权谓治宿食痰饮，止小儿吐逆不下乳，腹痛。李珣谓主心腹虫痛。皆专就寒湿一边着想者。"而帕金森痹证患者正是多为寒湿较盛，并且贯彻始终者。

肉豆蔻香燥之性，温中涩肠之功，与黄精之滋腻补阴相互补，对于帕金森痹证之脾胃不健，大便溏薄者可以结合运用。然而帕金森痹证患者 80% 皆有便秘之症，故临床上黄精运用较多，而肉豆蔻用之较少。

8. 甘草

[性味功效] 甘平　和中缓急　润肺去痨　清热解毒　补脾和胃　调和诸药

甘草，药之"国老"，素有"十方九草"之美誉。《神农本草经》即有阐述，称其:“主五脏六府寒热邪气,坚筋骨,长肌肉,倍力,金疮肿,解毒。”可见无论寒热,不管虚实,兼及内外,其皆可运用。故陶弘景于《本草经集注》中说:“此草最为众药之主,经方少有不用者,犹如香中有沉香也。国老即帝师之称,虽非君而为君所宗,是以能安和草石而解诸毒也。”唐朝的甄权在其《药性论》中更是极力夸赞:“诸药中甘草为君,治七十二种乳石毒,解一千二百般草木毒,调和众药有功,故有国老之号。”

甘草除了以其甘平之性而有“国老”之能外,其还有诸多的治病功效,而在其诸多的功效中有一种是古人未能认识的,那就是抗氧化应激以延缓帕金森痹证的发展。

有人通过实验发现甘草黄酮(FG)具有抗脂质过氧化作用。体外实验表明,FG2.8~25μg/ml 可明显抑制小鼠肝组织匀浆在温孵过程中丙二醛(MDA)的升高;FG0.265~26.5μg/ml 或 2.58~25.8μg/ml 分别对碱性二甲基亚矾或黄嘌呤/黄嘌呤氧化酶系统生成的 O^{2-} 有明显抑制作用;FG144μg/ml 或 258μg/ml 分别对 PMA 刺激多形核白细胞释放的氧自由基及羟自由基有明显的清除作用。证明甘草黄酮(FG)有抗脂质过氧化作用。

9. 五味子

[性味功效] 酸甘温　润肺滋肾　止汗止泻　涩精

五味子实乃强人体质之圣品,甘而不腻,酸而不烈,温而不燥。《神农本草经》就赞其:“主益气,咳逆上气,劳伤羸度,补不足,强阴,益男子精。”故五味子所补重在“精气”二字。上入华盖,敛肺益气而止嗽;下探龙宫,滋肾纳气而强身。缪希雍的《本草经疏》解释得好,其曰:“五味子主益气者,肺主诸气,酸能收,正入肺补肺,故益气也。其主咳逆上气者,气虚则上壅而不归元,酸以收之,摄气归元,则咳逆上气自除矣。劳伤羸瘦,补不足,强阴,益男子精。五味子专补肾,兼补五脏,肾藏精,精盛则阴强,收摄则真气归元,而丹田暖,腐熟水谷,蒸糟粕而化精微,则精自生,精生则阴长,故主如上诸疾也。”

金水可互生,气足而精旺,精旺必髓海充,元神聪而脑力强。其对于肝肾不足,脑力日渐衰退的帕金森痹证患者来说,作用就尤为显著,其背后的原因恐怕离不开其对氧化应激反应的抑制。

有人通过实验证实,在氧自由基引起的诸多组织损害反应中,生物膜多聚未饱和脂肪酸的脂质过氧化是最基本的损害反应之一。而五味子的某些木脂素成分能拮抗 CCl_4 引发的肝微粒体膜脂质过氧化,提示这些化合物对氧自由基引起的膜脂质过氧化可能有拮抗作用。研究的结果表明，五味子的多种成分确有抗氧化作用。

五味子不只用于益肾健脑，敛肺止咳，尚可安神定志，保肝护肝，止汗涩精等，临床适应证很广。

10. 鹿茸

［性味功效］甘温　壮肾阳　补精髓　强筋骨　调冲任　托疮毒

《神农本草经》对于鹿茸的认识还很不全面，只是将其列入中品并记载了它主治“漏下恶血，寒热惊痫，益气强志，生齿不老。”所谓“上药养性，中药养命”，其对于鹿茸具有补益延年的功能有了初步的认识。经过历代医药学家不断认识补充，到李时珍时已总结出鹿茸的主要疗效是“生精补髓，养血益阳，强筋健骨。治一切虚损，耳聋目暗，眩运虚痢”，与现代认识已趋一致。

鹿茸温肾壮阳，填精补髓作为它最主要的功效，那么对于脑内多巴胺神经元持续衰退凋亡的帕金森痹证患者而言则殊为对证，因为其具有抗氧化应激反应的内在机制。

有人于8日内每天按100mg/kg或200mg/kg灌胃一次鹿茸乙醇提取物，可明显降低老化小鼠脑和肝组织中丙二醛（MDA）含量，而对正常小鼠组织中丙二醛（MDA）含量影响不明显。鹿茸乙醇提取物对四氯化碳和乙醇中毒所引起的小鼠和大鼠肝、血浆中丙二醛（MDA）含量升高也有明显抑制作用。在还原型辅酶Ⅱ（NADPH）再生系统存在条件下，鹿茸乙醇提取物对四氯化碳诱发离体小鼠肝微粒体丙二醛（MDA）的生成有明显抑制作用。

因而临床上对于肾阳亏虚的帕金森痹证患者可以运用鹿茸，若考虑到经济问题，也可以用鹿角片或鹿角霜。有下述四种情况不宜：一是阴虚火旺，五心烦热者。二是小便黄赤，咽喉干燥或干痛，不时感到烦渴而具有内热症状者。三是经常流鼻血或女子行经量多，血色鲜红，舌红脉细，表现为血热者。四是正逢伤风感冒，出现头痛鼻塞、发热畏寒、咳嗽多痰等外邪正盛者。

11. 附子

［性味功效］辛温　回阳救逆　补火救阳　逐风寒湿邪

附子辛温大热，质本雄壮，力能斩关夺隘而驱散漫天阴霾，势可救逆回阳以重见柳暗花明。倪朱谟《本草汇言》赞赏道：“附子回阳气，散阴寒，逐冷痰，通关节之猛药也。诸病真阳不足，虚火上升，咽喉不利，饮食不入，服寒药愈甚者，附子乃命门主药，能入其窟穴而招之，引火归原，则浮游之火自熄矣。”张山雷《本草正义》也称赞有加，其曰："附子，本是辛温大热，其性善走，故为通行十二经纯阳之要药，外则达皮毛而除表寒，里则达下元而温痼冷，彻内彻外，凡三焦经络，诸脏诸腑，果有真寒，无不可治。"

古代先贤之中若论称赞附子功效而言简意赅的在我看来还要数汪昂的《本草备要》，他用了八个字"补肾命火，逐风寒湿"就加以精辟地概括。

汪昂的附子八字功效尤其针对帕金森痹证。我们知道帕金森痹证患者普遍的病机就是肝肾不足，本虚标实。在肾亏的患者中，其中60%左右的患者表现为肾阳亏耗，从而使得阴寒内盛，而且随着病程的进展，这种阴寒就越发深重，肢体拘挛之症就越发明显。临床上，运用了附子之后，就可以大大地阻滞阴寒之势的蔓延，病情的进展也就明显减缓。然而这种结果的背后其实与其具有抗氧化应激反应的能力是分不开的。

有人将附子水煎剂0.75g/kg灌胃给药，连续30天，可明显提高老年大鼠血清总抗氧化能力（TAA）及红细胞超氧化物歧化酶（SOD）活性，增加心肌组织 Na^+-K^+-ATP 酶活性，改善肝细胞膜流动性（LFU），降低肝、脑组织中过氧化产物丙二醛（MDA）及脂褐素（LPF）含量。

然而，附子之性尤为刚烈峻猛，用之恰当，其效桴应；用之太过，必成亢龙。轻则血逆妄行，重则昏厥夺命。所谓载舟覆舟之理啊！

12. 红景天

［性味功效］甘涩平　滋补强壮　补肾壮阳　强心　补血活血

《神农本草经》将红景天列为上品，并且称赞其"轻身益气，不老延年，无毒多服，久服不伤人。"明代李时珍《本草纲目》记载"红景天，《本经》上品，祛邪恶气，补诸不足"，是"已知补益药中所罕见"。

由此可见，自古以来，先贤视红景天为补中上品。所补重在心、肾二脏。强心气，补心血则血脉充盈而周流不息；温肾阳，滋肾阴则精气盛壮而益寿延年。其补肾养阴显然具有健脑抗衰之效，势必对帕金森痹证患者具有良好的治疗效果，而其内在的动力与其具有抗氧化应激反应的能力密不可分。

有人给小鼠每日灌胃红景天水煎剂10g/kg，连续10日，非常明显抑制小鼠血清过氧化脂质的水平。向大鼠肝组织匀浆生理盐水溶液中加入终浓度为0.16mg/kg的红景天水煎剂，可明显抑制过氧化脂质的生成。给小鼠每日灌胃红景天苷元(酪醇)25mg/kg，连续5日，也能显著降低小鼠脑、肝、心肌和血清中过氧化脂质水平，并能增强小鼠红细胞内过氧化氢酶(CAT)活性。将1.4mol/L、

0.91mol/L 酪醇 0.1ml 加入 1.5ml10% 脑组织匀浆，5% 心、肝组织匀浆试管中共同温孵培养，结果表明酪醇对上述组织匀浆过氧化脂质的生成有显著的抑制作用，呈明显的量效关系，但给大鼠灌胃酪醇 25ml/kg，每日 1 次，连续 30 日，对心、脑、肝、肾组织内脂褐质生成无明显影响，上述结果表明酪醇可能通过本身具有还原性，提高过氧化氢酶活性，从而提高其清除自由基的能力和抑制自由基对生物膜的损害。

红景天味甘涩而性平和，临床上每每为制方常品。帕金森痹证患者往往到了中后期寒湿深入心肾之间，肾阳不得温煦心阳，心阳不振，鼓动无力，患者往往会有胸闷、头晕、四肢不温等症，此时运用红景天则适相吻合。

13. 肉苁蓉

［性味功效］甘咸温　补肾益精　润燥滑肠

肉苁蓉生长于朔方极地。那里八月飞雪，水冰地坼，气候极为恶劣；其又生长于贫瘠沙地，居然还能被人冠以“沙漠人参”之美称而极富补益之效。无非凡的生命力，无强大的采撷天地精气的本领则万万不能至此。

《神农本草经》中就盛赞它：“主五劳七伤，补中，除茎中寒热痛，养五脏，强阴，益精气，妇人癥瘕。”《本草经疏》进一步加以阐发：“苁蓉，滋肾补精血之要药，气本微温，相传以为热者误也。甘能除热补中，酸能入肝，咸能滋肾，肾肝为阴，阴气滋长，则五脏之劳热自退，阴茎中寒热痛自愈。肾肝足，则精血日盛，精血盛则多子。妇人癥瘕，病在血分，血盛则行，行则癥瘕自消矣。膀胱虚，则邪客之，得补则邪气自散，腰痛自止。久服则肥健而轻身，益肾肝补精血之效也。”

由此可见，肉苁蓉专为补益肝肾精血而造就。故倪朱谟《本草汇言》说：“苁蓉，养命门，滋肾气，补精血之药也。男子丹元虚冷而阳道久沉，妇人冲任失调而阴气不治，此乃平补之剂，温而不热，补而不峻，暖而不燥，滑而不泄，故有从容之名。”

帕金森痹证患者恰好通常是肝肾精血俱亏，本虚而标实的体质。而肉苁蓉阴阳兼顾，精血双补，益肝养血而柔筋，补肾填精而健脑，具有抗氧化应激反应，增进脑内多巴胺浓度，保护残存的多巴胺神经元的作用。

肉苁蓉总苷（GCs）按 62.5mg/（kg·d）、125mg/（kg·d）、250mg/（kg·d）剂量，灌胃给 NIH 小鼠（美国国立卫生研究院［NIH］培育而成），共 18 天，可明显增强小鼠红细胞超氧化物歧化酶（SOD）活性，降低血清丙二醛含量，提高肝肾组织中 DNA、RNA 含量。

有人认为肉苁蓉中提取的总黄酮类化合物，可提高多种神经递质含量并且具有较强的抗氧化作用，其采用荧光法测定总黄酮类化合物的含量，测定它对羟自由基的清除率为 91.5%，说明肉苁蓉中的总黄酮类化合物有强抗氧化活性。

除此之外，其又能补肾助阳以润燥通便。肉苁蓉水煎剂具有明显的通便作用，可改善肠蠕动，抑制大肠的水分吸收，缩短排便时间，帕金森痹证患者通常都有便秘的症状。肉苁蓉一味而兼具益肾健脑、补肝柔筋和润燥通便之功，上中下三焦无不被其功力，中枢、周围全都可得其助力。真可谓帕金森痹证患者的“通灵宝玉”。

14. 制首乌

［性味功效］苦涩平　补肝肾　益精血　壮筋骨

制首乌滋水补肾，益血填精，乌发健骨，轻身延年，历来为人备加赞赏。在诸多的嘉许声中，我觉得清代冯兆张的《冯氏锦囊秘录》通过与熟地的一番辨析，会使我们对制首乌补益之性的认识更加深刻而清晰。

他说：“首乌苦涩微温，阴不甚滞，阳不甚燥，得天地中和之气。熟地、首乌，虽俱补阴，然地黄蒸虽至黑，则专入肾而滋天一之真水矣，其兼补肝肾者，因滋肾而旁及也。首乌入通于肝，为阴中之阳药，故专入肝经以为益血祛风之用，其兼补肾者，亦因补肝而兼及也。一为峻补先天真阴之药，故其功可立救孤阳亢烈之危；一系调补后天营血之需，以为常服，长养精神，却病调元之饵。先天、后天之阴不同，奏功之缓急轻重，亦有大异也。况补血之中，尚有化阳之力，岂若地黄功专滋水，气薄味厚，而为浊中浊者，坚强骨髓之用乎？”

冯氏之论给我们的启发是，制首乌入肝滋养阴血而善舒筋活络，由肝及肾，血盈精足而脑健神旺，其性能恰好弥补帕金森痹证肝肾不足的欠缺。然而滋养肝肾，舒筋活络的内在恐怕与其抗氧化应激反应，保护残存的多巴胺神经元，借以提高脑内多巴胺水平的能力有关。

有人认为何首乌有对抗柴胡或可的松所致血液中超氧化物歧化酶（SOD）含量下降的作用，使之恢复到正常水平。

实验证明了小鼠注射何首乌后，可使体内谷胱甘肽过氧化物酶（CSH-Px）的活力明显上升，起到抗氧化作用；又可使羟脯氨酸含量显著下降，抑制交联剂的合成，也能缩短果蝇幼虫的发育时间，延长成虫的生命。上述结果表明：

何首乌能增加体内抗氧化剂的含量或提高活性,加速体内超氧化物的清除。

15. 女贞子

［性味功效］甘苦凉　补肝肾　强腰膝　明耳目

女贞子药性平和,为食药俱可的清补佳品。《神农本草经》列为上品。传统上用于治疗阴虚内热,腰膝酸软,头晕眼花,须发早白等症。缪希雍《本草经疏》赞曰:"女贞子,气味俱阴,正入肾除热补精之要品,肾得补,则五脏自安,精神自足,百病去而身肥健矣。"因而其滋养肝肾,补血充精之功效恰好为帕金森痹证患者之所需,用它来抗氧化应激反应,抵御脑内多巴胺神经元的进一步衰退凋亡。

有人将实验用小白鼠,分为高龄鼠对照组、少龄鼠对照组、维生素 C 对照组及女贞子给药组,连续口服用药 40 天。结果表明,高龄期小鼠脑丙二醛(MDA)含量明显高于少龄期小鼠,说明随年龄增长,脑丙二醛(MDA)形成增多,而女贞子能显著抑制高龄鼠脑丙二醛(MDA)的形成,且作用优于维生素 C。

临床上女贞子通常用于帕金森痹证患者中阴虚潮热、视物模糊、腰膝酸软者,而且它的剂量安全性较高,20~30g 未见有不适者。顽石老人于《本经逢原》中说:"女真,性禀纯阴,味偏寒滑,脾胃虚人服之,往往减食作泻。"这对于帕金森痹证患者来说却似乎恰到好处,因为帕金森痹证患者通常是肝失疏泄,胃不和降,十有八九是大便不通畅的。总之在帕金森痹证之肝肾阴亏证的患者运用过程中还未见有凿枘者。

16. 芡实

［性味功效］甘涩平　益肾固精　补脾止泻　祛湿止带

芡实为药,殆专为脾肾两虚者所设。《神农本草经》言其:"主湿痹腰脊膝痛,补中除暴疾,益精气,强志,令耳目聪明。"《日华子本草》指其"开胃助气"。清朝的吴仪洛在其《本草从新》中概括其功效为:"补脾固肾,助气涩精"。

然而脾恶湿而肾恶燥,一药如何能兼容并顾两性?清朝的徐大椿在《本草经百种录》中分析得较为精辟:"鸡头实,甘淡,得土之正味,乃脾肾之药也。脾恶湿而肾恶燥,鸡头实淡渗甘香,则不伤于湿;质黏味涩,而又滑泽肥润,则不伤干燥。凡脾肾之药,往往相反,而此则相成,故尤足贵也。"

不仅言如上述,芡实令人珍视的还在于其对帕金森痹证患者之脾肾两亏者具有抗氧化应激反应,延缓病情进展的功效。有人认为芡实的总提取物具有较强的清除 DPPH 自由基的作用(IC_{50}5.6μg/ml)及增强中国仓鼠肺成纤维细胞(V79-4)对氧化剂存活能力。对于总的乙酸乙酯和丁醇提取部分具有更强的对DPPH自由基的清除能力和抑制脂质过氧化活性。总提取物、乙酸乙酯提取物、丁醇提取物都有以剂量依赖的方式增强V79-4细胞的超氧化物歧化酶(SOD)、过氧化氢酶(CAT)和谷胱甘肽过氧化物酶(CSH-Px)活性的作用，而谷胱甘肽过氧化物酶的活性增强最大。

脾肾两亏证，帕金森痹证患者自病之初起即有此证者，神情呆板，腰膝酸软，记忆衰退，四肢无力，身倦易怠，食欲不振，面色萎黄，口中流涎，大便易溏，一日数行，舌淡苔腻，脉显濡缓。对于此证的患者，芡实的运用较为对证。

17. 灵芝

［性味功效］甘平　补气安神　止咳平喘　扶正固本　延年益寿

中国道教文化长生不老、服食延年思想的赋予，加之野生的灵芝通常生长在深林幽谷之间，十分罕见，千百年来给灵芝披上了一层神秘的面纱。可以说灵芝是一味被我们国人神话了的药物。

早在《神农本草经》，灵芝就被细分为六种："赤芝，味苦平。主胸中结，益心气，补中，增慧智，不忘。久食，轻身不老，延年神仙。一名丹芝。黑芝，味咸平。主癃，利水道，益肾气，通九窍，聪察。久食，轻身不老，延年神仙。一名元芝。青芝，味酸平。主明目，补肝气，安精魂，仁恕，久食，轻身不老，延年神仙。一名龙芝。白芝，味辛平。主咳逆上气，益肺气，通利口鼻，强志意，勇悍，安魄。久食，轻身不老，延年神仙。一名玉芝。黄芝，味甘平。主心腹五邪，益脾气，安神，忠信和乐。久食，轻身不老，延年神仙。一名金芝。紫芝，味甘温。主耳聋，利关节，保神，益精气，坚筋骨，好颜色。久服，轻身不老，延年。一名木芝，生山谷(旧作六种，今并)。"

然而无论何种灵芝，都有一个共同的功效，那就是"轻身不老，延年神仙"。

尽管随着科技的发展，灵芝的神秘色彩业已褪去，但是灵芝抗衰老、延寿命的神奇功效早已深入人心。其实这种功效跟它抗氧化应激反应的能力是息息相关的，而且对于帕金森痹证患者延缓黑质多巴胺神经元的凋亡至为重要。

有人认为灵芝水提取物、灵芝多糖均具有清除自由基活性，如超氧阴离子自由基(O^{2-})和羟自由基(·OH)。

邵红霞等人观察了灵芝及灵芝复方(以灵芝子实体为主要成分，辅以白术、甘草、茯苓、枸杞子等组成)对大鼠心、脑、血浆中脂质过氧化产物丙二醛(MDA)、脂褐素含量及超氧化物歧化酶(SOD)活性的影响。

单味灵芝及灵芝复方均为水煎剂，浓缩为每毫升含生药0.32g。灵芝（1g/kg）、灵芝复方（1g/kg和5g/kg）连续灌胃3周，均可显著降低大鼠心肌、脑、血浆脂质过氧化产物（丙二醛）的含量，灵芝复方高剂量组中心肌、脑、血浆丙二醛（MDA）含量均明显低于单味灵芝组。

上述剂量的灵芝、灵芝复方均可显著增加脑和血的超氧化物歧化酶（SOD）活性，提示它们均有明显的抗氧化作用。

18. 细辛

［性味功效］辛温　祛风解表　消肿止痛

细辛辛香升散，除头风，散风寒，宣肺气，通鼻窍，历来指为气药。徐大椿《本草经百种录》中说得好：“细辛，以气为治也。凡药香者，皆能疏散风邪，细辛气盛而味烈，其疏散之力更大。且风必挟寒以来，而又本热而标寒。细辛性温，又能驱逐寒气，故其疏散上下之风邪，能无微不入，无处不到也。”

然而《神农本草经》将其列为上品并嘉许其“久服明目，利九窍，轻身长年”。如此看来，细辛温阳行气不仅仅只限于上焦，其下可及于肝肾，疏理肝气，温养肾宅，振奋气机，助力心血，宣发肺气，上达颠顶，元神得养则目辨秋毫，九窍通慧，如此久服，必轻身健体，长生久视。故清·陈士铎《本草新编》赞曰：“细辛阳药也，升而不沉，虽下而温肾中之火，而非温肾中之水也。火性炎上，细辛温火而即引火上升，此所以不可多用耳。”

故细辛升一身之气，血随气升，荣养脑窍，使人之大脑止步于衰退之前，帕金森痹证迟滞于得病之后。如此佳绩恐怕也与其具有的抗氧化应激反应的功能不无关系。

有人通过实验发现细辛水煎剂能减慢脂质过氧化过程，明显降低小鼠组织中的过氧化脂质（LPO）含量。细辛中的去甲乌药碱有较强的清除超氧自由基的能力和抑制鼠肝组织匀浆脂质过氧化作用，对超氧自由基诱发的透明质酸和牛关节液中氨基多糖的解聚具有保护作用。

19. 徐长卿

［性味功效］辛苦温　祛风化湿　散瘀止痛　止痒

徐长卿历来是作为祛风湿，强腰膝，止痹痛的一味良药。《神农本草经》就已经发现其有“主鬼物百精，蛊毒疫疾，邪恶气，温疟。久服强悍，轻身”的功效。这种辟秽驱邪的功效似乎与“久服强悍，轻身”的益气强壮能力有关。《名医别录》就明确指出其具有“益气”的功能。《福建民间草药》也指明其具有“益气逐风，强腰膝，解蛇毒”的功能。另外《常用中草药手册》说其能：“祛风止痛，解毒消肿，温经通络。”《吉林中草药》言其可：“利尿，强壮，镇静止痛，驱寒散瘀，解蛇毒，通络和血。”

总而言之，徐长卿祛风湿、强腰膝、止痹痛的功能是与其益气卫外的能力密切相关的。这尤其适用于帕金森痹证肝肾不足、脾虚气弱之寒湿痹痛的患者，而这些抗帕功效似乎也跟它具有抗氧化应激反应，保护多巴胺神经元，以此提高纹状体内多巴胺浓度以缓解风寒湿痹证的能力相关。

有人指出徐长卿的主要有效成分为丹皮酚。用体外培养乳鼠心肌细胞复制钙反常模型，观察丹皮酚对胞内过氧化脂质的影响，结果显示丹皮酚 125μg/ml 对正常心肌细胞过氧化脂质的产生无明显抑制作用，但有降低趋势。当剂量增至 1.0mg/ml 时，丹皮酚可使正常心肌细胞内过氧化脂质含量显著减少，但较 10.0ppb 亚硒酸钠作用为弱。等剂量的丹皮酚（125μg/ml）对钙反常心肌细胞过氧化脂质的产生有明显抑制作用。250μg/ml 时可使细胞内过氧化脂质含量降至正常水平，提示丹皮酚具有抗氧化作用，且对钙反常心肌细胞更为敏感。钙反常是心肌损伤的一种类型，它是心脏经无钙营养液灌流数分钟后，复以含钙营养液灌流，可产生一系列不可逆性损伤，即心肌将持续性收缩，闰盘断裂，大量蛋白质和酶外逸，胞浆及线粒体内钙沉积而致心肌电机械性完全丧失，甚至发生坏死。

徐长卿具有补脾益气的功能，在这点上历来为临床者所忽略。目前大专院校的教材上均作为祛风湿药而赫然在列。其实，徐长卿之所以命名为“徐长卿”，据传说就是治好了赵匡胤久治不愈的胃痛而得名的。不管这个传说是否无稽，但是徐长卿擅祛脾胃虚寒而具温胃止痛之效恐怕也是不争的事实。因而在帕金森痹证的治疗过程中，对于那些脾胃虚寒，寒湿较重，各处疼痛，胃脘不舒的患者尤为贴切。

20. 虎杖

[性味功效] 微苦寒　祛风利湿　散瘀定痛　止咳化痰

虎杖最早见于《尔雅》，然未见于《神农本草经》中，陶弘景将其补入《集注》。《名医别录》言其“主通利月水，破留血癥结。”可见最早是将其视为活血通经，破癥散结之血中气药来认识的。

唐·陈藏器的《本草拾遗》开始拓展其功效至血分及筋骨气分，言其“主风在骨节间及血瘀。煮汁作酒服之”。由此可见，那时起虎杖就被用于风湿痹病及瘀血阻滞之证。此后本草一学始终不脱陈氏藩篱。故《日华子本草》认为其："治产后恶血不下，心腹胀满。排脓，主疮疖痈毒，妇人血晕，仆损瘀血，破风毒结气。"

明末清初潜江人刘若金的《本草述》更是分析得透彻。其曰："虎杖之主治，其行血似与天名精类，其疗风似与王不留行类，第前哲多谓其最解暑毒，是则从血所生化之原以除结热，故手厥阴之血脏与足厥阴之风脏，其治如鼓应桴也。方书用以疗痉病者，同于诸清热之味，以其功用为切耳。"

由此可见，虎杖主要的功效就是入心经而具活血化瘀之功，至肝经而显舒筋活络之效。而如此功效恰与帕金森痹证之肝肾不足，疏泄无力而瘀血痹阻之证相吻。实现其功效的内在机制似与其所具有的抗氧化应激反应的能力相关。

虎杖富含白藜芦醇苷，其对自由基发生系统引起的脂质过氧化有很强的抑制作用。

虎杖是一味非常适合老年性退行性病变的药物而为临床所习用。一方面其具有病证合一的药物效能，既能保护多巴胺神经元来提高纹状体内的多巴胺浓度，又具备祛风利湿，舒筋活络，缓解肌强直的能力。另一方面它又具备下气通腑，强心护肝，降糖减脂等功效。

21. 羌活

[性味功效] 辛苦温　祛风散寒　通痹除湿　止痛

羌活本无，仅有独活。《本草正义》言："羌、独二活，古皆不分。《本经》且谓独活一名羌活，所以《本经》《别录》止有独活而无羌活。"后因药力质性有别，方才分而用之。《本草纲目》云："羌活、独活，皆能逐风胜湿，透关利节，但气有刚劣不同尔。"

羌活乃风药之峻厉者，其力主上行，透达于颠顶；又能条贯肢体而为疗风寒湿痹之要药。《日华子本草》赞其："治一切风并气，筋骨拳挛，四肢羸劣，头旋，眼目赤疼及伏梁水气，五劳七伤，虚损冷气，骨节酸疼，通利五脏。"张元素《医学启源》颂曰："羌活，治肢节疼痛，手足太阳本经风药也。加川芎治足太阳、少阴头痛、透关利节，又治风湿。"明·倪朱谟《本草汇言》又夸道："羌活功能条达肢体，通畅血脉，攻彻邪气，发散风寒风湿。"

总之，羌活以其峻猛的辛散透达之力祛风散寒，除湿通痹。对于帕金森痹证而言确为病证相兼的一味良药。对寒湿之证而言，其通痹止痛的效果尤为明显。对帕金森痹证而言,其抗氧化应激反应,延缓病情进展的能力非常确切。

有人通过实验证明:羌活和宽叶羌活的甲醇提取物0.5g/kg、1.0g/kg和2.0g/kg灌胃,1次或连续5天,对四氯化碳所致肝脏脂质过氧化产物增加,1次给药无影响,连续给药有明显的抑制作用。羌活提取物的作用强于宽叶羌活提取物。

由于羌活辛散之力尤为峻烈,攻窜之性往往易伤脾胃,故不能量大久服。

22. 防己

[性味功效]苦辛寒　祛风胜湿　通痹止痛

防己为药似乎专走少阳。《神农本草经》列于中品,其曰:"风寒温疟,热气诸痫,除邪,利大小便。"《名医别录》亦云:"伤寒寒热邪气,中风手脚挛急,通腠理,利九窍,止泄,散痈肿恶结,诸疥癣虫疮。"疟、痫皆属风木,九窍关乎三焦,故防己乃和解少阳,通贯三焦之品。肝胆主筋膜而三焦利水道,舒筋活络,决渎利水乃防己之天职。故《本草再新》曰:"(防己)利湿,除风,解火,破血。治膀胱水肿,健脾胃,化痰。"清朝汪绂《医林纂要》云:"(防己)泻心,坚肾,燥脾湿,功专行水决渎,以达于下。"《本草纲目》谓:"中风湿不语,拘挛,口目㖞斜,泻血中湿热。"林林总总,皆不离两大功效。然而舒筋活络,决渎利水亦帕金森痹证中后期脾肾两衰证所必需。而舒筋活络,缓解肌张力恐怕与其所具有的抗氧化应激反应,提高纹状体内多巴胺浓度的内在机制有关。

有人认为粉防己碱能够抑制由酵母多糖诱导的巨噬细胞氧耗和氧自由基的产生,具有抗自由基损伤的作用。粉防己碱可抑制嗜酸性粒细胞产生超氧阴离子。有研究报道:加入次黄嘌呤-黄嘌呤氧化酶后,粉防己碱仍能明显抑制中性粒细胞产生自由基,但是该酶系的终产物尿酸并未减少,这说明粉防己碱本身具有清除自由基的作用。

粉防己碱1mg/kg、2mg/kg、4mg/kg腹腔注射,有减弱大鼠缺血脑组织中超氧化物歧化酶(SOD)降低的趋向,明显抑制丙二醛(MDA)升高。

防己除了缓解肌张力之外,对于帕金森痹证中后期脾肾两衰证所致的下肢水肿,身体困重的水湿泛滥有着明确的疗效。与西医运用利尿剂相比,防己的作用明显好于前者。只是性寒属阴,沉降行下,其通利之性自上而下肃降三焦,迅疾非常,久服必伤肾之气化,操术者必当慎之切切!

23. 鹿衔草

[性味功效]甘苦平　祛风除湿　强筋健骨　活血止血

鹿衔草别名“破血丹”，可见民间所习用多关乎瘀血之痹阻。故《滇南本草》曰：“(鹿衔草)治筋骨疼痛、痰火之症，煎点水酒服。”《植物名实图考》云：“(鹿衔草)治吐血，通经，强筋，健骨，补腰肾，生津液。”《四川常用中草药》亦云：“(鹿衔草)祛风除湿，止惊悸，盗汗。治痨伤吐血，筋骨酸软，风湿关节痛，惊痫吐舌，鼠漏痈肿。”《陕西中草药》亦曰：“(鹿衔草)补肾壮阳，调经活血，收敛止血。治虚劳咳嗽，肾虚盗汗，腰膝无力，风湿及类风湿关节炎，半身不遂，崩漏，白带，结膜炎，各种出血。”

鉴于鹿衔草具有抗氧化应激反应，保护多巴胺神经元的功能，有人认为：鹿衔草所含没食子酰金丝桃苷 20mg/kg 可使试验性心肌缺血再灌注大鼠心肌超氧化物歧化酶(SOD)明显增加，丙二醛(MDA)含量明显下降，并能明显改善心肌缺血及缺血再灌注后的线粒体的损伤。

给小鼠腹腔注射金丝桃苷 50mg/kg 及 100mg/kg，可显著抑制小鼠脑缺血再灌注模型脑组织乳酸脱氢酶(LDH)活性的下降，并能显著改善小鼠的学习和记忆功能。可显著抑制脑缺血大鼠脑组织中乳酸脱氢酶(LDH)、超氧化物歧化酶(SOD)及谷胱甘肽过氧化物酶(GDH-Px)活性的降低，减少脑组织脂质过氧化产物丙二醛(MDA)和一氧化氮(NO)含量的增高，并促进脑电图(EEG)变化的恢复。提示金丝桃苷对脑缺血再灌注损伤有显著保护作用，其机制可能与其抗自由基、抑制 NO 的生成有关。

故我们在提高纹状体内多巴胺浓度以缓解肌张力以祛风胜湿、舒筋活络之外，对于帕金森痹证之瘀血阻络证之筋骨疼痛，肌肤黧黑，唇舌紫黯，脉涩不畅者，用于补阳还五汤中，最为允当。

24. 荆芥

[性味功效] 辛微温　祛风解表　透疹消疮　化湿除痹

荆芥性主温散，功专祛风散邪，化湿除痹。早在《神农本草经》中就有所体现，其曰：“主寒热，鼠瘘，瘰疬生疮，破结聚气，下瘀血，除湿痹。”唐·甄权《药性论》中进一步指出：“(荆芥)治恶风贼风，口面㖞斜，遍身顽痹，心虚忘事，益力添精。主辟邪毒气，除劳，治疔肿；取一握，切，以水五升，煮取二升，冷分二服，主通利血脉，传送五脏不足气，能发汗，除冷风；又捣末和醋封毒肿。”荆芥的功效恰好为帕金森痹证所宜用，其内在机制恐与其抗氧化应激反应的能力相吻合。

有人认为：荆芥所含迷迭香酸类化合物有较强的抗氧化作用，并在甲酯化后作用增强，如迷迭香酸对大鼠脑组织匀浆脂质过氧化物（LPO）及兔血小板12-LPO的IC_{50}分别为4.2×10^{-6}mol/L和9.0×10^{-6}mol/L，而迷迭香酸甲酯化合物分别为1.4×10^{-6}mol/L和5.0×10^{-7}mol/L。荆芥所含橙皮苷在体外系统中抑制LPO形成的IC_{50}为2.5×10^{-5}mol/L。荆芥炭提取物StE在肝组织匀浆中的浓度为48μg/ml和96μg/ml时，对肝脏匀浆由Fe^{2+}-Ascorbic acid系统诱导提高的脂质过氧化有明显抑制作用，能显著降低被诱导体系中丙二醛（MDA）含量，且有显著的剂量相关性，实验表明StE具有抗氧化作用。

荆芥辛散走窜，难免耗气伤津，量大用久难免刺激伤害脾胃，故有的患者用后胃脘颇感不适，故宜谨慎运用。

25. 桑寄生

［性味功效］苦平　祛风湿　补肝肾　强筋骨　安胎

桑寄生与生俱来似乎就与帕金森痹证有着不解之缘。寄生桑树，本能祛风胜湿；滋补肝肾，势必强筋健骨。《神农本草经》说："（桑上寄生）主腰痛，小儿背强，痈肿，安胎，充肌肤，坚发齿，长须眉。"

张隐庵注曰："主治腰痛者，腰乃肾之外候，男子以藏精，女子以系胞，寄生得桑精之气，虚系而生，故治腰痛。小儿肾形未足，似无腰痛之证，应有背强痈肿之疾，寄生治腰痛，则小儿背强痈肿亦能治之。充肌肤，精气外达也。坚发齿，精气内足也。精气外达而充肌肤，则须眉亦长。精气内足而坚发齿，则胎亦安。"

《本经》之后，《日华子本草》言其："助筋骨，益血脉。"陈嘉谟的《本草蒙筌》称其："散疮疡，追风湿，却背强腰痛。"《本草再新》赞其："补气温中，治阴虚，壮阳道，利骨节，通经水，补血和血，安胎定痛。"

综上而言，祛风湿而强肝肾乃桑寄生千百年来中医界的共识。而此功能对于帕金森痹证而言，恐怕与其抗氧化应激反应不无关系。

有人认为：家兔静脉注射槲寄生总苷4mg/kg，能明显抑制AA-Na转化代谢后产生的丙二醛（MDA），其抑制率为62.75%，作用强度与乙酰水杨酸相似。

桑寄生补益肝肾，具有平肝潜阳之效。帕金森痹证患者之阳虚气弱，血压偏低者运用时务必慎重。

26. 海风藤

［性味功效］辛苦微温　祛风湿　通经络　止痹痛

海风藤功效比较单纯，乃纯粹的祛风湿药物。《本草再新》曰："行经络，和血脉，宽中理气，下湿除风，理腰脚气，治疝，安胎。"乃知海风藤通常是以温通气血以条贯经络，经络通畅则风湿安在？疝气胎动亦当复归自然。要知帕金森痹证患者亦风寒湿杂至而气血痹阻，从而四肢僵硬，动作缓慢。故海风藤适当其用。究其内在机理，盖与其抗氧化应激反应的能力相关。

有人通过实验证实：海风藤酮有清除氧自由基的作用，在浓度为 2.8×10^{-5}mol/L 时，对人多形核白细胞（PMN）呼吸爆发产生超氧阴离子自由基的抑制率为 21%，还可减轻羟自由基对人红细胞膜的损伤。

27．桂枝

［性味功效］辛温　发汗解肌　温通经脉　助阳化气　平冲降气

桂枝作为临床常用药物，入药历史悠久。《神农本草经》记载："牡桂，味辛温，主上气咳逆，结气，喉痹，吐吸，利关节，补中益气，久服通神，轻身不老。"从该段文字记载可知桂枝具有降气，利关节，补中益气之功。《本经》将其列为上品，可强身保健，为诸药先聘通使。《本经》又于"菌桂"（即肉桂）条下曰："主百病，养精神，和颜色。久服轻身不老，面生光华，媚好常如童子。"

由此可见，桂枝辛散，开发上焦，祛风散寒；其温煦之性，通贯上下，透达表里。《神农本草经合注》引叶天士的话说："桂辛温散结行气，则结者散而闭者通，不吐而能吸也。辛则能润，温则筋脉和而关节利矣。"桂枝祛风散寒，温通筋脉的功效也能适用于帕金森痹证的治疗，这当然也与它所具有的抗氧化应激反应的能力密切相关。

有人认为：在体外氧自由基生成系统中生桂枝、炒桂枝和蜜炙桂枝的水提取物和醇提取物均具有清除超氧阴离子（O^{2-}）的能力，水提取物的作用强于醇提取物。三种桂枝水提取物在清除 O^{2-} 的能力上无显著性差异，但炒品和蜜炙品的醇提取物清除 O^{2-} 的能力显著低于生品（$P<0.05$）。

桂枝各炮制品水提物和醇提物均具有清除羟自由基（·OH）的能力，醇提取物的作用强于水提取物，桂枝炒品和蜜炙品的水提取物和醇提取物清除·OH 的能力均显著低于生品（$P<0.01$）。故在临床应用中，不主张应用炒制和蜜制品。

28．竹节人参

［性味功效］甘苦温　止咳化痰　散瘀活血

竹节人参，民间又称其为"土参""血参"。自古以来，通用于民间，未见于明朝之前的所有本草学著作之中。

迄于有清，赵学敏鉴于《本草纲目》对民间通用的许多中草药疏而未收，故撰写了《本草纲目拾遗》以补苴罅漏，张皇幽眇。竹节人参方才跻身典籍，拨云见日。

就其功效而言，《本草纲目拾遗》谓其："去瘀损，止吐衄，补而不峻，大能消瘵，疗跌仆损伤，积血不行。"清代刘善述《草木便方》言其："散血，活血，破血，治痈肿，疗犬伤、金刃、跌仆。"《贵州民间药物》称其："健脾，补肾虚。"由此可见，竹节人参功专补肾健脾，活血祛瘀。从现代药理研究来说，它又具有抗氧化应激反应的能力。

离体实验证明，竹节参皂苷（JS）浓度为（40.3~323）μg/ml 时，对大鼠肺匀浆自发过氧化脂质生成呈剂量依赖性抑制作用，使丙二醛（MDA）生成量降低。对 Fe^{2+}- 半胱氨酸诱导的肺微粒体过氧化脂质生成也有抑制作用，但其作用强度不如人参皂苷（GS）。GS 浓度为 5μg/ml 时，可使过氧化脂质生成减少 20%，而 JS 浓度在 10μg/ml 时才开始起作用。在等剂量（100μg/ml）时，GS 作用比维生素 E 强 28.9%，JS 作用比维生素 E 弱 7.8%；对 NADH/PMS（吩嗪硫酸甲脂）/NBT（四氮唑蓝）系统中产生的 O^{2-}，JS 的 IC_{50} 为 15.7μg/ml，而 GS 为 17.1μg/ml。虽然 JS 的 IC_{50} 小于 GS，但浓度为 666.7μg/ml 时，GS 可 100% 清除 O^{2-}，而 JS 仅清除 75% O^{2-}；对黄嘌呤 - 黄嘌呤氧化酶系统产生的·OH，JS 的 IC_{50} 为 223.6μg/ml，而 GS 的 IC_{50} 为 120.2μg/ml。羟自由基清除剂苯甲酸钠对·OH 的清除 IC_{50} 为 723.9μg/ml，即 GS 清除·OH 的作用强度为苯甲酸钠的 6 倍，JS 为苯甲酸钠的 3.2 倍，GS 又为 JS 的 1.9 倍。

由此可见，对于帕金森痹证而言，竹节人参的适应证为脾肾两虚，气虚血瘀型的患者。临床症见头晕头昏，体倦乏力，面浮肢肿，动作缓慢，腰酸胫软，唇舌淡紫，脉呈细涩者最为恰当。然而与生晒参相比，其抗氧化应激反应的能力，确实逊色不少，故临床上补脾益气者首选还是生晒参。

29. 百合

［性味功效］甘苦平　养阴润肺止咳　清心安神　补中益气

百合安脏，重在心、肺、脾，维系三者总在于补中益气一端。《神农本草经》曰："（百合）味甘，平，主邪气腹胀、心痛。利大小便，补中益气。"张隐庵曰："主治邪气腹胀心痛者，邪气下乘于脾，则地气不升而腹胀；邪气上乘于肺，则天气不降而心痛。盖腹者，脾之部；肺者，心之盖也。利大小便者，脾气上升，肺气下降，则水精四布，糟粕运行矣。补中者，补脾；益气者，益肺也。"

又针对其所具有的抗氧化应激反应的功效。有人指出百合多糖 200mg/kg、

400mg/kg 灌胃给予小鼠，可使 D- 半乳糖致衰老小鼠血中超氧化物歧化酶（SOD）、过氧化氢酶（CAT）及谷胱甘肽过氧化物酶（GSH-P_X）活力升高（$P<0.01$），血浆、脑匀浆和肝匀浆中过氧化脂质（LPO）明显下降（$P<0.01$）。表明百合有较好的抗氧化作用，此与其具有较好的滋补强壮及抗衰老作用有关。

对于帕金森痹证而言，中晚期每每有肺脾气虚证的患者。症见动则气喘，面色苍白，体倦乏力，两腿沉重，动作缓慢，口中流涎，大便不畅，纳呆，寐浅易醒，舌淡苔腻，脉显濡缓，使用百合，似觉妥帖。

30. 牡丹皮

［性味功效］苦辛微寒　清热凉血　活血化瘀

帕金森痹证每每有肝肾阴亏，龙雷火炽者。有此证候的患者往往症见潮热汗出，情绪易激，烦躁，坐立不安，手足震颤，紧张激动尤甚，行动迟缓，手足瘛疭，慌张步态，大便干结，梦多易醒，舌干红少苔，脉细数。此种阴火往往随着复方左旋多巴制剂的疗程而愈演愈烈。所以我们说复方左旋多巴制剂是非常具有热毒性质的药物。因此帕金森痹证患者是否舌红少苔或者舌红少苔的程度，也就成为临床上我们辨别患者是否伤阴而步入中晚期的一项客观指标。

阻滞阴虚火旺患者进程的古代名方就是六味地黄丸。六味地黄丸的六味药物几乎都有抗氧化应激反应的能力，所以也是临床上常用的方剂。我们在使用这张名方的时候，会发现患者红绛的舌象慢慢变淡，这就意味着患者体内的热毒在慢慢消除，而其中清降阴火、活血通络最具代表性的就是牡丹皮。这与其抗氧化应激反应的能力也是息息相关的。

有人就曾指出：低浓度的丹皮总苷能显著抑制过氧化氢（H_2O_2）引起的红细胞渗透性溶血反应，抑制 H_2O_2 引起的红细胞还原型谷胱甘肽（GSH）的消耗和脂质过氧化物的产生；而较高浓度的丹皮总苷（100mg/L）则有促进溶血的作用。

牡丹皮在《神农本草经》中就有提及，其曰："主寒热，中风瘛疭、痉、惊痫邪气，除癥坚瘀血留舍肠胃，安五脏，疗痈疮。"

《本草经疏》解释说："牡丹皮，其味苦而微辛，其气寒而无毒，辛以散结聚，苦寒除血热，入血分，凉血热之要药也。寒热者，阴虚血热之候也。中风瘛疭、痉、惊痫，皆阴虚内热，营血不足之故。热去则血凉，凉则新血生、阴气复，阴气复则火不炎而无因热生风之证矣，故悉主之。"

《本草纲目》阐述得也很精彩。其曰："牡丹皮，治手足少阴、厥阴四经血分伏火。盖伏火即阴火也,阴火即相火也,古方惟以此治相火,故仲景肾气丸用之。后人乃专以黄蘖治相火,不知丹皮之功更胜也。赤花者利,白花者补,人亦罕悟,宜分别之。”

有鉴于此,对于阴虚而火旺的帕金森痹证患者,牡丹皮恐怕是不可替代的佳品良药。

31. 当归

[**性味功效**] **甘平温　补血活血　调经止痛　润肠通便**

当归甘润而温通,补血又活血,补而不滞,通而不峻,先贤谓之乃血中圣品。《神农本草经》置于养命之列,其曰:“主咳逆上气,温疟寒热洗洗在皮肤中,妇人漏下,绝子,诸恶疮疡金疮,煮饮之。”徐灵胎说道:“当归味甘,温。主咳逆上气,润肺气。温疟寒热,洗洗在皮肤中,皆风寒在血中之病。妇人漏下绝子,营血不足之病。诸恶疮疡,金疮,营血火郁及受伤之病。煮饮之,煮饮则能四达以行诸经。”

由此可见,当归通补之性于《本经》清晰可辨。此后诸多阐扬,越发充分。如《名医别录》言其:“温中止痛,除客血内塞,中风痓、汗不出,湿痹,中恶客气、虚冷,补五藏,生肌肉。”甄权《药性论》称其:“止呕逆、虚劳寒热,破宿血,主女子崩中,下肠胃冷,补诸不足,止痢腹痛。单煮饮汁,治温疟,主女人沥血腰痛,疗齿疼痛不可忍。患人虚冷加而用之。”《日华子本草》赞其:“治一切风,一切血,补一切劳,破恶血,养新血及主癥癖。”《本草纲目》谓其:“治头痛,心腹诸痛,润肠胃筋骨皮肤。治痈疽,排脓止痛,和血补血。”如此等等,更仆难数。

诚然,当归的通补之性亦能为帕金森痹证患者所用,这恐与其抗氧化应激反应的能力不无关联。

有人经过实验证明:当归所含的阿魏酸钠有拮抗 O^{2-} 及 H_2O_2 对红细胞的氧化作用,使膜脂质过氧化产物丙二醛(MDA)减少,其作用机制可能有二,一是阿魏酸钠可直接影响 H_2O_2,减少对红细胞膜的损伤,二是阿魏酸钠可与膜磷脂结合,使其不易受 O^{2-} 或 H_2O_2 的攻击,减少了过氧化产物丙二醛(MDA)的生成。

因此,临床上但凡肝肾精血亏虚,寒湿痹阻经脉者,当归是非常贴切允当的。而且还能润肠通便,所谓一石三鸟啊!

32. 红花

[**性味功效**] **辛温　活血祛瘀　通畅血脉　消肿止痛**

红花为药迄自唐朝，似乎自始至终就是以活血通脉作为其天职。《唐本草》言其："治口噤不语，血结，产后诸疾。"《开宝本草》谓其："主产后血运口噤，腹内恶血不尽、绞痛，胎死腹中，并酒煮服。亦主蛊毒下血。"《本草纲目》云其："活血，润燥，止痛，散肿，通经。"明·贾九如的《药品化义》总结得非常好，其曰："红花，善通利经脉，为血中气药，能泻而又能补，各有妙义。"

帕金森痹证中寒湿之邪往往痹阻气机，造成血脉瘀阻，尤其是肢体疼痛，唇舌紫黯，脉显涩滞者，红花更为适用。故红花既可改善患者症状，又可延缓病情进展。然而后者恐与其所具有的抗氧化应激反应的能力相关。

有人认为：观察红花水提液及其醇沉液所得组分的抗氧化作用，光谱扫描及 TLC 分析结果表明，红花黄色素主要集中于醇沉液所得沉淀中，上清液仅存少量极性较强的红花黄色素。邻二氮菲 -Fe^{2+} 氧化法及硫代巴比妥酸比色法检测结果表明，红花水提液可清除羟自由基，抑制小鼠肝匀浆脂质过氧化。上述两指标比较研究的结果表明，水提液醇沉后抗氧化活性主要集中于醇沉所得红花黄色素中，提示红花水溶性抗氧化有效组分可能为红花黄色素。

然而，红花辛温，归经心肝，专注血分，总以温热助力血运。过量用久极易辛散耗液而致大便干结不畅，而帕金森痹证患者十有七八便秘，故临床上若见患者大便干结者，红花固当慎用。

33. 茜草

［性味功效］苦寒　行血止血　通经活络

茜草根赤入血，性寒主收，非此不能止血。归经脾胃，补中益气，能通经活络。故《神农本草经》言其："主寒湿风痹，黄疸，补中"，功偏于益气通络。《名医别录》谓其："止血，内崩下血，膀胱不足，踒跌"，功偏于收敛止血。

茜草益气健脾、通经活络的功效比较适用于帕金森痹证的患者。尤其是对于虚火内盛之人，可于六味地黄丸之中与牡丹皮共伍，以助其清凉活化之意。更为可贵的是，与牡丹皮一样，其亦具有抗氧化应激反应的能力。

观察茜草乙醇提取物对丙基过氧化氢（CHP）诱导的脂质过氧化反应中有关还原性谷胱甘肽（GSH）浓度的影响，大鼠给药 12 小时后处死，取出肝脏，以生理盐水灌注后制成匀浆，做以下分析：通过丙二醛（MDA）的测定，判断脂质过氧化反应的程度，利用分光光度计测定还原性 GSH 浓度。结果提示：茜草提取物是很有效的抗氧化剂，它能通过接受电子，对自由基一系列反应的干扰而发挥作用，其作用机制不同于维生素 E 和对苯醌。

由此可见，茜草与牡丹皮有着异曲同工之妙。

34. 银杏叶

［性味功效］苦甘涩平　养心安神　活血化瘀　敛肺平喘　涩肠止泻

银杏叶味甘苦涩，性平。归心、肺二经。具有敛肺，平喘，活血化瘀，止痛等功效。由此看来，传统上对于银杏叶益肾健脑的功效是认识不足的。银杏叶中含有天然活性黄酮及苦内酯等于人体健康有益的多种成分，具有扩张血管，加强大脑血供的作用。对改善脑功能障碍、动脉硬化、高血压、眩晕、耳鸣、头痛、老年痴呆、记忆力减退等有明显效果。

银杏叶还具有很强的清除自由基、抗氧化作用。在银杏叶中含有两类抗氧化剂——营养性抗氧化剂及非营养性抗氧化剂。前者主要有胡萝卜素、维生素C、维生素E、硒、锌、铜等；后者主要有银杏黄酮、萜内酯、儿茶素、多酚类等，含量也十分丰富，它们在保护机体不受自由基所致的氧化损伤方面具有重要的作用。

银杏黄酮和银杏内脂的分子中含有多个还原性羟基功能基团，可直接清除、捕获自由基，抑制丙二醛（MDA）等有害物质的形成。

银杏叶中黄酮基母核含还原性羟基功能团，可直接发挥抗氧化作用，能清除氧自由基，还能调节超氧化物歧化酶（SOD）、过氧化氢酶（CAT）等抗氧化酶的活性，减缓病理性脂质过氧化反应，有明显抗脂质过氧化损伤作用，因而能够延缓衰老。

35. 姜黄

［性味功效］苦辛温　破血行气　通经止痛

姜黄辛开苦降，性温主通。自《唐本草》首见以来，历代医贤大多以气中血药概括其功能特质。

清朝黄宫绣《本草求真》曰："此则入脾，既治气中之血，复兼血中之气耳。陈藏器曰："此药辛少苦多，性气过于郁金，破血立通，下气最速，凡一切结气积气，癥瘕瘀血，血闭痈疽，并皆有效，以其气血兼理耳。"

明·缪希雍《本草经疏》云："姜黄，其味苦胜辛劣，辛香燥烈，性不应寒……苦能泄热，辛能散结，故主心腹结积之属血分者。兼能治气，故又云下气。总其辛苦之力，破血除风热，消痈肿，其能事也。"

张山雷《本草正义》云："盖辛能散，温能通，故可破结辟恶，消瘀下气，是物功用，即在此数者之中。然又谓除风热，消痈肿，功力烈于郁金，则正以入血泄散，故痈疡之坚肿可消。”

如此等等，不一而足。总之传统上认为姜黄具有通络止痛，活血行气，驱寒除痹等功效，而此等功效亦适用于帕金森痹证的治疗过程，尤其对于寒湿较盛，肢体关节疼痛的患者更为妥帖。同时姜黄的长期使用，还能延缓帕金森痹证的发展进程。这恐怕与其具有的抗氧化应激反应能力有关。

有人认为：姜黄素、脱甲氧基姜黄素和双脱甲氧基姜黄素的抗氧化能力比较，以双脱甲氧基姜黄素为最佳，三者对脂质过氧化和超氧化的 IC_{50} 分别为 20mg/ml、14mg/ml、11mg/ml 及 6.95mg/ml、4.25mg/ml 和 1.90mg/ml。饲喂姜黄素后小鼠超氧化物歧化酶（SOD）、过氧化氢酶（CAT）和谷胱甘肽过氧化物酶（GSH-P_x）活性分别比对照组高 16%、19% 和 20%，表明姜黄素的抗氧化作用可能是通过增加抗氧化酶的活性所致。

36. 郁金

［性味功效］辛苦寒　疏肝解郁　活血止痛　凉血清心　利胆退黄

郁金有川广之分，广郁金色黄入脾，又称姜黄，而为气分之血药；川郁金色黑在心，又称温郁金，而为血分之气药。故《本草纲目》说：“姜黄、郁金、蒁药三物，形状功用皆相近，但郁金入心治血，而姜黄兼入脾，兼治气，蒁药则入肝，兼治气中之血，为不同尔。”

《唐本草》谈到郁金的功效曰：“主血积，下气，生肌，止血，破恶血，血淋，尿血，金疮。”

陈修园的《本草经读》解释得好，其曰：“郁金，气味苦寒者，谓气寒而善降，味苦而善泄也。其云血积者，血不行则为积，积不去则为恶血，血逆于上，从口鼻而出，则为衄血吐血；血走于下，从便溺而出，有痛为血淋，无痛为尿血，即金疮之瘀血不去，则血水不断，不能生肌。此物所以统主之者，以其病原皆由于积血，特取其大有破恶血之功也。盖血以气为主，又标之曰下气者，以苦寒大泄其气，即所以大破其血，视他药更进一步。”

由此可见，郁金入血而用气，先升后降，自上而下，气贯三焦，一切怫郁所致血不循经，百般痹阻而致经脉不通，皆可上下通贯，气顺血运。此等功效亦可为治疗帕金森痹证所用。对于阴虚火旺，血热而致衄血吐血；内火亢盛而气机紊乱不畅，筋脉拘紧者，可于六味地黄丸中辅以郁金，以此则可缓解症状，亦可延缓病程，这可能与郁金抗氧化应激反应的能力不无关系。

有人给小鼠灌服温郁金提取液 7 天，第 7 天用 ^{60}Co-γ 射线一次性全身照射 8.5Gy，剂量率为 2.096Gy/min，照后第 3 天测定肝脏过氧化脂质（LPO）含量和超氧化物歧化酶（SOD）、谷胱甘肽过氧化物酶（GSH-P_X）活性。结果表明，温郁金提取液可使辐射导致的 LPO 含量增高明显降低，而 SOD 和 GSH-P_X 活性明显增高。

37. 柴胡

［性味功效］苦微寒　疏风退热　舒肝升阳　镇静安神

《神农本草经》将柴胡列为上品，并曰："气味苦、平，无毒。主心腹肠胃中结气，饮食积聚，寒热邪气，推陈致新。久服轻身、明目、益精。"由此可知，柴胡擅长疏肝解郁，条畅气机；升举阳气，清除劳热。故《药性论》云其："治热劳骨节烦疼，热气，肩背疼痛，宣畅血气，劳乏羸瘦；主下气消食，主时疾内外热不解，单煮服。"《日华子本草》称其："补五劳七伤，除烦止惊，益气力，消痰止嗽，润心肺，添精补髓，天行温疾热狂乏绝，胸胁气满，健忘。"

故先贤将柴胡指为治劳圣品。宋朝的寇宗奭在《本草衍义》中说："柴胡《本经》并无一字治劳。今人治劳方中，鲜有不用者。尝原病劳，有一种真藏虚损，复受邪热；邪因虚而致劳，故曰劳者牢也，当须斟酌用之。如《经验方》中治劳热，青蒿煎丸，用柴胡正合宜耳。服之无不效。热去即须急已，若或无热，得此愈甚。《日华子》又谓补五劳七伤。《药性论》亦谓治劳乏羸瘦。若此等病，苟无实热，医者执而用之，不死何待！如张仲景治寒热往来如疟状用柴胡汤，正合其宜。"

柴胡治劳必须有热，不然难免性命之忧，寇氏未免言之过当。然而临床上用于热性体质的患者，委实是千真万确的事实。柴胡为疏肝解郁，通畅气机之圣品。心情舒畅不致情志烦闷，气机畅通不致脉络痹阻发热。此等功效恰与帕金森痹证之肝郁气滞证相对应。

帕金森痹证患者往往是累年精血劳损，患有此病后通常是内心纠结，情志郁闷，郁郁寡欢，愁苦万分。通常十有八九皆是此等心境，这种心境往往还随着帕金森痹证的进展而每况愈下。针对此证，逍遥散乃抗帕之名方。此方中柴胡疏肝解郁，调理情志，还具有抗氧化应激反应，延缓病程的作用。

有人以柴胡注射液 0.05ml，0.1ml，0.2ml 和 0.5ml（1g 生药 /ml）加入小鼠 2.5% 肝匀浆 1ml 中，0.1ml 时即可明显抑制肝匀浆丙二醛（MDA）的生成，其作用随剂量增加而增强，与参附注射液合用，效果更佳。柴胡注射液在体外对 H_2O_2 引起的兔血浆 MDA 和血浆游离血红蛋白升高有明显抑制作用，与参附注射液合用效果更好。实验表明柴胡注射液有抗脂质过氧化作用。

除此之外逍遥散中当归、白芍、茯苓、甘草也具有同等的抗氧化应激反应之力，又能养血柔肝，舒筋活络；还能健脾化湿，益气通脉。逍遥散实乃抗帕之名方。

38. 罗布麻

[性味功效]甘苦凉 清火降压 强心利尿

罗布麻因罗布泊而得名，是西北地区最具特色的一种纤维植物。它主要生长在沙漠盐碱地或河岸、山沟、山坡的沙质地上，尽管在我国北方大多省区都有生长，但是以新疆天山南部沙漠地区的罗布麻品质最佳。

我国民间药用罗布麻历史久远，经医家考证，《三国志·华佗传》中记述的华佗流传于世的延年益寿方剂的主要成分就是罗布麻。根据《本草纲目》《救荒本草》等古代本草学著作记载，罗布麻有平心悸、止眩晕、消痰止咳、强心利尿之功能。

罗布麻性微寒，味甘苦，专入肝、肾两经，既能清泄肝火，育肾阴，潜肝阳，有降而不伤正，泻而不伤阴之特点；又能清湿热，消壅滞，行气化，利小便，有清热祛湿、利尿消肿之功用。一直以来适用于肝阳上亢证的患者，然而鲜为人知的是，它所具有的培补肝肾和清热利湿的功能还能用于帕金森痹证的治疗，这除了它能够直接促使脑内多巴胺浓度的提高之外，还具有抗氧化应激反应的能力。

有人按每 100g 0.1ml 给大鼠腹腔注射 50%CCl_4，6 小时后再注射罗布麻的热水提取物 10mg/kg，9 小时后取血并取大鼠肝制备匀浆。测定结果表明，罗布麻叶提取物对大鼠血清和肝脏中的过氧化脂质有降低作用，并能增强超氧化物歧化酶（SOD）、过氧化氢酶和谷胱甘肽过氧化物酶（GSH-P_x）的活性。

39. 知母

[性味功效]甘苦寒 清热泻火 生津润燥

知母最主要的功用就是养阴清热，这在《神农本草经》中就被明确地指出。其曰："（知母）主消渴热中，除邪气肢体浮肿，下水，补不足，益气。"清朝的张璐在《本经逢原》中加以阐释，其曰："知母，《本经》言除邪气肢体浮肿，是指湿热水气而言。故下文云：'下水，补不足，益气。'乃湿热相火有余，烁灼精气之候，故用此清热养阴，邪热去则正气复矣。"

具有养阴清热之功的知母对于帕金森痹证之肝肾阴亏，虚火内炽的患者亦有着良好的疗效。这除了其功效与患者体质之间有着较高的契合之外，还与其内在的具有抗氧化应激反应的能力有关。

有人认为：知母宁（以前自知母根茎中分出的皂苷称为知母宁，推测是玛尔可皂苷；0.35mg/d）的抗脂质过氧化作用显著优于单宁酸（15mg/d）和鲨烯（0.6mg/d），灌胃给药能降低γ射线照射后小鼠肝、脾、肾中过氧化脂质的含量。并从ESR波谱特征的变化，推断知母宁通过自旋转移修复DNA分子使DNA的自由基消失。

用ESR及自旋捕捉技术研究知母宁在均相和非均相体系中对·OH、O^{-2}和$^{1}O_2$等几种活性氧的清除、淬灭效果。发现知母宁对·OH、$^{1}O_2$均有较强的清除和淬灭效果，效果好于维生素E。

40. 枸杞子

［性味功效］甘平　滋阴补血　培补肝肾　明目　润肺

枸杞子乃治疗帕金森痹证之神品。其出自陶弘景的《神农本草经集注》，似乎上天专为帕金森痹证之肝肾阴虚证所设。陶弘景说："（枸杞）补益精气，强盛阴道。"

这里所说的"阴道"，即《素问·太阴阳明论》中所说的："阳者，天气也，主外；阴者，地气也，主内。故阳道实，阴道虚。"阴道，就是五脏精气敛藏之道。所谓"五脏者，藏精气而不泻也。故满而不能实。"（《素问·五脏别论》）

枸杞善补五脏之阴，故甄权《药性论》云其："能补益精诸不足，易颜色，变白，明目，安神。"《食疗本草》言其："坚筋耐老，除风，补益筋骨，能益人，去虚劳。"

然而补阴之中尤其专注于肝肾。故《本草经疏》中说："枸杞子，润而滋补，兼能退热，而专于补肾、润肺、生津、益气，为肝肾真阴不足，劳乏内热补益之要药。老人阴虚者十之七八，故服食家为益精明目之上品。昔人多谓其能生精益气，除阴虚内热明目者，盖热退则阴生，阴生则精血自长，肝开窍于目，黑水神光属肾，二脏之阴气增益，则目自明矣。"

以传统的眼光，枸杞子善于补益肝肾而起到强筋健骨的作用，这对于帕金森痹证之肝肾阴亏，精血失濡，肢体痿弱之证尤为确当，同时它又具有抗氧化应激反应的功能，对于延缓衰老，阻滞病情的进展尤为得力。

有人认为：枸杞子煎剂可使老年大鼠降低的超氧化物歧化酶（SOD）活力显著升高，血浆过氧化脂质（LPO）含量显著下降，并能显著增高老龄鼠血浆皮质醇水平。枸杞醇提物100mg/d和500mg/d，连用50天对D-半乳糖所致衰老小鼠学习记忆能力的下降有明显提高作用，并可减少心、肺、脑组织脂褐质浓度，提高红细胞的超氧化物歧化酶（SOD）活力，表明枸杞子改善记忆的作用与其促进体内自由基的清除有关。

41. 地黄

［性味功效］甘寒　清热凉血　养阴生津

生地黄水煎液15.6mg/ml于体外能抑制大鼠肝匀浆过氧化脂质的生成。当浓度为2.08mg/ml时，能清除超氧自由基（O^{-2}），浓度为12.5mg/ml时，能清除羟自由基（·OH），因此可减轻自由基对机体组织的破坏，达到延缓组织老化的目的。因此，地黄就成为了抗氧化应激反应，延缓病情的要药。而且为了达到清除羟自由基的任务，用量不能太小。

地黄最早见于《神农本草经》之上品，其曰："味甘寒。主折跌绝筋，伤中，逐血痹，填骨髓，长肌肉，作汤除寒热积聚，除痹，生者尤良，久服轻身不老。"

由此可见地黄具有补血填精，活血通脉的功用。对此张洁古的《珍珠囊》概括得较为精辟，其曰："（地黄）大补血虚不足，通血脉，益气力。"《本草纲目》阐述得比较丰富，其曰："填骨髓，长肌肉，生精血，补五脏、内伤不足，通血脉，利耳目，黑须发，男子五劳七伤，女子伤中胞漏，经候不调，胎产百病。"

地黄亦补亦通之性，可为我们治疗帕金森痹证所用。我师父路志正老所推崇的地黄饮子即以其作为君药，对于肝肾不足，精血亏耗，虚火旺盛，且又寒湿阻闭，经脉不通，肢体拘挛之证，用之确为安妥。又加之地黄具有抗氧化应激反应之功，更能延缓病程进展，确实堪称帕金森痹证之阴虚火旺证之良药。

42. 半夏

［性味功效］辛温　有毒　燥湿化痰　降逆止呕　消痞散结

《礼记·月令》曾云："五月半夏生"。半夏之名由此而来。味辛而温并具毒性，故《神农本草经》将其置于下品，并言其"主伤寒寒热，心下坚，下气，喉咽肿痛，头眩胸胀，咳逆，肠鸣，止汗。"

张隐庵《本草崇原》中说："（半夏）主治伤寒寒热者，辛以散之也。阳明胃络上通于心。胃络不通于心，则心下坚。胸者，肺之部，阳明金气上合于肺，金气不合于肺，则胸胀咳逆。半夏色白属金，主宣达阳明之气，故皆治之。金能制风，故治头眩以及咽喉肿痛。燥能胜湿，故治肠鸣之下气而止汗也。"

总之，半夏内合肺胃而主攻痰湿，这对于帕金森痹证来说，经常可以见到由于脾胃失健，痰湿内盛，上犯于肺而致咳喘，痰涎壅盛；外溢于筋肉而致身体困重，行动缓慢，此时运用半夏燥湿化痰、消痞散结的功能便可奏效。这恐怕是由于半夏具有的抗氧化应激反应的能力，使它具备了有效治疗帕金森痹证的内在必然性。

半夏生物碱是半夏的有效成分，有人制备了 6- 羟基多巴胺帕金森病大鼠模型，监测大鼠脑皮质部分及血清中超氧化物歧化酶（SOD）、还原性谷胱甘肽（GSH）、丙二醛（MDA）、过氧化氢（H_2O_2）的含量，发现半夏生物碱可改变大鼠脑皮质部分 SOD、GSH 的含量，抑制 MDA、H_2O_2 的产生，改善大鼠学习记忆能力，对抗大鼠神经系统退行性变。

而其辛温之性味，和胃化痰之功效，对于帕金森痹证中期之后，患者所表现出的脾痹和肺痹都有着良好的临床意义。尤其是对于痰涎壅盛的流涎不止和肺脾气虚的“发咳呕汁”等症状有着较好的疗效。

43. 川芎

［性味功效］辛温　祛风止痛　活血祛瘀　行气开郁

川芎是一味行气活血通络的良药。《神农本草经》称其“主中风入脑头痛，寒痹，筋挛缓急，金创，妇人血闭无子。”

也就是说川芎从一开始就被用来治疗风寒阻络所引起的诸多病证。故《日华子本草》赞其：“治一切风，一切气，一切劳损，一切血，补五劳，壮筋骨，调众脉，破癥结宿血，养新血，长肉，鼻洪，吐血及溺血，痔瘘，脑痈发背，瘰疬瘿赘，疮疥，及排脓消瘀血。”

明·倪朱谟《本草汇言》亦对其称赞有加：“芎䓖上行头目，下调经水，中开郁结，血中气药。尝为当归所使，非第治血有功，而治气亦神验也。凡散寒湿、去风气、明目疾、解头风、除胁痛、养胎前、益产后，又癥瘕结聚、血闭不行、痛痒疮疡、痈疽寒热、脚弱痿痹、肿痛却步，并能治之。味辛性阳，气善走窜而无阴凝黏滞之态，虽入血分，又能去一切风、调一切气。

祛风散寒，活血开痹的功效恰好针对帕金森痹证的一般病理。发挥这一功效，还与其所具有的抗氧化应激反应的能力相关。

有人以 6- 羟基多巴胺脑内注射制成帕金森大鼠模型，观察到川芎嗪可降低 2，3- 二羟基苯甲酸（2，3-OHBA）、2，5- 二羟基苯甲酸（2，5-OHBA）含量，减轻左旋多巴引起的帕金森大鼠脑氧化损伤，并有改善帕金森大鼠纹状体细胞外液多巴胺代谢率、减轻其氧化应激损伤的作用。

二、单胺氧化酶 B 抑制剂

单胺氧化酶(MAO)可以分成单胺氧化酶 -A 和单胺氧化酶 -B 两种亚型酶,正常人的脑组织中,MAO-A/MAO-B 的比例是 2∶1,随着年龄的增长,单胺氧化酶 -B 的比例不断加大,其活性也就不断提高,由于它是多巴胺的分解酶,于是它催化多巴胺氧化代谢的能力也就不断加强。多巴胺可以在单胺氧化酶 B 的作用下氧化生成 3,4- 二羟基苯乙酸和过氧化氢(H_2O_2),而后者则在超氧负离子 O^{-2} 或铁离子作用下生成羟自由基(·OH),所有这些代谢产物均可损伤脑内的多巴胺神经元。

另外,当 1- 甲基 -4- 苯基 -1,2,3,6- 四氢吡啶(MPTP)入侵人体大脑中时,首先在单胺氧化酶 -B 的作用下,转变为 1- 甲基 -4 苯基吡啶离子(MPP^+)。MPP^+ 可以大量地聚集在脑内多巴胺神经元线粒体中,特异性地与线粒体呼吸链复合体Ⅰ结合,阻滞线粒体呼吸链复合体Ⅰ活性,复合体Ⅰ活性的降低将引起线粒体跨膜电位 $\Delta\Psi m$ 降低,导致电子的漏出并直接同 O_2 发生反应生成 O^{2-},最终导致自由基的形成,对多巴胺神经元产生损害。

由此可见,单胺氧化酶 -B 在脑内的氧化应激反应中起到了推波助澜的作用。因此,单胺氧化酶 B 抑制剂在抗氧化、抗多巴胺神经元凋亡、提高纹状体内多巴胺浓度的过程中起到了非常重要的作用。

1. 肉豆蔻

[性味功效] 苦辛涩温 涩肠止泻 温中健脾 下气消食

肉豆蔻的挥发油 200mg/kg 可增加雏鸡由酒精(1~4mg/kg)腹腔内注射的睡眠时间,特别是深睡眠时间的延长(17~20 倍)。单胺氧化酶抑制剂异烟酰异丙肼(Iproniazid)在较大剂量(400μg/kg)也远不及前者延长酒精睡眠时间,故认为肉豆蔻油为一种强大的单胺氧化酶抑制剂(MAO-I)。

故肉豆蔻不仅具有抗氧化应激反应的作用,还有抑制单胺氧化酶 B 的作用,所以肉豆蔻对于脑内多巴胺的生物能效一方面提高浓度,另一方面延缓分解,具有双重作用。临床上对于脾肾亏虚的帕金森痹证的患者症见食欲不振,大便溏薄者可以选用。

2. 沙棘

[性味功效] 酸涩温 止咳祛痰 消积化食 活血散瘀

前已述及,沙棘具有抗氧化应激反应,保护大脑多巴胺神经元的功效。此外,沙棘籽油还能显著抑制小鼠脑内单胺氧化酶的活性。所以它也跟肉豆蔻一样,对于脑内多巴胺的生物能效也具有双重作用。

3. **刺五加**

[性味功效]辛微苦温　益气健脾　补肾安神

刺五加是祛风胜湿,补肾益气的良药。自《神农本草经》言其:"主心腹疝气,腹痛,益气疗躄,小儿不能行,疽疮阴蚀"之后,甄权《药性论》就认定其"能破逐恶风血,四肢不遂,贼风伤人,软脚,𦢊腰,主多年瘀血在皮肌,治痹湿内不足,主虚羸,小儿三岁不能行。"《本草纲目》也明确指出:"治风湿痿痹,壮筋骨。"

在诸多阐述其功效机理的先贤著作之中,清·周岩《本草思辨录》无疑是总结得较为精到的。其曰:"五加皮辛苦而温,惟善化湿耳。化其阴淫之湿,即驱其阳淫之风。风去则热已,湿去则寒除。即《别录》之疗囊湿、阴痒、小便余沥、腰脚痛痹、风弱、五缓,皆可以是揆之。"

由此可见,刺五加自化湿入手,进而祛风散寒,所谓釜底抽薪,斩草除根之法。帕金森痹证乃内生之风寒湿三气交相侵袭机体,渐至脏腑。湿性黏腻,最是缠绵,刺五加针对湿邪为虐,最能克伐,这与其内在的抑制单胺氧化酶B的功能不无关系。

有人用刺五加喂养老年大鼠2个月后,纹状体、中脑和延髓的单胺氧化酶B活性明显降低,但是下丘脑单胺氧化酶A活性升高22%。结果表明,其可能通过改变某些脑部位单胺氧化酶及其同工酶的活性,影响单胺类介质的水平,从而改善了神经系统的功能。

此外,刺五加还能提高脑细胞对缺血缺氧的耐受力,有较好的神经保护作用,能改善中枢神经功能,并有免疫增强作用,可见刺五加对帕金森痹证的药效作用是多方面的。

4. **制首乌**

[性味功效]涩平　补肝肾　益精血　壮筋骨

现在已发现上百个单胺氧化酶B抑制剂,但均因严重毒副作用而不能用于临床。有人研究了一些中草药对单胺氧化酶B活性的影响,发现中药首乌的作用最强。因此,通过抗氧化应激反应和抑制单胺氧化酶B活性的双重作用,有利于增加脑内神经氨酸酶(NA)和多巴胺的含量,从而改善中枢多巴胺能神经的功能,起到改善帕金森痹证症状并阻滞其病情进展的目的。

5. 鹿茸

［性味功效］甘温　壮肾阳　补精髓　强筋骨　调冲任　托疮毒

鹿茸温肾壮阳，填精补髓作为它的最主要功效，对于老年性疾病的帕金森痹证患者而言，针对其脑内多巴胺神经元持续衰退凋亡的现象则殊为对证，其针对性疗效的内在机理除了前已述及的抗氧化应激反应的能力外，抑制单胺氧化酶B的能力亦不可小觑。

鹿茸提取物对小鼠肝和脑组织线粒体单胺氧化酶B有明显的抑制作用。离体实验进一步证明，鹿茸的正丁醇和乙醚提取物具有抑制单胺氧化酶B的活性作用。而正丁醇提取物中抑制单胺氧化酶B的主要有效成分为次黄嘌呤。酶动力学研究表明，次黄嘌呤对单胺氧化酶B或形成竞争性抑制，而对单胺氧化酶A活性则呈混合性抑制。次黄嘌呤对单胺氧化酶B的抑制作用比对单胺氧化酶A更为明显。

给18月龄的老化小鼠按200mg/kg灌胃次黄嘌呤，于6日内每天给药1次，可明显抑制小鼠脑中单胺氧化酶B活性，同时使单胺类(5-羟色胺、去甲肾上腺素及肾上腺素)含量升高。酶抑制动力学研究进一步证明：鹿茸中所含的磷脂酰乙醇胺对单胺氧化酶B为混合型抑制，对单胺氧化酶A为非竞争性抑制。

可见，鹿茸中所含的次黄嘌呤、磷脂酰乙醇胺为抑制单胺氧化酶B活性的主要有效成分。

6. 肉苁蓉

［性味功效］甘咸温　补肾益精　润燥滑肠

肉苁蓉不仅具有抗氧化应激反应的能力，同时还具有抑制单胺氧化酶活性的作用，通过如此双重的作用力，可使可的松所致阳虚大鼠及正常大鼠多巴胺含量升高，3,4-二羟基苯乙酸下降，并使正常大鼠5-羟色胺升高，多巴胺/3,4-二羟基苯乙酸及5-羟色胺/3,4-二羟基苯乙酸及5-羟色胺/5-羟吲哚醋酸比值升高。

第二节　多巴胺神经功能增进剂

抗氧化以及单胺氧化酶B抑制剂都属于多巴胺神经元的保护性治疗，这类治疗方法并非针对病因而设，而是针对病程发展中的某种病理机制而设，目前越来越受到医疗界的重视。

我们知道当黑质纹状体内的多巴胺神经元凋亡至50%，患者就会出现帕金森痹证的症状，此时患者黑质纹状体内正常的多巴胺神经元充其量也只有正常的一半。通过保护性用药，除了能够延缓病情的进展外，我们还能维持黑质纹状体内多巴胺的低浓度维持量。

然而这样的维持量是不足以保证大脑正常的功能需求的，所以西医就用复方左旋多巴制剂外源性地补充。这样的非生理性的补充一方面负反馈抑制多巴胺神经系统的功能状态，使其进行性功能衰竭；另一方面过量的多巴胺进入大脑，产生的氧化应激反应进一步地损害多巴胺神经元，使病情加速发展。

所以我们在临床上就要少用或者慢用复方左旋多巴制剂，那么减撤了复方左旋多巴制剂，拿什么来保证大脑正常功能需求的多巴胺呢？这就需要多巴胺神经功能增进剂。此类药物的运用能够提高残存的多巴胺神经元的功能，使得脑内多巴胺的浓度有效地提高，就能达到减撤复方左旋多巴制剂的目的。

1．银杏叶

［性味功效］**苦甘涩平　养心安神　活血化瘀　敛肺平喘　涩肠止泻**

银杏叶除了具有很强的清除自由基、抗氧化作用，以此间接地提高脑内多巴胺浓度外，其还能够通过其他一系列的方法促使多巴胺神经功能以提高多巴胺浓度。

银杏内酯和银杏提取物对大鼠纹状体和边缘系统的多巴胺代谢有一定的抑制作用。银杏叶制剂可以预防小鼠皮下植入MPTP所致的纹状体多巴胺能神经末梢数目的减少。

有人建立6-羟基多巴胺损毁帕金森大鼠模型，应用银杏提取物后大鼠损伤侧黑质致密部和中脑腹侧被盖区酪氨酸羟化酶阳性细胞数目增加，多巴胺神经元残存数量增加，提示银杏提取物对于多巴胺神经元有保护作用。

这些复合功能都能够增加人体黑质纹状体内多巴胺的含量，对于帕金森痹证的治疗具有较好的临床意义。

2．五味子

［性味功效］**酸甘温　润肺滋肾　止汗止泻　涩精**

五味子除了具有抗氧化应激反应的能力之外，它还具有直接促使脑内多巴胺浓度提高的作用。

用高压液相电化学检测器检测五味子醇甲对大鼠脑内单胺类神经递质及其代谢产物的影响，腹腔注射五味子醇甲50mg/kg或100mg/kg30min后，大脑纹状体内多巴胺及二羟基苯乙酸(DOPAC)含量明显增加,下丘脑内多巴胺也明显增加,其他单胺类神经递质变化不明显。以上结果提示:五味子醇甲的中枢抑制作用可能与影响脑内多巴胺的代谢有关。

3. 绞股蓝

[性味功效]甘苦微寒　健脾益气　补脑安神　清热解毒　止咳祛痰

绞股蓝是一味神奇的不老长寿药草,是常生长在亚热带地区的一类宿根植物,也是一味难得的名贵中药材。据考,本药首载于明代《救荒本草》中,被后人誉为“南方人参”的绞股蓝。

其实,绞股蓝不仅用来果腹解饥,还具有健脾益气,补肾健脑的功能,用于帕金森痹证的患者,可用来提高脑内多巴胺的浓度。

有人通过实验证明:绞股蓝皂苷能够对抗利血平对大脑递质多巴胺的耗竭,使小鼠脑干、海马及纹状体去甲肾上腺素、5-羟色胺及多巴胺水平不同程度回升,并对抗利血平引起的活动下降、睑下垂等。使利血平化小鼠体重恢复正常,而对正常小鼠影响很小。

鉴于其“南方人参”之美誉,我们可以在六君子汤中酌量加用,一般是在30g以上。

4. 山梗菜

[性味功效]辛平　有小毒　祛痰止咳　利尿消肿　清热解毒

山梗菜味辛,性平。具有利水,消肿,解毒的功效。传统认识上似乎从未将其功效与中医心神性疾病相关。然而,从现代的认识来说,山梗菜是与生俱来的脑病专科药物,尤其适用于帕金森痹证的患者。

山梗菜作为中枢神经兴奋药,作用是比较短暂的,而且没有蓄积性。它能够诱导脑内多巴胺的释放,同时抑制中枢神经细胞对多巴胺的摄取,这样就可以明显地提高脑内多巴胺的浓度,起到控制病情、缓解症状的作用。

5. 雷公藤

[性味功效]苦辛凉　有大毒　祛风胜湿　解毒杀虫

雷公藤实乃比较纯粹的祛风湿药品,历来比较多地用于治疗风湿痹痛。这对于帕金森痹证来说,除了具有缓解痛痹所引起的肢体关节疼痛之外,还具有提高脑内多巴胺浓度的作用,因而有着针对病因的临床意义。

有人认为:T_4是雷公藤活性单体成分之一。T_4在较低剂量下(1μmg/kg)能够改善右旋安非他明(AMPH)诱发的帕金森病大鼠异常旋转行为,提高损伤侧纹状体多巴胺含量，使得黑质致密部多巴胺神经元存活率均比对照组增加，提示 T_4 通过保护多巴胺能神经元，减缓或阻止其进行性坏死的进程而保护多巴胺系统。

然而由于其具有较高的毒性，所以临床上较少运用，如果要用也要考虑患者肝和肾脏的功能状况。用量不宜超过 10g，而且辅之护肝肾的药物一起使用。

6. 罗布麻

[性味功效] 淡涩微寒　平肝息风　清热降压　强心利尿

罗布麻性微寒，味甘苦，专入肝、肾两经，既能清泄肝火，育肾阴，潜肝阳，有降而不伤正，泻而不伤阴之特点；又能清湿热，消壅滞，行气化，利小便，有清热祛湿、利尿消肿之功用。一直以来适用于肝阳上亢证的患者，然而鲜为人知的是，罗布麻还有益肾健脑，增加脑内多巴胺浓度的作用。

现代中药药理实验证明：罗布麻叶浸膏可使脑内 5- 羟色胺及多巴胺含量升高，其水溶性成分可使 5- 羟色胺、5- 羟吲哚乙酸及多巴胺含量升高，而去甲肾上腺素含量降低，醇溶性成分上述作用更为明显。提示罗布麻叶浸膏可能含有兴奋中枢多巴胺神经元功能及抑制中枢肾上腺素神经元功能的化学物质，这些化学物质具有提高脑内多巴胺浓度的作用。

7. 肉桂

[性味功效] 辛甘热　温中补阳　散寒止痛

肉桂，于《神农本草经》中名“菌桂”。功效“主百病，养精神，和颜色，为诸药先聘通使。久服轻身不老，面生光华，媚好常如童子。”

陈修园《神农本草经读》说：“养精神者，内能通达脏腑也。和颜色者，外能通利血脉也。为诸药先聘通使者，辛香能分达于经络，故主百病也。”徐灵胎《神农本草经百种录》说：“寒气之郁结不舒者，惟辛温可以散之。桂性温，补阳而香气最烈，则不专于补，而又能驱逐阴邪。”

由此可见，与桂枝重在上焦，祛风散寒，温通经脉不同，肉桂是以辛热之性温散下焦之沉寒痼冷，然后自下元发力，温通周身之痹。黄宫绣《本草求真》说得好：“肉桂，气味甘辛，其色紫赤，有鼓舞血气之能，性体纯阳，有招导引诱之力。昔人云此体气轻扬，既能峻补命门，复能窜上达表，以通营卫，非若附子气味虽辛，复兼微苦，自上达下，止固真阳，而不兼入后天之用耳。故凡病患寒逆，既宜温中，及因气血不和，欲其鼓舞，则不必用附子，惟以峻补血气之内，加以肉桂，以为佐使，如十全大补、人参养荣之类用此，即是此意。”

其实对于帕金森痹证而言，肉桂和附子都可以用于真阳亏虚的患者，其内在的取效机理就在于它们都能够促使多巴胺神经系统产生多巴胺，提高脑内的多巴胺浓度。两者适应证的阳虚程度有所不同，肉桂重在腰膝酸软，形寒肢冷，尿频便秘，唇紫舌淡，脉沉迟。附子重在面色苍白，四肢厥逆，头晕目眩，下肢浮肿，舌灰黑，水滑苔，脉微细。前者下元痼冷；后者阳微欲绝。当然对于阳虚重症，两者可以同时并用。

8. **黄芩**

［性味功效］苦寒　清热燥湿　凉血安胎　泻火解毒

黄芩一泻气分与血分之热，二清中焦脾胃之湿热。这在《神农本草经》中已得到充分的体现。其曰："主诸热黄疸，肠澼，泄利，逐水，下血闭，(治)恶疮，疽蚀，火疡。"缪希雍《本草经疏》阐述得精到："黄芩，其性清肃，所以除邪；味苦所以燥湿；阴寒所以胜热，故主诸热。诸热者，邪热与湿热也，黄疸、肠澼、泄痢，皆温热胜之病也，折其本，则诸病自瘳矣。苦寒能除湿热，所以小肠利而水自逐，源清则流洁也。血闭者，实热在血分，即热入血室，令人经闭不通，湿热解，则荣气清而自行也。恶疮疽蚀者，血热则留结，而为痈肿溃烂也；火疡者，火气伤血也，凉血除热，则自愈也。"

黄芩清热燥湿的功效亦可用于帕金森痹证中晚期之湿热痹阻之证，症见潮热自汗，口舌生疮，流涎黄黏，胃脘瞋热，舌苔黄腻，脉显濡数等，即可运用黄芩清热燥湿。其施用的内在机理就是其具有直接促使多巴胺神经元功能，提高纹状体内多巴胺浓度的作用。

有人针对鱼藤酮所致小鼠帕金森病模型，设计了给予黄芩苷预防加治疗和治疗两种给药方式。防治给药发现：黄芩苷能够降低动物发生行为学变化的百分率，减少行为学总记分，保护黑质多巴胺能神经细胞，减少黑质酪氨酸羟化酶活性细胞丢失。治疗给药发现：黄芩苷能阻止模型动物纹状体多巴胺降低，使纹状体多巴胺保持在正常水平。这些结果首次证明：黄芩苷对帕金森病模型动物黑质纹状体多巴胺能神经有保护作用。

9. **刺五加**

［性味功效］辛微苦温　益气健脾　补肾安神

刺五加除了抑制单胺氧化酶 B 以提高大脑纹状体多巴胺浓度之外，还能够通过提高脑内酪氨酸羟化酶阳性细胞数来保护多巴胺神经系统，提高脑内多巴胺浓度。

有人通过实验证明：刺五加中的芝麻素能够缓解鱼藤碱诱发的帕金森病的行为，保护中脑酪氨酸羟化酶和神经胶质细胞源性神经营养因子缺失。刺五加还可增加鱼藤碱诱导的帕金森病果蝇脑内多巴胺含量。

10. 姜黄

［性味功效］辛苦温　破血行气　通经止痛

姜黄辛开苦降，性温主通。具有通络止痛、活血行气、驱寒除痹等功效，运用于寒湿较盛，肢体关节疼痛的帕金森痹证患者较为妥帖。同时姜黄的长期使用，还能延缓帕金森痹证的发展进程。这除了与其具有的抗氧化应激反应的能力有关外，还与其具有直接提高纹状体内多巴胺浓度有关。

有人认为姜黄素是中药姜黄的有效成分。如果以6-羟基多巴胺制备帕金森病大鼠模型，以姜黄素灌胃4周，可观察到帕金森病大鼠纹状体内多巴胺含量明显升高。

11. 天麻

［性味功效］甘平　息风止痉　平肝潜阳　祛风止痛

天麻乃肝经之风药，治风之神品。《本草纲目》已有赞誉，其曰："天麻，乃肝经气分之药。《素问》云：诸风掉眩，皆属于木。故天麻入厥阴之经而治诸病。按罗天益云：眼黑头旋，风虚内作，非天麻不能治。天麻乃定风草，故为治风之神药。"

天麻治风重在滋养肝肾之精血，这在张山雷的《本草正义》中已有阐述，其曰："盖天麻之质，厚重坚实，而明净光润，富于脂肪，故能平静镇定，养液以息内风，故有定风草之名，能治虚风，岂同诳语？今恒以治血虚眩晕，及儿童热痰风惊，皆有捷效，故甄权以治语多恍惚，善惊失志，东垣以治风热，语言不遂，皆取其养阴滋液，而息内风。"

帕金森痹证多为肝肾不足，本虚标实之证，头晕目眩，振振僻地，筋脉拘急，肢体强直等虚风内动、筋脉失养之症通常为临床所习见，对此天麻往往能对症取效。其获效的机理恐怕与提高大脑纹状体内多巴胺浓度的功能有关。

天麻的有效单体为天麻素，有人以6-羟基多巴胺制备帕金森病大鼠模型，以天麻注射液腹腔注射4周，观察到天麻素可以抑制多巴胺的代谢率，使多巴胺含量升高。这些结果提示天麻能改善帕金森病大鼠的行为障碍，对多巴胺能神经元的形态及功能有保护作用。并能减慢多巴胺神经元的代谢速度（天麻素各组DA/HVA、DA/DOPAC的比值比模型组升高），进而减少多巴胺的自身氧化。提示天麻素可能通过保护和激发残留的多巴胺神经元的功能，提高多巴胺神经元摄取血中的酪氨酸和保护提高胞质内 TH、DDC 的活性，促进多巴胺生成，以对抗 6- 羟基多巴胺导致的多巴胺神经元死亡造成的多巴胺含量下降。

第三节　胆碱受体阻断剂

乙酰胆碱是脑内分布最广的神经递质，它在基底节中主要位于纹状体中的中间传导神经元，参与传入和传出纹状体通路的信息调节，是主要的运动控制神经递质之一。

乙酰胆碱与多巴胺是脑内有着相互拮抗作用的一对神经递质。多巴胺为纹状体的抑制性神经递质，而乙酰胆碱为纹状体的兴奋性神经递质，在正常情况下，二者维持着动态的平衡状态。帕金森痹证患者纹状体中多巴胺含量减少，而乙酰胆碱的兴奋性作用就相对增强，二者之间的动态平衡就会遭到破坏，帕金森痹证的症状就会产生了。因而对于帕金森病而言，我们既可以通过提高纹状体内多巴胺的浓度来强化对于乙酰胆碱的制约以达到控制病情的目的，也可以通过运用抗乙酰胆碱药物（如盐酸苯海索）来抑制乙酰胆碱水平以减轻其对多巴胺的抑制，间接地起到提升多巴胺功能、改善病情的作用。

既然西医可以运用抗乙酰胆碱药物来达到改善病情的目的，那么，运用中药是不是也能达到同样的目的呢？

早在 20 世纪 70 年代末 80 年代初，就有人注意到中药抗帕金森痹证的作用可能与中药内含有抗胆碱能的成分有关。下列中药就含有抗胆碱能的成分，能够起到治疗帕金森痹证的作用。

1．洋金花

［性味功效］辛温　有毒　止咳平喘　止痛镇静

洋金花又名曼陀罗花，所含的阿托品和东莨菪碱是 M- 胆碱受体阻断剂，对人的行为活动有明显的影响。人肌注或静滴洋金花总碱后，感头昏、眼皮重、不想说话、肢体无力、站立不稳、嗜睡，接着出现一系列的兴奋现象，如睁眼、抬头、谵语等，然后进入麻醉状态。

实验表明，东莨菪碱非侧脑室给药仍能促进脑内乙酰胆碱的释放，而使脑组织中乙酰胆碱含量下降。这可能是它阻断了突触后膜 M- 胆碱受体，从而使中枢胆碱能神经末梢乙酰胆碱代偿性生理释放增多;也可能是由于它阻断突触前膜胆碱受体,解除了神经纤维末梢递质释放的“自限性”调节机制,加速了中枢胆碱能神经末梢乙酰胆碱的释放。

2. 防己

[性味功效]苦辛寒　祛风胜湿　通痹止痛

防己除了如前所述具有抗氧化应激反应以保护业已受损的多巴胺神经元的能力之外,它还具有抗乙酰胆碱的功能,以此使得脑内多巴胺的生物效能相应提高。

有人通过实验证明:粉防己碱对大鼠脑内M-胆碱受体有很高的亲和力,因此认为粉防己碱是一种外源性配体,可以直接作用于受体,借以阻断或者减弱脑内乙酰胆碱的生物活性。

3. 金钱白花蛇

[性味功效]甘咸温　有毒　祛风　通络　止痉

α-环蛇毒作用于动物神经末梢结合处的突触后膜,与终板上的乙酰胆碱受体结合。从而阻止神经末梢释放出来的递质——乙酰胆碱与胆碱受体结合,产生对抗除极化型的神经肌肉阻断作用,似筒箭毒样作用。

β-环蛇毒不影响乙酰胆碱和胆碱受体的结合,作用于突触前神经终末,首先使递质释放增多,随后阻止递质的释放,最后导致神经肌肉阻断。

第四节　肌　松　剂

肌强直是导致帕金森痹证患者丧失行动能力的最直接的罪魁祸首,也是帕金森痹证治疗过程中最为棘手的难题。目前西医还是靠复方左旋多巴制剂外源性补充多巴胺来缓解肌强直,然而随着病情的进展,肌强直仍然进行性地加重。尽管西医有巴氯芬作为中枢性的肌松剂用于脑外伤后综合征、脑中风后遗症、截瘫等疾病的肌张力增高,但是用于帕金森痹证疗效不够明显。而且它和复方左旋多巴制剂合用时容易出现精神错乱、幻想和激动不安等精神症状。所以目前还没有对付帕金森痹证肌强直的针对性药物。

运用中医中药治疗帕金森痹证,如何缓解肌强直,是一道不可不逾越的坎。因为某些非运动性障碍的症状,如失眠、便秘还是比较容易改善的,但是肌强直不得缓解,患者行动能力不得改善,他对你就没有信心。即便你把服用中药的远期疗效说得天花乱坠，但是近期行动症状不改善，他还是信不过你。所以在帕金森痹证的治疗过程中，症状疗法也是非常重要的。

我在这方面进行了有益的临床尝试，在获得疗效的基础上，也进行了初步的科学实验，获得了一些有效的数据。我觉得中药可以通过许多机理达到降低肌张力的效果。有的是作用于神经肌肉接头的乙酰胆碱系统的，有的是抑制神经传导功能的，它们都能够使强直的肌肉松弛下来，从而改善行动功能，缓解帕金森痹证的症状。

1．青风藤

［性味功效］苦辛平　祛风除湿　通络止痛　舒筋活络

青风藤，苦辛平。具有祛风湿，通经络，利小便的功效。主治风湿痹痛，关节肿胀，麻痹瘙痒。

《本草汇言》言及青风藤时如此评价："青风藤，散风寒湿痹之药也，能舒筋活血，正骨利髓，故风病软弱无力，并劲强偏废之证，久服常服，大建奇功。"《本草便读》也说："凡藤蔓之属，皆可通经入络，此物善治风疾，故一切历节麻痹皆治之，浸酒尤妙。以风气通于肝，故入肝，风胜湿，湿气又通于脾也。"《本草纲目》也讲到其"治风湿流注，历节鹤膝，麻痹瘙痒"。可见青风藤实乃风寒湿邪之劲敌，诸般挛缩劲强之柔剂。

现代中药药理证明：青风藤所含的青藤碱与琥珀胆碱相似，不能够使蟾蜍的腹直肌产生收缩反应，新斯的明不能拮抗其对神经肌肉传递的阻滞作用，却有加强作用，从而提示具有去极化型肌松药的某些作用特点。

同时，青风藤还有明确的止痛作用。青藤碱在用小鼠电刺激法、热板法以及家兔光热刺激法的试验中，均证明具有肯定的镇痛作用。脑内注射产生镇痛作用所需的剂量，相当于腹腔注射的1/2 000，说明其镇痛作用的部位在中枢神经系统。这个功效在帕金森痹证的治疗中是很有意义的。当帕金森痹证患者肌强直明显的时候，全身各个关节部位都会有难忍的疼痛感，这种疼痛西医的消炎止痛药都没有效果，但是由于青风藤在缓解肌张力的基础上再加上它的止痛效力，往往可以获得良好的效果。

此外，青风藤还有镇静安眠的作用。青藤碱明显减少小白鼠的自发活动和被动活动，对巴比妥类睡眠时间并无明显影响。犬、猴口服青藤碱 45~95mg/kg 也有显著的镇静作用，小剂量(5~10mg/kg)即能延长小鼠和猫的防御性运动条件反射的潜伏期，条件反射部分消失，随之非条件反射也有少部分消失，说明它首先是对高级神经活动的兴奋过程有抑制性影响。因此,对于帕金森痹证兼有睡眠障碍的患者,运用青风藤则尤为贴切。

2. 厚朴

[性味功效]苦辛温 燥湿理气 降逆消痞 舒筋活络

厚朴,苦辛而温,目前普遍认为其具有行气消积,燥湿除满,降逆平喘的功效。《神农本草经》云:“主中风伤寒,头痛,寒热惊悸,气血痹,死肌,去三虫。”明·缪希雍《本草经疏》云:“厚朴,主中风、伤寒头痛、寒热,气血痹死肌者,盖以风寒外邪,伤于阳分,则为寒热头痛;风寒湿入腠理,则气血凝涩而成痹,甚则肌肉不仁,此药辛能散结,苦能澡湿,温热能祛风寒,故悉主之也。”

由此看来,目前把厚朴当作调肺卫、畅胃腑之要药,忽略了传统上还把它作为祛风散寒、温通经络的解痉药。现代中药药理实验证明:厚朴的水提取物有显著的箭毒样作用,它的乙醚提取物可使握力降低,对由士的宁、印防己毒素、戊四唑等药物诱发的痉挛有强烈的抑制作用。从中分离出的水溶性生物碱,暂名为厚朴碱,对横纹肌有松弛作用,静注使兔垂头剂量为13.8mg/kg,用相同剂量反复给兔静注,其肌松作用并不减弱,显示本品并无快速耐受现象。

它的提取成分厚朴酚具有显著的中枢抑制作用,能强烈地抑制脊髓反射。其机制是通过抑制多突触反射而引起肌肉松弛作用,抑制脊髓兴奋型传导物质的前体谷氨酸的作用而产生脊髓抑制作用。

此外厚朴还有较强的安神助眠作用。厚朴的乙醚浸膏有明显的镇静作用,腹腔注射可抑制小鼠的自发性活动,亦能对抗由于甲基苯丙胺或阿扑吗啡所致的兴奋作用。所以它也可以用于帕金森痹证患者中失眠多梦者。

3. 粉防己

[性味功效]苦辛寒 祛风胜湿 通痹止痛

防己,苦辛寒。祛风湿,止痛,利水。主治风湿关节疼痛,湿热肢体疼痛,水肿,小便不利,脚气湿肿。

《本经逢原》谈到防己的功效时说道:“防己辛寒纯阴,主下焦血分之病,性劣不纯,善走下行,长于除湿。以辛能走散,兼之气悍,故主风寒温疟,热气诸病,除邪,利大小便,此《本经》主治也。”可见防己一味辛散善行,专除痹阻。

现代中药药理研究也证实:粉防己总生物碱对小鼠、狗、兔的骨骼肌均有一定松弛作用,其作用与箭毒相似,可为毒扁豆碱对抗。腹腔注射使小鼠肌肉松弛的ED_{50}为17.25mg/kg。碘化二甲基汉防己碱为粉防己生物碱的碘化甲基化物，可阻断神经肌肉接头，并能被新斯的明对抗，属非去极化型肌松药。另外碘化二甲基汉防己碱尚能抑制神经肌肉接头前乙酰胆碱的生物合成和释放过程。与箭毒相比，碘化二甲基汉防己碱作用温和，安全性较大，对小鼠的 LD_{50} 为箭毒的 10 倍。

所以我们给粉防己治疗帕金森痹证的功效来一个小结的话，可以说这是一味标本兼治，病证共管的良药。不仅通过抗氧化应激反应及抗乙酰胆碱的能力来达到提高大脑纹状体内多巴胺生物效能的作用，而且能通过拟非去极化型肌松药的能力来缓解肌强直以改善症状。

4. 北豆根

[性味功效] 苦寒　有小毒　祛风止痛　清热解毒

北豆根性味苦寒，善能祛风止痛，清热解毒。这在最早荐其面世的《开宝本草》就有了言简意赅的推介，其曰："主解诸药毒，止痛，消疮肿毒，急黄，发热咳嗽，杀小虫。"所谓"止痛"，当是驱除风湿后的必然结果。这对于帕金森痹证而言，其功效适相吻合。其内在的作用机理当与其所具有的非去极化肌松作用密切相关。

有人通过实验认为：北豆根含有蝙蝠葛碱，其为季铵化合物，有良好的肌肉松弛作用，其作用和性质与箭毒相同。进一步研究发现，总碱中分离得到的北豆根苏林碱、北豆根碱均有此作用，而且前者的副作用较小，为非去极化肌松剂。

5. 黄柏

[性味功效] 苦寒　清热燥湿　泻火除蒸　解毒疗疮

黄柏味极苦，色鲜黄，善入中土。其苦寒敛藏之力，善于清解湿热；其通达微润之气，善于流通水湿。湿气郁滞，在上宜汗以发之，在中宜斡旋运之，在下宜流通泻之。黄柏流通之力，善泻下焦湿热，故常用于下焦湿热为病。故《神农本草经》曰："主五脏肠胃中结热，黄疸，肠痔；止泄痢，女子漏下赤白，阴伤蚀疮。"

帕金森痹证通常由于脾肾两亏，水湿不化，流于筋脉肌骨之间，造成身体困重，行步艰难，肌肤浮肿，运用黄柏，往往能获良效。后世张洁古《珍珠囊》中说得好："（黄柏）治肾水，膀胱不足，诸痿厥，腰膝无力。"

其实黄柏碱具有轻度的箭毒样作用，对蛙腹直肌紧张度无影响，但能抑制乙酰胆碱引起的收缩反应。这就使肌肉僵硬对血管的压迫得以减轻，血液的回流得以畅通，于是强直、浮肿诸症皆可缓解。

6. 石榴皮

［性味功效］**酸涩温 有毒 涩肠止泻 止血 祛虫**

石榴皮以其酸涩之性历来作为止泻涩精之用。《名医别录》介绍其功效只有两句："疗下痢，止漏精。"然而除此之外，石榴皮还具有祛风湿、舒筋络的功能。唐朝甄权的《药性论》就说："治筋骨风，腰脚不遂，步行挛急疼痛。主涩肠，止赤白下痢。取汁止目泪下，治漏精。"

由此可见帕金森痹证所出现的肢节酸疼，筋肉拘急，行步困难等风寒痹阻的病证，石榴皮是适当其用的。这是因为石榴皮碱对骨骼肌有箭毒样作用，具有缓解肌张力的功能。

然而石榴皮是有毒性的，过量使用能使呼吸麻痹，对视神经也有毒性作用，再加上其涩肠止泻的作用，对于经常便秘的帕金森痹证患者来说显然是不利的，因此体重 70kg 的成人必须控制在 20g 以内。

7. 芦根

［性味功效］**甘寒 清热生津 除烦 止呕 利尿**

芦根始载于《名医别录》，列为下品。其性味甘寒，既能清透肺胃气分实热，又能生津止渴、除烦，故可用治热病伤津，烦热口渴之外感热病。

然而芦根还能用于帕金森痹证之肝脾不疏，湿热内蕴，心烦郁闷，身体困重的患者，这除了其所具有的清透甘凉之性外，还与其所含的薏苡素对骨骼肌有抑制作用，能抑制蛙神经肌肉标本的电刺激所引起的收缩反应及大鼠膈肌的氧摄取和无氧糖酵解，并能抑制肌动蛋白 - 三磷腺苷系统的反应密切相关。故可以降低肌张力，缓解肌强直。只是其药性轻灵，用量当在 30g 以上。

8. 蜂毒

［性味功效］**辛温 祛风胜湿 舒筋通络 活血化瘀 散痹止痛**

蜂毒为药，未见于古人之本草类著作之中。用蜂毒治病原先发自民间，由来已久。原始方法是捕捉蜜蜂直接蜇刺皮肤表面，俟其毒囊中的毒液排出后(3~5min)，再拔除螯针。一直用来治疗风寒湿为虐的病痛，像风湿性关节炎、坐骨神经痛、荨麻疹、痛风等，当然，帕金森痹证也可以是其对应性疾病。

这是因为蜂毒有箭毒样及神经节阻断剂样作用，浓度为 1：1 000 的蜂毒首先使膈肌神经—肌肉制备收缩而后松弛，此时用电击刺激此膈肌标本的神经时，发现不能引起膈肌的收缩，但此时神经的传导性并未丧失，表明蜂毒仅能阻止由神经传至肌肉的冲动。因而我们可以利用这一原理来缓解肌张力，改善帕金森痹证的运动性障碍症状。

9. 番泻叶

［性味功效］甘苦寒 清热泻下

番泻叶历来被认为苦寒泻下，功效单纯。然而其对于帕金森痹证而言却尤为适用，每当帕金森痹证进入中晚期后，患者往往中气日渐式微而腑气越发滞塞，内热亢盛。此时，番泻叶可以大发其寒下之神威。

除此之外，番泻叶还能阻断神经肌肉接头处的冲动传递，有松弛横纹肌的作用，以此来缓解肌强直，改善患者的运动性障碍症状。

然而番泻叶性寒，泻下的同时可伤正气，所以对于体虚津亏的老年患者不宜长期服用。虽一时腹气通畅，但并非治本之法，而且会加重气阴虚损，进一步加重便秘的症状。此时应配肉苁蓉、锁阳、火麻仁、地黄等补肾、养阴、润下之品，以小量番泻叶缓下。

10. 山慈菇

［性味功效］甘辛凉 清热解毒 化痰散结

张山雷《本草正义》曰："山慈姑之名，始见于《嘉祐本草》，然陈藏器《拾遗》已有之，则名金灯，即其花也。能散坚消结，化痰解毒，其力颇峻。"

基于他的观点，山慈菇之于化痰散结实乃造化之功。然而痰为湿之聚，湿为痰之渐。化痰力峻则祛湿何难？故山慈菇一味对于帕金森痹证之湿邪痹阻者运用尤为贴切。其内在的机理恐怕与该药对神经肌肉接头乙酰胆碱受体的兴奋有抑制作用相关，这可能是突触后膜下的微管参与了神经肌肉接头乙酰胆碱受体的反应过程，从而降低了肌肉的张力，缓解肌强直的缘故。

11. 金钱白花蛇

［性味功效］甘咸温 祛风 通络 止痉

金钱白花蛇以甘咸之味而温通于骨肉之间，行祛风通络之效。《本草纲目》曰："白花蛇，能透骨搜风，截惊定搐，为风痹、惊搐、癞癣恶疮要药。取其内走脏腑，外彻皮肤，无处不到也。"缪希雍《本草经疏》亦云："《经》曰：风者，百病之长，善行而数变。蛇性走窜，亦善行而无处不到，故能引诸风药至病所，自脏腑而达皮毛也。"故临床上每每用其祛风定颤，其内在机理恐与药理机制相关。

银环蛇毒中分离出两种类型的神经毒素。其中 α- 银环蛇毒素（α-BTX）可作用于运动神经末梢与骨骼及结合处的突触后膜，与运动终板上的乙酰胆碱受体结合，从而阻止神经末梢释放出来的乙酰胆碱与胆碱受体结合，产生不可逆的神经肌肉阻断作用，属于对抗去极化型，它是由 18 种 74 个氨基酸、5 个双硫键形成的闭环物质，它具有与胆碱能受体结合的特异性和不可逆性，可用它来定性胆碱受体，现已成为近代研究烟碱型受体的理想工具之一。

β- 银环蛇毒素（β-BTX）是通过抑制运动神经末梢释放乙酰胆碱而产生神经肌肉阻断。β-BTX 作用于突触前部，电子显微镜研究表明，β-BTX 使突触颗粒的轮廓明显，伴以颗粒数目减少，最后突触末端的颗粒几乎完全消失。

α-BTX 是突触后毒素，β-BTX 是突触前毒素，β-BTX 与 α-BTX 不同，它的突触前毒性作用是依赖于内源性磷脂酶 A_2 的效应，具有神经毒素与磷脂酶 A_2 的双重作用。α-BTX 对神经肌肉传递的阻断作用在浓度为 1.3×10^{-7} 个 /ml 时。作用 8.5min，能使肌肉对乙酰胆碱的敏感性下降 50% 左右。浓度为 10^{-6} 个 /ml 时作用持续 30~40min，能完全阻断神经肌肉的冲动传导。在 1×10^{-3} 个 /ml 时，阻断神经肌肉接头递质传递，60~70min 内可完全阻断离体大鼠膈肌标本的收缩作用，用 krebs 液冲洗后，可恢复 1/5 的收缩幅度，但很快又转为完全不可逆的阻断。

12. 川楝子

［性味功效］苦寒　有小毒　疏肝泻热　行气止痛　杀虫疗癣

川楝子善行肝经以疏泻湿热，行气除痹而止疼痛，《神农本草经》列为下品。现已证明，川楝素是一种有效的神经肌肉接头传递阻滞剂，其作用部位在突触前神经末梢，使得突触间隙增宽、突触小泡减少，并且抑制刺激神经诱发的乙酰胆碱释放，它可以阻断神经肌肉接头间正常传递功能，对其他神经系统未见明显影响，并属于强累积性药物，故有着较强的缓解肌张力的作用。对于帕金森痹证所引起的肢体痹痛，关节拘挛，行走不便有着良好的治疗效果。

13. 薏苡仁

［性味功效］甘淡凉　健脾去湿　利水消肿　舒筋除痹　清热排脓

薏苡仁健脾利湿，舒筋除痹，实乃帕金森痹证之天然良药。《神农本草经》言其“主筋急拘挛，不可屈伸，风湿痹，下气。”《本草纲目》进一步阐释道：“薏苡仁，阳明药也，能健脾益胃。虚则补其母，故肺痿肺痈用之。筋骨之病，以治阳明为本，故拘挛筋急，风痹者用之。土能生水除湿，故泄痢水肿用之。”《本草经疏》也有专论：“性燥能除湿，味甘能入脾补脾，兼淡能渗湿，故主筋急拘挛不可屈伸及风湿痹，除筋骨邪气不仁，利肠胃，消水肿令人能食。”

由此可见，薏苡仁对于帕金森痹证中晚期之湿邪为甚的患者尤为允当，这可能与其具有缓解肌张力的内在功能密切相关。实验证明：对蛙后肢神经肌肉标本的神经进行连续通电刺激，结果给予薏苡仁油的标本收缩强度比对照组小，且易疲劳，表明薏苡仁油有抑制肌肉收缩的作用。进一步试验证明，其作用部位在肌纤维而不在神经肌肉接头，这种作用与薏苡仁油中含有的饱和脂肪酸有关，含碳原子数少的作用强。

因此，我们可以在六君子汤的方义之中加薏苡仁以加强健脾舒筋之功效，然而用量必须稍大，一般是在 30g 以上较好。

14. 毛叶轮环藤

［性味功效］苦寒　有小毒　散瘀止痛　清热解毒

毛叶轮环藤又名毛篸箕藤、金锁匙。海南的瑶族人将其根入药，称“银不换”。具有清热解毒，利湿通淋，散瘀止痛的功效。

可见传统的认识，毛叶轮环藤仅限于感染性疾病，尤长于下焦湿热；还有就是骨伤科病变。其实藤类药物皆可关乎经络，很多都能够舒筋活络以除筋肉挛急。对此，现代中药药理也可资佐证：家兔静脉注射左旋箭毒碱或高阿洛莫林碱碘甲烷盐各 0.2mg/kg 均有肌松作用，对电刺激坐骨神经产生的胫前肌颤搐反应有部分阻滞作用，即两个增大到 0.25mg/kg 或 0.3mg/kg，使神经肌肉间兴奋传递完全阻滞。

所以毛叶轮环藤可以用于帕金森痹证寒湿较重的肢体困重，动作缓慢，迈步困难，筋肉疼痛等症状。

15. 八角枫根

［性味功效］辛微温　有大毒　祛风除湿　舒筋活络　散瘀止痛

八角枫根，又名白龙须、八角金盘。贯以祛风湿、舒筋络、止疼痛见长于临床。《本草从新》有云：“八角金盘，其气猛悍，能开通壅塞，痛麻立止，虚人慎之。树高二、三尺，叶如臭梧桐而八角，秋开白花细簇。治麻痹风毒，打仆瘀血停积。”

又因为其有大毒，过量往往会导致呼吸衰竭，心律不齐，故每每为临床家们所畏惧，临证施治，鲜有冒险者。《贵阳民间药草》有曰：“八角枫，根名白金条，须根名白龙须。白龙须每次不能超过一钱，白金条每次不能超过二钱。如多用中毒，用萝卜子（二两）煎水服能解。”

然而其辛散温通之性，对于帕金森痹证最为顽固的肌强直来说，疗效确如桴鼓。其内在机理恐与其所具有的降低肌张力的功能有关。动物实验证明，八角枫具有明显的骨骼肌松弛作用。家兔静注毒藜碱 1min 后就呈现作用，表现为头下垂，四肢瘫软，肌肉松弛等现象。毒藜碱可抑制电刺激引起的兔胫神经 - 胫前肌传导和膈神经 - 膈肌传导，而对电流直接刺激肌肉引起的收缩无抑制作用，说明其作用点在于阻断神经肌肉接点的传导，对于肌肉本身无直接作用。

对于其所具有的毒性，相关试验证明：兔每天静脉注射八角枫总碱 1.9mg/kg 或口服须根煎剂 10g/kg，共 15 日，对体重、心电图无明显影响，白细胞似有升高；口服组磺溴酞钠潴留率似有升高；酚磺酞排泄量无明显影响。病理解剖静脉注射组肾脏有轻度灶性炎症，余无特殊发现。由此可见口服煎剂 10g/kg 对人体应无大碍。然而谨慎起见，本人临床运用未有超过 15g 的。

16. 制川乌

[性味功效] 辛苦热　有大毒　祛风除湿　温经止痛

川乌实乃风湿病之要药，帕金森痹证之不能或缺。黄元御《长沙药解》曰：“乌头，温燥下行，其性疏利迅速，开通关腠，驱逐寒湿之力甚捷，凡历节、脚气、寒疝、冷积、心腹疼痛之类并有良功。”

而清朝的邹澍认为同样针对风湿病，附子较柔而川乌为刚。邹澍《本经疏证》曰：“附子曰除寒湿、踒躄、拘挛，膝痛不能行步；乌头曰除寒湿痹。一主治踒，一主治痹。踒躄、拘挛，是筋因寒而收引，阳气柔则能养筋，又何患其不伸。寒湿痹是气因邪而阻闭，阳气强则能逐邪，又何患其不开。于此见附子柔，乌头刚矣。”

川乌之刚，恐与其毒性相关。稍有不慎，用之过当则有夺命之虞。而且川乌之毒性可因品种、采集时间、炮制、煎煮时间等不同，毒性差别很大。然而，尽管如此，由于其温通筋脉，舒筋活络之力甚健，故还是不能为临床家所割弃，这恐怕与其内在的功效机理相关。

实验证明：乌头碱抑制膈肌的作用可以被钙离子所对抗，但不被筒箭毒碱和毒扁豆碱所对抗，反而为两者所增强。在小鼠膈神经 - 膈肌标本上乌头碱(浓度为 2μmol/L) 可以完全阻断神经复合动作电位，但不影响肌肉的静息电位和动作电位，说明乌头碱的神经肌肉阻断作用主要是由于阻断神经复合动作电位所致。

尽管如此，我们在临床上对它的使用还是必须慎之又慎，对于脉象偏数的患者尽量避免运用。对于适合运用的患者，制川乌尽量不要超过 15g。

参考文献

1. 王刚，陈生弟．第五届全国帕金森病和运动障碍疾病学术研讨会纪要[J]．中华神经科杂志，2007，40(2)：142.

第七章
病证疗法交替疗法与帕金森痹证分期治疗

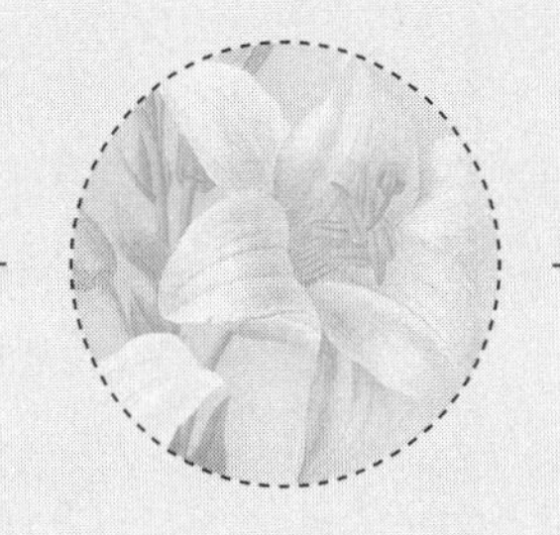

“病证疗法”是针对帕金森痹证运用中医中药进行辨病与辨证相互结合进行施治的过程;“交替疗法”是在中医为主治疗帕金森痹证的过程中,如何恰当地利用西药,使中药、西药更好地发挥生物效能的综合疗法。前者是对中医诊疗范畴而言,而后者则是对中医结合西医的兼容性而言,这两者构成了帕金森痹证治疗过程中相互依存,不可或缺的一个整体。

第一节　体现“病证疗法”的组方要素

中医学中任何新颖的观点及高明的理论,最终都必须是为临床服务的,而能否获得确凿的疗效,最后取决于组方用药是否能够切中肯綮。帕金森痹证的治疗,无论你理论上说得如何花团锦簇,美不胜收,最终还是要在组方用药上见到真功夫。

一、关于帕金森痹证基本方的构想

通过《素问·痹论》的剖析,我们认识到了它首次从病因病理、临床分型、针刺原则等方面对痹证加以阐述,然而真正对临床的实际指导意义却是十分不足的。汉代张仲景的《金匮要略》对“趺蹶”作了进一步的阐扬,这也可以看作医圣对痹证进行了细分,通过对患者易后退而难以前行并容易摔跤,手指、手臂浮肿,手指、手臂乃至整个人体抖动不止等症状的描述,使我们深感趺蹶有别于一般的痹证而更接近于帕金森痹证。仲圣认为是风痰阻络,虚风内动。故治疗上以健脾益气、祛除风痰为法，并以藜芦甘草汤为主方。然而通过涌吐的方法来健脾益气，祛痰通络，恐怕也只有张子和在“马叟案”中发扬光大了一下，此后就偃旗息鼓，恐怕再也没有后继者了。临床实践抛弃了这样的方案。

从趺蹶之后，帕金森痹证的治疗逐渐偏离了《素问·痹论》所指引的方向，逐渐向着颤证的思路不断前行。

其实，当年仲圣对痹证的认识并不仅仅局限于需要健脾益气、祛痰通络的趺蹶病，他在《金匮要略》中认为痹证除了风寒湿邪所引起的历节病之外，还可以有血脉瘀阻的血痹病；从病因的角度，他还认为痹证应该是内外合邪的，外则风寒湿，内则肝肾不足，气血两亏，血脉瘀阻；在治疗的环节，他提出了具体的治则方药，这又是《黄帝内经》所不具备的。

首先对于以身体消瘦、关节肿痛为主症的风湿历节病，他拟就了桂枝芍药知母汤，借以祛风除湿，温经散寒，佐以滋阴清热；其次对于关节疼痛剧烈，难以屈伸为主症的寒湿历节病，他拟定了乌头汤，用来温经散寒，除湿通痹；再次对于身体肌肤麻木，脉涩为主症的血痹病，他确立了黄芪桂枝五物汤，以之益气通阳，和营行痹。上述三条是痹证辨证论治的开山之鼻祖，汉以后历代医家治疗痹证大都奉为准绳，万变不离其宗。

由此可知，仲圣对于痹证的临床辨证论治的贡献无疑是巨大的，但是作为仲圣那样伟大杰出的人物，它当然能够感知趺蹶病与一般的痹证是有很大区别的，治疗的难度当然也非一般的痹证可比，这恐怕也就是他要将趺蹶病置于杂病的最后一章来探讨的原因所在吧。

除了仲圣治疗痹证的三张经典方之外，在浩如烟海的中医古籍之中记载治疗痹证的名方何止千万，对于中医痹证影响最大的，又有哪些名方，它们又是从哪些方面弥补了仲圣治痹的不足呢？

我的师傅张灿玾国医大师生前给我们上课时推荐了许多优秀的专业书籍，其中多次强调要求我们这些弟子有时间要好好看看《医宗金鉴》，说这部书写得好，博采众长，集思广益，中医学里很多的疑难问题都可以从中寻找到答案。谨遵师命，我将它放在案头，抽空就看，也做些笔记，确实受益良多。

我看到《医宗金鉴·杂病心法要诀·痹病总括》这一章，发现吴谦在历代所有的医学名著中治疗痹证的众多的药方就精选了十个。分别是小续命汤、增味五痹汤、木通汤、附子五苓散、苍术五苓散、三痹汤、独活寄生汤、黄芪益气汤、蠲痹汤、加味升阳散火汤。上述名方，虽功效各异，但均以其独具的组方特色发扬了仲圣治痹之大法，如利水蠲饮、温阳补气、活血通络、补肾清热等，然而祛风散寒除湿却是不可或缺之法。

那么上述治痹名方是否也能为帕金森痹证所用呢？

按理来说，帕金森痹证同样也必须以祛风散寒除湿为法，当然理应该是可用的。

但是，我临床上却自拟了一个基本方——舒肌平帕汤。从肉苁蓉、银杏叶、山梗菜、粉防己、青风藤、罗布麻、毛叶轮环藤、厚朴等八味药物的构成来看，除肉苁蓉益肾健脑，养肝柔筋，润肠通便外，其余七味药于祛风散寒除湿之上各具异禀，其效卓著。因而我认为我的帕金森痹证的用药是很贴近中医痹证传统治疗法则的。

既然如此，那么我为什么不用《医宗金鉴》所精选的以祛风散寒除湿为基本法则的十大名方而要自拟药方呢？

其实上述有些药方我也用过，但是疗效并不能遂人所愿。曾经有过很长的一段时间我的内心深深地为此而困惑。随着经验的不断积累，我逐渐地得到了一些感悟。

我认为中医学将所有的中药进行功效分类格式化，每一种功效下汇集了不同数量的药物，以便于我们临床上以证取方时随机运用。所以中医学强调的是以法统方，以方对证。如此说来，帕金森痹证既然属于中医痹证的范畴，那么选用《医宗金鉴》所精选的以祛风散寒除湿为基本法则的十大名方应该是方证相应，效如桴鼓。然而事实却并非如此，如果你用了这十大古方的任一药方，都不会取得满意的疗效。这是为什么呢？

首先《医宗金鉴》所精选的十大名方针对的是风湿痹证，而风湿痹证与帕金森痹证有着本质的区别。

前者属于外感，后者属于内伤；前者的病理过程是外感风寒湿邪后，内侵脏腑而导致脏腑功能的衰竭，后者是由于脏腑功能衰退，内生风寒湿邪，由表及里，侵及脏腑。风湿痹证邪侵的部位多为个别的关节及心、肾，帕金森痹证客犯的部位多在一侧肢体的筋肉，最后延及所有的脏腑；风湿痹证可以治愈而帕金森痹证无法治愈。由此可见帕金森痹证的复杂、严重程度要远远超过风湿痹证，所以不是一般的祛风散寒除湿的药物能够胜任的。

其次，我们先前探讨过中医的药和证之间的关联度是靠经验来维系的，这种维系本身是缺乏牢固度的，在遇到具体的病证时还要经过二次选择。

比如祛风散寒除湿的中药有很多，然而能够缓解肌强直的就不多。因此诸如轮环藤、海桐皮、青风藤、制川乌、防己、石楠叶等，用了就一定能缓解肌强直，治疗帕金森痹证就一定有效。但是如果你用了香加皮、络石藤、威灵仙、千年健、乌梢蛇、羌活、独活、苍术、臭梧桐、豨莶草、伸筋草、老鹳草、透骨草等，尽管它们都是经典的祛风散寒除湿的药物，但它们用于帕金森痹证确实没什么疗效，这是不以人们意志为转移的。这也就凸显出帕金森痹证的病证疗法在祛风散寒除湿这一环节上的必要性，同时也反映出中药功效命名和分类亟待改进的一大难题。

二、根据错综复杂的病情进行动态调节

帕金森病既然属于中医痹证的范畴，那么跟其他的痹证共同的病理机制就是风寒湿邪痹阻气机，因此在组方用药上，祛风散寒除湿就成为了所有痹证的不二法门。然而由于帕金森痹证的内伤病属性，脏腑精气衰退在先，内生的风寒湿邪为害在后，除了要照顾到痹证本身所具有的特性之外，还要兼顾到方方面面的纷繁复杂的情况。这还不算难，难就难在我们必须以动态的方法全方位尽可能恰如其分地糅合我们的组方用药。

例如我们说要照顾到痹证本身所具有的特性，也就是说要重视先前已经提到的风寒湿邪的偏颇，临床上不仅仅要区分行痹、痛痹、着痹进行针对性用药，同时还要兼顾病程的阶段性、患者的寒热虚实的特质、各种各样的兼夹症状（头晕、幻觉、噩梦、烦躁、失眠、流涎、呃逆、胃胀、恶心、便秘、尿频等），一般而言，一张药方没有 20 味以上的药物是不能全面取效的。

患者的病情错综复杂倒还罢了，问题是它还在不断变化，并且显得尤为顽固。所以我的体会是帕金森痹证的药方必须每半个月调整一次，不能一成不变地固定一张药方一个月以上守着吃。临床上经常看到有的患者服药时间一长就会心生惰性，不断地转方，结果疗效不进反退。

第二节　帕金森痹证的分期治疗

有关于帕金森痹证的分期治疗，我是受到了赵国华老师的启发，只是我将他根据量表分期改成了根据患者复方左旋多巴制剂的摄入情况来分期。赵国

华老师的方法比较适用于临床实验，比较正规。我的方法比较适用于临床面对患者时的一个大致的病程分期的判断。

当一个帕金森痹证的患者来到我们的面前，明确了诊断之后，我们首当其冲的是给它分期定位。我们将帕金森痹证分成三期，即初期、中期和晚期。根据患者所处的分期，来拟定进一步的治疗方案。

一、帕金森痹证的初期治疗

我们将帕金森痹证的确诊日一直到服用复方左旋多巴制剂的整个“蜜月期”之间的病程称之为帕金森痹证的早期。如果在我们接诊前，患者未服用过复方左旋多巴制剂，那么这个早期恐怕就比较漫长，它要从接受中药治疗开始，中间几度“交替疗法”之后，原有的复方左旋多巴制剂交替量明显不够，需要加量为止。如此的早期，有的患者可以延续十来年，所以接受中医治疗是越早越好的。

这段病程一般来说意味着患者脑内多巴胺神经元凋亡了50%以上出现了症状，但是残存的神经元尚有代偿能力，再加上中药的强力保护作用，此时患者还无需服用复方左旋多巴制剂，或者仅需少量地服用就能够维持比较正常的生活状态。

此时患者诸型的共有症状为：

一侧的手或脚不同程度地震颤，逐渐向对侧蔓延，有的患者还会头摇，下巴抖动，表情呆板，肢体困重，动作缓慢，手指拘紧，活动不灵，穿衣、扣纽扣、系鞋带费时费力，单脚拖沓，或走路感觉越走越快，肢体的某个或某侧的关节疼痛，疼痛呈隐隐钝痛。

（一）早期帕金森痹证的西医用药

在此阶段复方左旋多巴制剂一般不主张采用，然而如果症状已经明显影响到患者的日常行动能力，迫于无奈，复方左旋多巴制剂还是应该被采用，但在具体的运用过程中还要视患者的年龄、病程、经济和药物反应等情况而定。

一般来说年龄以60岁为界，小于60岁的患者主张在早期使用苯海索、金刚烷胺等抗帕金森病药物，能够稳定症状则长期运用，如果效果不佳或副作用不能忍受，可以考虑用多巴胺受体激动剂（如吡贝地尔、普拉克索等）。如果还不能有效缓解症状，或者无法耐受上述药物的副作用，那就可以适当考虑运用小剂量的复方左旋多巴制剂。对于60岁以上的患者，除了不主张使用苯海索外，治疗方案的其他内容可以参照60岁以前的患者。

如果按照病程的长短来加以区分对待的话，对新近诊断的早期帕金森病患者，此时合理用药的原则应该是以保护业已受损的多巴胺神经元为主，在此基础上尽量地发挥残存的多巴胺神经元的代偿能力。

如果症状轻微，没有影响到运动功能，可以先不服药，加强功能锻炼，锻炼主要以走路为主，行走时要甩开臂膀，加强肢体协调性锻炼。我有一个患者在确诊了帕金森病之后，不管严寒酷暑或刮风下雨，天天来回走大约10km路，坚持了17年之久，17年间未服任何药物，直到17年后出现了较严重的行动障碍来接受中医治疗为止。

在可能的情况下还可以服用一些神经保护剂。可以让患者服用一些具有神经保护作用的抗氧化药物如维生素E、辅酶Q10等。单胺氧化酶-B抑制剂虽然没有能够证实它有明确的延缓帕金森病的作用，但它在理论上存在神经保护的潜在益处，同时还可改善帕金森病的症状，推迟复方左旋多巴制剂的应用，因此有人主张在确诊帕金森病后可以使用该类药物，如司来吉兰。

对于症状已影响到运动功能的早期病人，还是要以保护多巴胺神经元为主，尽可能地推迟复方左旋多巴制剂的使用，同时还要考虑患者的年龄。对于小于60岁的患者，可以首先考虑非多巴胺能药物。

1. 金刚烷胺　金刚烷胺的作用一是促使多巴胺能神经元的功能性释放并且抑制对多巴胺的再摄取，这都能使大脑纹状体内的多巴胺水平提高。二是直接激活多巴胺受体，使得多巴胺生物利用度得以大大提高。三是通过抑制兴奋性氨基酸对多巴胺能神经元的毒害，起到保护的作用。

金刚烷胺往往被用于帕金森病的早期，通常是在尚未接受复方左旋多巴制剂的阶段来使用，对肌强直和运动迟缓的症状改善疗效比较满意，而对静止性震颤的控制不够理想，而且它又能加强抗胆碱能药物的作用，所以往往与苯海索合用。

金刚烷胺的片剂和胶囊剂均是0.1g，一般服用的剂量是每次1粒，每天2~3次，最大剂量不得超过每天3粒。

2. 抗胆碱制剂　常用的药物为苯海索，该药对震颤效果较好，因而较适合以震颤为主的早期帕金森病患者。应用该药要注意患者的年龄和认知功能。通常对60岁以上或有认知功能损害的病人应避免使用。但有时尽管患者年龄在60岁以上，其震颤症状明显，且对其他药物反应不佳，也可考虑适量地应用。

如果经过上述处理，不能达到我们制定的预期目标，或患者的病情进展明显影响功能，应考虑应用下列两类药物。

3. 多巴胺受体激动剂 尽管多巴胺受体激动剂疗效不及复方左旋多巴制剂，但由于该类药物能够推迟左旋多巴的应用和可能存在的神经保护作用，现多倾向用于早期病人的治疗，尤其是对40岁以前发病的年轻患者。国内临床使用的主要的多巴胺受体激动剂有溴隐亭、培高利特、吡贝地尔、普拉克索等。

溴隐亭作为复方左旋多巴制剂辅助用药，可以改善帕金森病患者运动功能障碍，减少异动症和运动波动，因而可以用于左旋多巴衰竭晚期的患者，此时与左旋多巴合用可以减轻副作用，提高疗效。开始使用每日15mg疗效最佳，至中期后与复方左旋多巴制剂合用的剂量为每日5~30mg。

培高利特对帕金森病的各个症状都有较好疗效，尤其是对夜间尿频的症状有一定的改善作用。在最初应用的时候，要从0.025mg每日1次开始，以后每3~5天增加0.025mg，直到取得预定目标。对国人来讲，其剂量用到0.1~0.3mg，每日3次比较安全。

吡贝地尔可激动D_1、D_2多巴胺受体，吡贝地尔是其缓释剂，对震颤和伴抑郁症的效果较好，对强直和运动迟缓也有一定的改善作用。可以用50mg，每日1~2次。缺点是消化道的副作用较重，少数患者不能耐受。

4. 复方左旋多巴制剂 该类药物是疗效最优且耐受良好的帕金森病治疗药物，但由于会引起运动并发症，所以一般来讲希望推迟其应用，但在病人出现症状已影响到日常生活和工作时就不得不考虑运用了。

复方左旋多巴制剂应从很低的剂量开始，如多巴丝肼0.25片，一日3次，尔后逐渐“滴定”至有效。在早期，每日复方左旋多巴制剂的剂量一般在300~450mg之间即可。普通型的复方左旋多巴制剂（如多巴丝肼）起效快速，并且比较便宜。

控释片（如卡左双多巴）由于能够维持比较稳定的血药浓度，降低峰值，疗效持续时间长，因此对夜间的症状控制好。固定每天3次或者4次的给药比脉冲式给药好。从理论上讲其可以对纹状体的多巴胺受体产生更为稳定的刺激作用，因而早期应用可以减少症状波动、运动障碍等副作用。但目前尚无充分证据表明，在左旋多巴治疗初期，控释剂的效果优于标准剂，反而少数使用左旋多巴控释剂的病人由于药物蓄积、药物利用度差等因素反而使血浆药物浓度不能保持稳定，导致运动副作用或疗效不如标准片。

（二）早期帕金森痹证的中医用药

从中医的视角来看，此时患者邪轻病浅，内在的风寒湿之邪还处在腠理肌表部位，我把它叫做风寒湿入络。只是还应当注意到此期的患者由于长期以来工作、生活超负荷的压力，或者长期处在有毒物质、风寒湿邪较重的环境之中，加上先天的禀赋不足，使得该患者脏腑的功能衰退得会较常人为快。

所以此时的“病证疗法”中的两条纲领以突出第一纲为重，即强调保护残存的神经元，提高多巴胺能神经元产生多巴胺的潜能，提高脑内多巴胺的浓度。以此来减缓脑内多巴胺神经元的进一步坏死，阻止帕金森痹证的过快进展。同时还要体现第二纲，即通过祛风散寒除湿来缓解肌强直。只有这样，才能迅速地改善患者肌强直的症状，使他能够对医生建立起信心，坚持服用你的中药。

通过症状分析，我们可以发觉此期患者风邪较为明显，寒湿之邪较为次要，可以称之为风痹期，加上肝肾不足这一最普遍的病理，治则以益肾养肝，祛风止颤，缓急解痉为主。首先以舒肌平帕汤为基础方，患者偏热，可以酌加蝉蜕、牛蒡子、芦根；若患者偏寒，则酌加石楠叶、海桐皮、辛夷花。

帕金森痹证患者每每脏腑功能衰退，最基本的是肝肾不足，患者往往会在共有症状的同时，出现头昏头晕，记忆衰退，耳鸣耳聋，腰膝酸软，精神萎靡，唇淡舌体抖动，中有裂纹，脉沉缓，则应强化益肾养肝，舒肌平帕汤加益肾养肝药物。若四肢不温，畏寒怕冷则加肉桂、益智仁、鹿角霜、附子、五味子；若性情急躁，怕热多汗则加生熟地、制黄精、女贞子、枸杞子、制首乌。

若患者共有症状之外伴有面色萎黄，少气懒言，胃纳不佳，身体困重，唇淡舌胖，苔薄白，脉濡缓，则加强健脾化湿，舒肌平帕汤加六君子汤。

若患者共有症状之上又有面色黧黑，舌质紫黯或夹瘀斑，舌苔薄白或白腻，脉象弦滑，则加强活血化瘀，舒肌平帕汤加丹皮、红花、当归、白花蛇舌草。

若患者共有症状之上又有情绪低落，沉默寡言，噩梦易醒，唇舌偏红，脉弦滑，则宜强化疏肝安魄，舒肌平帕汤加灵芝、柴胡、郁金、珍珠母等。

若患者共有症状之上又有口干咽燥，眼睛干涩，大便干，唇干舌裂，脉涩等，则需加强养阴生津，舒肌平帕汤加西洋参、竹节人参、玉竹、百合等。

所需要强调的是辨证所增加的药物必须以保护残存的神经元，提高多巴胺能神经元产生多巴胺的潜能，提高脑内多巴胺的浓度为宗旨，这样就可以延缓帕金森痹证的进展。

还需要强调的是必须尽量延长中药的疗程，只要患者能够忍受，就应该坚持下去。一般而言，我所接触的患者第一疗程至少连续服用一年以上。

通常情况下，刚刚确诊的患者是不主张服用西药的，就用中药来控制病情并缓解症状。但是在多数的情况下，许多患者起病后首选是找西医的，他们在找到中医之前就已经接受了西医的治疗并已经服用了像多巴丝肼那样的复方左旋多巴制剂，有的甚至服用的剂量已经很大了。对于这些患者，当中药获得疗效后，就可以缓慢地减撤复方左旋多巴制剂，然后就坚持长期的中药治疗。减撤的剂量、减撤的速度必须因人而异，一般而言，年轻的患者、刚刚接受复方左旋多巴制剂的患者减撤的剂量宜大宜快，反之则宜小宜慢。

经过多年的中药治疗后，由于多种原因无法继续服用中药，此时就可进入交替疗法的疗程，停服中药，改用西药。

如果先前从没有服用过西药的，可以让患者服用一些神经保护剂。如具有神经保护作用的抗氧化药物像维生素 E、辅酶 Q10 等。

如果在服用中药之前已经服用过多巴丝肼，经中药治疗后业已减撤，经过相当长时间的中药治疗，再停服中药后，只需恢复服中药之前的剂量即可。如有位患者在接受中药治疗之前已经每天服用多巴丝肼 2.5 粒了，服用中药后逐渐减至每日 1~1.5 粒，此后服用中药三年，停服中药后，多巴丝肼恢复到每日 2~2.5 粒。这也就意味着这三年来，该患者的病情几乎是没有加重的。

那么中药什么时候恢复服用呢？仍以上述患者为例，当每日 2.5 粒多巴丝肼不能维持该患者的日常行动能力而需要加量之时，就必须恢复中药治疗了，此时一方面人体又恢复对中药的敏感度，从而中药的剂量又可以从低剂量取效；另一方面多巴丝肼的剂量还可以降到每日 1~1.5 粒。如此中药和西药的交替一直可以延伸到整个帕金森痹证的中期。

当然，如果交替期中 2.5 粒多巴丝肼不能维持比较正常的行动功能，恢复了中药，也无法减撤 2.5 粒的交替量，那就要增加多巴丝肼的用量，我们的治疗就要在更高层面进行“交替疗法”了，同时也就意味着帕金森痹证进入了中期。

二、帕金森痹证的中期治疗

我们将复方左旋多巴制剂经过一段时间稳定使用（蜜月期）之后的第一次

加量开始，或者早期中药治疗后，经过中西药交替期，复方左旋多巴制剂无法常量维持而必须加量开始至每日摄入复方左旋多巴制剂（多巴丝肼6粒/日或卡左双多巴4粒/日）的极限剂量为止的病程称之为帕金森痹证的中期。

这段病程意味着患者中脑黑质内的多巴胺神经元逐渐凋亡殆尽，原有的代偿能力逐渐衰竭，慢慢的完全依赖多巴胺外源性补充的过程。复方左旋多巴制剂的剂量被迫不断地加量成为此期间西药治疗中最明显的特征。

帕金森痹证进入中期之后，中医结合西医的交替疗法就进入了最为关键和最显功力的时期了，也可以说这是帕金森痹证患者生命的主战场。

此时患者诸型的共有症状为：

一侧的震颤逐渐发展成为两侧上肢或四肢的震颤，慢慢地被全身的僵硬所替代，肢体疼痛，表情更加呆板，动作更为缓慢，起步困难，四肢无力，弯腰屈膝驼背，口齿不清，吞咽不便，自汗，流涎，情绪低落，失眠多梦，易早醒，大便困难，小便频急。

（一）中期帕金森痹证的西医用药

当帕金森痹证进入中期之后，患者服用复方左旋多巴制剂平均超过5年以上，此时复方左旋多巴制剂逐渐出现疗效不稳定的现象，运动并发症也随之出现，原来服用一次药能维持半天，现在只能维持2~3个小时，原来早晨起床后行动自如，现在却举步维艰，这种药物剂末现象我们称之为“晨僵”。有的患者会突然丧失行动功能，要等到药物重新发挥作用才能逐渐缓解，我们称之为“开关现象”。这种剂末现象和“开关现象”统称为症状波动。此外有的患者头部或者肢体无法控制地抖动或舞动，我们称之为运动障碍（异动症）。

随着病程的进展，患者除了出现症状波动和运动障碍外，还可以产生令人无法忍受的自主神经功能障碍和神经精神症状。如由于出现直立性低血压，患者经常会出现头晕眼花；由于长期空腹服药出现胃部不适，甚至胃痛、呕吐；由于肠道平滑肌松弛而导致顽固性便秘，患者往往一周以上才大便一次，大便困难甚至要用手抠才能解决问题；由于膀胱平滑肌、括约肌的松弛而导致尿潴留。患者尿频、尿数，有的甚至一个晚上要起床十来次。患者还会出现不同程度的精神症状，起初基本上都以睡眠失常开始，继之出现抑郁、焦虑、幻觉、精神错乱和意识模糊等。

这种情况恐怕意味着患者黑质多巴胺神经元的代偿机制业已衰竭，它们对多巴胺的转化、储存和释放能力也已衰退，人体已经逐步过渡到基本上完全依赖多巴胺的外源性补充了。造成这种结果的原因固然与疾病的自然进程有关,但是复方左旋多巴制剂所具有的神经毒性并不会仅仅停留在理论上,在临床上我们经常可以看到随着患者复方左旋多巴制剂的剂量加大,其病情的恶化进程也在同步加速。尽管对于复方左旋多巴制剂的神经毒性问题尚有争议,但是长期、大量地运用有害,这恐怕也是不争的事实。

在此之前临床上的一切努力都是为着尽量推迟这一天的到来而付出的,然而等到这一天终于不可避免地出现的时候,西医的治疗就逐渐从多巴胺的替代疗法被动地转移到以改善症状为主的对症疗法了。如大便不通就吃酚酞片、灌肠;吞咽不了就气管切开鼻饲等。

此后尽管不断地调整多巴胺受体激动剂、单胺氧化酶 -B 抑制剂、儿茶酚 - 氧位 - 甲基转移酶抑制剂或复方左旋多巴制剂的剂量,然而再怎样调整也没有增加多巴丝肼或卡左双多巴的剂量来得直接而有效。我们经常可以听到患者诉说如何千百里赶到上海、北京,漏夜排队,花数百、上千元挂号费挂某个专家号,结果就听到几句话,将多巴丝肼或卡左双多巴增加一点量就被打发回来了,早知如此,自己也会看。这样的话尽管偏激,但也可以从病人的失望中觉察出此时西医的无奈。

当然无奈并不等于无策。有策也不能简单地理解为仅仅是复方左旋多巴制剂剂量的增加。其实帕金森病的中期是中西医药物治疗的主战场,由于帕金森病患者病情的复杂多变,西药的合理运用还是十分艰难并且考验医生的医术功力的。

1. 症状波动　症状波动是帕金森病患者在经过长期的复方左旋多巴制剂治疗后所产生的严重的、致残性的左旋多巴衰竭综合征,它包括剂末现象和“开关现象”。

剂末现象又叫“剂末恶化”,是指前后两次服用复方左旋多巴制剂之间有效控制症状的时间进行性缩短的现象。

“开 - 关”现象是左旋多巴治疗过程中十分棘手的并发症,症状波动变得更加突然,不可预测,有的患者刚才好好的突然出现僵住症,人像被“定身法”定住了一样,抬不了步,动不了身。

前者往往与左旋多巴的药代动力学改变有关,复方左旋多巴制剂胃肠道溶解性差造成吸收不足以及外周左旋多巴代谢变化都可以影响其血药浓度的稳定性。此外长期服用左旋多巴会降低多巴脱羧酶(DDC)的活性,使得中枢内多巴胺合成和储存不足，也可以造成中枢左旋多巴作用时间缩短和疗效下降。而后者往往是脑内多巴胺能神经元进行性减少，对左旋多巴的转化能力和多巴胺储存、释放能力减退的缘故。

对于这种现象，我们首先应该提醒患者复方左旋多巴制剂的服用时间是否与进餐时间间隔太近，最好在饭前或饭后 1 小时服卡左双多巴或多巴丝肼。

因为进餐难免摄入高蛋白食品，高蛋白食物会严重影响复方左旋多巴制剂穿过肠壁细胞入血，从而干扰卡左双多巴或多巴丝肼的吸收。此外血液中高浓度的氨基酸可以阻碍左旋多巴通过血 - 脑屏障，降低药物疗效。这在轻度患者并不明显，中晚期患者，特别是有“开 - 关现象”的患者会显著感觉饭后服药起效慢，维持时间短。

其次是在提高大脑纹状体内多巴胺的浓度的同时如何增强其生物利用效能。提高大脑纹状体内多巴胺的浓度可以通过增加复方左旋多巴制剂的给药次数，换用或加用复方左旋多巴制剂控释剂及增加单胺氧化酶 -B 抑制剂和儿茶酚 - 氧位 - 甲基转移酶抑制剂加以解决。增强多巴胺生物利用效能可以通过运用多巴胺受体激动剂加以解决。

增加多巴丝肼的剂量或给药次数的原则是少量多次，如原来多巴丝肼 0.25 片、1 日 3 次业已出现剂末现象，可以考虑 1 日 4 次，每次略微增加剂量至 500mg/d。

若还不能令人满意，可以改用血药浓度维持时间更长的卡左双多巴，由于其中的卡比多巴的剂量每日至少 75mg 才能抑制周围芳香族氨基酸脱羧酶（AADC）的活性，所以每日卡左双多巴（50/200）的剂量至少 1.5 片，才能最大限度地发挥摄入剂量的生物效能。

由于卡左双多巴具有控制或改善症状波动的功能，因此部分医师主张在一开始运用复方左旋多巴制剂时就应使用控释剂型，以减少症状波动的发生。但多数医师认为不应一开始就用它。因为改用控释剂型需增加剂量的 30%，不符合左旋多巴的使用原则；其次价格也要贵于标准片；再者其疗效并不见得比标准片有着非常明显的提高；另外一项前瞻性双盲对照研究显示，早期病人单用控释片和标准片在症状波动的发生率及发生时间上没有差异。

然而有的医生将多巴丝肼和卡左双多巴交替使用，白天服用多巴丝肼，夜晚服用卡左双多巴。这是因为多巴丝肼起效快，而卡左双多巴在体内维持血药浓度的时间长，两者交替服用可以互相弥补缺陷。尤其是晚上，服用卡左双多巴的效果是比较好的。这不失为灵活运用复方左旋多巴制剂来克服症状波动并发症的良方妙法。

除此之外还可以考虑加用单胺氧化酶 -B 抑制剂或儿茶酚 - 氧位 - 甲基转移酶抑制剂。

前者是司来吉兰，它能够通过抑制单胺氧化酶 -B 的活性并且抑制突触间的多巴胺重摄取，使得内源性或外源性多巴胺降解减少，纹状体内多巴胺增多，从而起到延缓帕金森病患者运动功能障碍的发展，推迟左旋多巴的使用，改善运动症状的作用。

服用方法是每次 0.5~5mg，每日 1~2 次。由于其最常见不良反应是睡眠障碍，建议早上和中午服用。

后者是恩他卡朋，它可以通过抑制左旋多巴的降解，增强其进入脑内经脱羧形成多巴胺的能力，并且由于减少了脑内多巴胺的分解代谢，从而提高了脑内的多巴胺浓度，使脑内多巴胺受体受到的多巴胺能刺激得到了有效加强，能够改善帕金森病的症状。

恩他卡朋的服用剂量稍大，这是因为它主要是发挥外周作用，很少入脑，只有加大剂量才能产生中枢作用。每次服用 200mg(可与复方左旋多巴制剂单一剂量伴服)，每日 3 次，每日剂量不得超过 2 000mg。

如果上述提高脑内多巴胺浓度的方法仍然不能理想地解决症状波动的话，那么加用或换用多巴胺受体激动剂就是势在必行。

多巴胺受体激动剂，常用的有溴隐亭、培高利特、甲磺酸 α- 二氢麦角隐亭和吡贝地尔、普拉克索等。由于它们在运用的过程中不进行氧化代谢，不产生自由基，不仅不会进一步损伤多巴胺能神经元，还具有一定的多巴胺神经元的保护作用。又鉴于其较长的半衰期，能够提供持续性刺激，防止症状波动的出现。因而在帕金森病的早期就为复方左旋多巴制剂临床医生们所习用。当患者的病程进入了中期，就更需要用它们来提高复方左旋多巴制剂的生物利用度。

溴隐亭是最“古老”的多巴胺受体激动剂，目前用于帕金森病的治疗较少，临床上常因其剂量还未达到有效剂量时，便因其副作用的频繁出现而被迫停药。但个别患者对其也有良好的反应，可以试用。

培高利特的作用较溴隐亭强 10 倍，所以它的疗效比溴隐亭好，耐受性较好，副作用也更小，其优点还在于许多对溴隐亭效果不佳或不起反应的患者，对培高利特有效，每日 250μg，若还须加量，在无不良反应的前提下，每日用量应该小于 3mg，不得超过 5mg，分 3 次服用。

克瑞帕与溴隐亭相比，用较小的量就可以达到相同的疗效，维持疗效的时间也更长，副作用也更少。每天可从 2.5mg 小剂量开始一直加量到效果满意为止。一般每日的用量是 30~50mg，分 3 次服。

吡贝地尔是目前临床医生最为喜用的多巴胺受体激动剂，它具备着许多其他品种所不具备的优点。它不仅对震颤的效果好，而且能显著地改善患者的抑郁状态。又由于它为缓释剂型，作用强大而持久，半衰期可达 24 小时，单味药就可以控制帕金森病的主要症状，还能防止症状波动。在帕金森病的早期，可以单独使用吡贝地尔治疗帕金森病，一般而言每片 50mg，1 天 2 次，剂量最大可增加至每天 150mg 左右。到了中期，如果和左旋多巴合并使用，剂量可以维持在每天 50~150mg。一般每使用 250mg 左旋多巴，可考虑合并使用吡贝地尔 50mg 左右。只是由于其较严重的胃肠道刺激，所以大有被普拉克索取而代之的倾向。

普拉克索是新近合成的非麦角类多巴胺受体激动剂，它的临床优势主要表现在四个方面，一是对多巴胺受体呈现出高度的选择性，而对肾上腺素能和 5- 羟色胺能受体的作用力却很小，因而激动多巴胺受体的效果就显得比较稳定。二是不仅治疗帕金森病的疗效较好，还能较好地控制精神并发症，减轻患者的抑郁状态。三是可能对多巴胺能神经元具有保护作用。四是对消化道的刺激较小，副作用较轻。所以现在临床上大有取代吡贝地尔的倾向。片剂每次 0.25mg，每日 3 次，每日不超过 6mg。

2. 异动症　异动症往往是左旋多巴服用过量所引起的运动功能障碍，它与症状波动一样，都属于纹状体内多巴胺神经元功能衰竭所造成的运动并发症。主要表现为帕金森病较严重的一侧肢体无节律、不随意的频繁扭动，以后可以逐渐影响到全身，严重时表现为肢体夸张的舞蹈、抽搐和痉挛。

尽管有的患者宁可肢体异动，也不愿因肌肉僵硬而无法活动。但是当异动症严重到身体大幅度地摇摆舞动的时候（如有的患者由于头部不停地摆动、两手不住地扭动而无法正常进食），作为复方左旋多巴制剂致残性副作用的一种严重表现，也是患者日常生活所无法忍受的。

由于异动症产生的直接原因是复方左旋多巴制剂服用过量所引起的运动功能障碍，因而要理想地加以控制，就必须减撤复方左旋多巴制剂的剂量方能达到目的，然而在病程发展到中期的时候，要想单靠西药的调配运用来达到目的是很难做到的，因此有理由相信，此时中医药的介入往往会收到意想不到的惊喜。

3. **其他相关症状**　随着帕金森病病情的进行性加重，众多西医药物副作用叠加性出现，在帕金森病患者的中期可以出现许多令患者十分痛苦的其他相关症状，使临床医生在抗帕治疗的同时不得不兼顾治疗。

(1) **抑郁症**：一般来说，由于病痛的折磨，对疾病预后的担忧，往往40%~50%的患者都有程度不同的情绪抑郁。这种情感障碍通常出现在病程的两个时段，即疾病被确诊的初期和疾病的中晚期。

轻度的抑郁症患者往往表现为情绪波动，睡眠易醒；重度的患者往往表现为情绪低落，自杀倾向。

抑郁症的治疗可选用三环抗抑郁剂，这是第一代抗抑郁药，也是目前较好的抗抑郁药。主要是通过阻止脑内去甲肾上腺素（NE）和5-羟色胺（5-HT）的重吸收，从而使脑内这些单胺类神经递质浓度升高而产生抗抑郁作用。三环抗抑郁剂有许多，但是考虑到患者睡眠的问题，最好是选择抗焦虑作用较强的盐酸多塞平。成人可以每次25mg，每日2~3次，逐渐增至100~250mg，每日最大剂量不超过300mg，其不良反应较小，少数患者可有口干、视力模糊、便秘、嗜睡等。

较为严重的抑郁症患者可以选用选择性5-羟色胺再摄取抑制剂（$SSRI_S$），这是20世纪80年代开发并试用于临床的一类新型抗抑郁药物。目前常用的有5种，即氟西汀（百忧解）、舍曲林（左洛复）、帕罗西汀（赛乐特）、西酞普兰（喜普妙）、氟伏沙明（兰释），它们被誉为最新型抗抑郁药的“五朵金花”，目前大有取代三环类抗抑郁药的趋势。

氟西汀10mg，每日1次，早晨服用为宜，最大日剂量为80mg。舍曲林50mg，每日1次，早饭后服，一般2~4周后生效，最大日剂量为200mg。帕罗西汀20mg，每日早饭后服用，最大日剂量为50mg。西酞普兰20mg，每日1次，早饭后服用，最大日剂量为60mg。氟伏沙明50mg，每日1次，睡前服，服用3~4天后增加至有效剂量100~300mg，日最大剂量为300mg。

对于帕金森病患者来说，服用$SSRI_S$类抗抑郁药的最重要的禁忌是不能与单胺氧化酶抑制剂（如司来吉兰）同服，以避免发生高血压危症。

(2) **精神症状**：在帕金森病的中期往往可以见到患者神经精神方面的症

状，最初的症状可以是做噩梦，随后便出现幻觉和谵妄。这通常与抗帕药物中枢性副作用有关。我们可以注意到几乎所有的抗帕药物都有程度不同的中枢性神经精神副作用。因而要解决问题就必须减撤抗帕药物。按照抗帕药物在疗程中的重要性以及导致中枢性副作用的各自关联度，我们可以列出减撤的顺序：即抗胆碱能药物（苯海索）、金刚烷胺、单胺氧化酶 -B 抑制剂、儿茶酚 - 氧位 - 甲基转移酶抑制剂、多巴胺受体激动剂，并且将缓释剂（卡左双多巴）换成左旋多巴普通制剂（多巴丝肼）。

然而作为帕金森病整体治疗方案中的一个有机组成部分，经过长期运用后往往是不可或缺的，要想在没有任何补偿或替代的情况下随意减撤恐怕是困难的，在这样的情况下我们可以考虑加用其他的一些能够改善神经精神症状的药物，如氯氮平、利培酮、奥氮平等。

氯氮平属苯二氮䓬类广谱抗精神病药物，具有较强的抗精神病作用而锥体外系的副作用较少见，也未见强直反应；能直接抑制脑干网状结构上行激活系统，故具有较强的镇静催眠作用。尤其对于帕金森病中期因抗帕药物所诱发的幻觉和谵妄等精神症状，在无法减撤抗帕药物的情况下，有着较好的治疗作用，而且还具有缓解患者静止性震颤的作用。

一般情况下 25mg 的片剂，每次 1 片，1 天 2 次。逐渐缓慢增加至常用治疗量 1 日 200~400mg，最高量可达 1 日 600mg。

氯氮平抗胆碱能的不良反应较多，常见有头晕、无力、嗜睡、多汗、恶心、呕吐、口干、便秘、体位性低血压、心动过速；可引起脑电图改变或癫痫发作，也可引起血糖增高；其严重不良反应为粒细胞缺乏症及继发性感染。

由于氯氮平不良反应较多，故一般不将其作为首选药物。较多是选用新一代的抗精神病药物如利培酮和奥氮平。

利培酮没有损害智力的副作用，可以改善精神分裂症的阳性症状，但它引起的运动功能抑制，以及强直性昏厥都要比经典的抗精神病药少。对中枢系统的 5- 羟色胺和多巴胺拮抗作用的平衡可以减少发生锥体外系副作用的可能，并将其治疗作用扩展到精神分裂症的阴性症状和情感症状。成人起始剂量为 1mg，每日 1~2 次，以后可以逐渐加量，一般最适合的日剂量当维持在 2~6mg 为妥，每日最大剂量不超过 10mg。

奥氮平又称再普乐，是最常用于治疗精神分裂症的非典型抗精神病药物，也是非典型抗精神病药物中比较昂贵的一种，效果值得肯定。奥氮平适用于精神分裂症和其他有严重阳性症状如妄想、幻觉、思维障碍、敌意和猜疑和/或阴性症状如情感淡漠、情感和社会退缩、少言寡语的精神病的急性期和维持治疗。亦可缓解精神分裂症及相关疾病常见的继发性情感症状，对于取得初步疗效、需要继续治疗的患者，奥氮平可有效维持其临床症状的缓解。

本品的推荐起始剂量为每日 10mg，饭前或饭后服均可。剂量范围为每日 5~20mg。奥氮平不良反应少，很少出现运动障碍。奥氮平的主要不良反应是嗜睡和体重增加。

(3) **失眠**：帕金森病患者往往有程度不同的失眠症状。失眠并不是帕金森病中期患者的特有症状。有的患者在早期就会失眠，这通常与患者的焦虑心态有关，在心理疏导的同时给以抗焦虑药物，如阿普唑仑、劳拉西泮就可以解决问题。

在帕金森病中期出现的失眠通常要注意两个方面的问题：

一是帕金森病的症状没有得到有效控制造成的失眠。如震颤控制不好，常导致入睡困难。在睡眠的过程中，由于肌肉的僵硬，导致患者不能自主翻身，一种姿势保持太久，腓肠肌长时间压迫导致小腿抽筋而早醒。针对这种情况可以选择在晚间加服一次卡左双多巴或者是培高利特。

二是抗帕药物过量造成的。帕金森病的治疗药物许多都是可以造成失眠的，遇到这样的情况，通常按照前已述及的处理精神症状的减撤药物的顺序处置。如果通过上述处理效果不好，对入睡困难者可用三环类药物、苯二氮䓬类药物；对中途早醒者，可用三环类药物或者氯硝西泮。

(4) **自主神经功能障碍**：帕金森病 70%~90% 的患者都会出现不同程度的自主神经功能障碍的表现，如直立性低血压、流涎、便秘、排尿异常等。而且随着病程的进展，自主神经功能障碍的表现就越发明显，甚至成为帕金森病患者感到最为痛苦的临床症状。

帕金森病患者之所以会出现如此明显的自主神经功能障碍的表现，其神经病理解释是：中脑黑质多巴胺能神经元胞质中路易小体的形成、多巴胺能神经元丢失和胶质细胞增生。研究显示，路易小体也出现在下丘脑、迷走神经背核、交感神经节、副交感神经节及自主神经丛等[2]。

由此可见我们往往将自主神经功能障碍首先归咎于中枢神经系统神经元的广泛性的退行性病变并影响到了下丘脑、迷走神经背核等部位的多巴胺神经元而出现的必然后果。因而帕金森病的进程是导致某些自主神经功能障碍的罪魁祸首。如中晚期患者往往有流涎的症状,这就是由于帕金森病患者肌强直最后导致咽喉部的肌肉僵硬从而使得吞咽困难所造成的。

然而我们在临床上发现有许多自主神经功能障碍的症状还与抗帕药物的长期使用密切相关。如:

1) **低血压:**有些抗帕药物如复方左旋多巴制剂(多巴丝肼、卡左双多巴)、多巴胺受体激动剂(溴隐亭等)均可引起低血压。尤其是导致有的患者出现直立性低血压,当患者在低位突然起身时,会感到一阵晕厥,严重的会导致摔倒受伤。中、晚期帕金森病患者较早期患者体位性血压下降更加明显。

所以对帕金森病患者在给予抗帕药物时尤其应考虑其对血压的影响。当患者出现直立性低血压时,要注意增加患者饮食中的盐分并强调补充水分;睡觉时抬高头部,不要平躺;起身动作必须缓慢;平时多喝咖啡勿饮酒。

药物上可服用 α- 肾上腺素能激动剂米多君,该药对于直立性低血压和服用药物所引起的症状性低血压有着良好的疗效。青春期和成年人为 1.25mg,每日 1~2 次,如有必要可增至 2.5mg,每日 2~3 次。

2) **便秘:**这是帕金森病患者中最常见的自主神经症状之一,通常会有 70% 左右的患者为此深感痛苦,往往是帕金森病的症状越严重,病程越长,便秘的程度就越明显。

产生的原因往往是由于长期运用抗胆碱药物、多巴胺受体激动剂等抗帕药物导致肠道运动功能下降,胃肠蠕动减慢所致。此外由于肌强直而致腹肌肌力低下、饮食及水分摄取减少及长期卧床等原因也可能与之有关。因而经常进行适当的身体锻炼就显得十分必要,最好的锻炼方式是游泳和行走。在治疗的环节上,除了尽量减撤抗胆碱药物和多巴胺受体激动剂外,就只有对症治疗一种方法了。可适当间断运用弱轻泻剂(如大黄、番泻叶等)、促胃肠道动力药(如多潘立酮);在日常食物中多食用富含植物纤维的蔬菜并鼓励多饮水。

3) **泌尿系统症状:**与便秘的情况相似,大约也有 70% 左右的帕金森病患者有尿频、尿急、尿失禁、尿潴留等泌尿系统症状,上述症状与其他帕金森病症状无关。其中,最常见的是尿频、尿急,有的患者一个晚上要起床好几次,也有的患者一想到要小便就憋不住。而尿失禁、尿潴留是比较少见的。通常是由于膀胱神经动力异常引起逼尿肌的反射过度,从而导致上述症状。这与膀胱括约肌失神经支配有关。此外,膀胱周围肌肉和腹肌的持续收缩也会引起上述症状。

导致泌尿系统症状的药物环节因素可以是复方左旋多巴制剂所引起的尿路梗阻的结果。这是因为复方左旋多巴制剂及其代谢产物兴奋α肾上腺素能受体,使膀胱颈收缩,同时兴奋β受体从而松弛膀胱逼尿肌,造成患者经常会有小便感,然而小便时只有一点点。此外抗胆碱能药物引起膀胱肌反射减弱或过度收缩以及膀胱周围肌肉松弛不能也可以导致排尿困难。

在治疗环节上,首先要告诫患者晚餐后尽量少喝水,然后可以考虑服用奥昔布宁(尿多灵),该药用于治疗尿急、尿频、尿失禁、夜间遗尿等疾病。成人口服每次 5mg,每日 2~3 次。也可以考虑服用托特罗定片,该药用于缓解膀胱过度活动所致的尿频、尿急和紧迫性尿失禁症状,初始的推荐剂量为每次 2mg,每日 2 次。根据病人的反应和耐受程度,剂量可下调到每次 1mg,每日 2 次。

(5) **手术治疗:**帕金森病的中期通常还是介入手术治疗的最佳时期,如果进入晚期往往为时晚矣。在这个时期内伴随着患者多巴胺神经元代偿能力的不断衰竭,患者复方左旋多巴制剂用量的不断增加在确有疗效的同时已经出现了明显的副作用,肢体运动障碍较为严重,但尚未丧失独立生活能力,也未出现明显的像幻觉、痴呆那样认知或精神的症状,不存在其他影响手术的严重疾病。这样的情况就具备了接受手术的最佳条件。

然而令人遗憾的是:无论什么手术都不可避免地需要继续服用复方左旋多巴制剂,都无法阻挡患者向多巴胺衰竭晚期演变的进程。正是因为其不能完全取代帕金森病的药物治疗,所以它在该病的治疗方案中始终是退而求其次的无奈选择。

除此之外,由于手术本身的缺陷,它们还存在着许多不尽如人意之处,让人选择起来颇费斟酌。

丘脑毁损术的理想的手术对象应该是药物疗效不佳的原发性帕金森病的震颤型患者,它对肌强直、运动迟缓、姿态不稳及步态障碍的疗效并不理想。而且震颤的控制也往往仅限于单侧的丘脑手术,由于双侧丘脑毁损术往往会出现意识混乱、语言障碍、吞咽困难等严重的后遗症,所以通常在做过一侧丘脑毁损术后,另一侧就接受深部脑电刺激术。

苍白球毁损术的适应对象应该是原发性帕金森病的强直型患者,一年之内的近期疗效应该是令人满意的,而一年以上的远期疗效就不敢保证了。尽管没有经过认真的统计,然而我们可以在临床上看到许多经过手术,由于远期疗效不理想而最后不得不重新接受药物治疗的患者。

至于说脑深部电刺激术（DBS），尽管它有着诸多的优点，首先它不需要对基底节内的核团进行破坏，其次正是由于神经核团结构的保持完好，才使得治疗过程具有可逆行和可调性，再者DBS可两侧同时手术而不会导致严重的后果，最后，DBS在行为和认知方面并发症明显少于毁损术，但是就我们所接触到的患者来看，不仅其价格昂贵，术后仍须服用复方左旋多巴制剂，而且5年以上的远期疗效并不令人满意。

其他像神经组织移植术、干细胞移植术和基因疗法尽管昭示着帕金森病治疗的美好未来，但目前还处于临床试验阶段，还不能作为成熟疗法普遍推广。

（二）中期帕金森痹证的中医用药

帕金森痹证进入中期之后，内在的风寒湿邪逐渐浸淫筋肉，脏腑功能的衰败紊乱也开始明显，我们将它叫作风寒湿在经。此时寒热虚实更加错综复杂，风火痰瘀更显得交糅杂错，所谓千人各面，鲜有雷同。可以说这段时期是帕金森痹证最为难治，对一个中医来说也是最具考验的时期。

在这段时间里，治疗上应当与初期的治疗有所区分。当刚刚进入中期的时候，还必须以第一纲为主，第二纲为辅。意在着力挽救日渐式微的黑质多巴胺神经元的代偿功能。然而随着寒湿之邪的日益明显，病情的逐步加重，慢慢地就必须把第二纲置于首要位置，而把第一纲降为辅助。意在突出散寒除湿祛风。因为有的患者找到你就已经是中期了，那还是要通过第一纲来尽量阻挡病情的进展。但是有的患者找到你时，已然步入中晚期了，那时保护多巴胺神经元，提高黑质纹状体内的多巴胺浓度已经是不太可能了，那就应该突出症状疗法，将第二纲置于首位，这也算是随机应变吧。

通过症状分析，我们可以发觉此期患者内风由盛转衰，寒湿益发显著，全身的筋脉拘紧、肌肉僵硬更为突出，寒湿风邪在经脉，可以称之为痛痹期。治则以益肾养肝，缓急解痉，祛风止颤为主。还是以舒肌平帕汤为基础方，一如初期大力加强补益肝肾的药物之外，更要突出散寒除湿祛风的环节。加用制川乌、八角枫根、蝮蛇、天竺子、海桐皮等。

脏腑辨证一如初期，只是帕金森痹证进入中期，出现一些特殊情况需要特别对待。就是前已谈到的症状波动（主要是剂末现象和“开关现象”）和运动功能障碍。

对于剂末现象，如有一位患者上午7点吃1粒多巴丝肼，药力能够维持到中午12点，现在不行了，10点就感觉下肢无力，迈不开腿了。对此，我们运用了中药之后，他上午7点吃0.5粒多巴丝肼就够了，1h之后，吃过早饭服用中药，照样可以维持到中午12点。这就显示服用中药的意义了。

对于“开关现象”这一棘手的问题，排除复方左旋多巴制剂服药时间的问题之后，西医往往是通过加用多巴丝肼的剂量或者改用控释剂卡左双多巴来延长开期或消除关期。除此之外还可以考虑加用多巴胺受体激动剂、单胺氧化酶-B抑制剂或儿茶酚-氧位-甲基转移酶抑制剂。如此处理，可以说西医用尽了浑身的解数，患者尽管可能症状缓解于一时，但是他距离步入晚期也为期不远了。

但是此时中药介入就不一样了，通过舒肌平帕汤的运用加强补肝肾，益精血的功效，尤其是要重用鹿角片、肉苁蓉、制首乌、益智仁、五味子、银杏叶、罗布麻等，以此来激发中脑黑质残存的多巴胺神经元的代偿能力，提高黑质纹状体内的多巴胺浓度。再加上散寒除湿祛风的药物，缓解肢体的肌强直。这样双管齐下，就能够不必加用西药，同样达到延长开期或者消除关期的目的。

在帕金森痹证的中期，随着复方左旋多巴制剂的不断加量，我们经常可以发现患者表现出运动功能障碍，又叫异动症。常表现为口、舌、面、颈部轻微间歇性舞蹈样运动，肢体异动症往往见于帕金森痹证症状严重的一侧，多数是症状首发侧。有的肢体异动症患者手脚不停地摇动，吃饭都大受影响。这样的患者一般来说是由于长期(5年以上)、过量地服用多巴丝肼、卡左双多巴的缘故，尤其是卡左双多巴过量，更容易出现。然而令如今西医感觉沮丧的是，明知如此，但是又无法没有替代地随意减撤多巴丝肼、卡左双多巴，只能听之任之！

我遇到过好多有异动症的患者，经过中药的介入治疗，将多巴丝肼、卡左双多巴减撤了之后，都程度不同地缓解或消除了异动症。有一个很典型的女患者，2014年找到我时62岁，患帕金森痹证已有8年，已经坐在轮椅上了。服卡左双多巴每日4粒，多巴丝肼每日1.5粒，普拉克索1mg每日3粒，司来吉兰每日2粒，金刚烷胺每日2粒，复方左旋多巴制剂已经到极限了。让她最感觉痛苦的就是异动症，她的头一天到晚不停地摇，身子也不停地舞蹈样动作，吃饭的时候要有一个人把她的头固定住才行，只有睡觉才能安静。去过上海、北京，找过许多专家，都束手无策。经人介绍，找到我后，我就告诉她我一定有办法控制住她的异动症，她一听激动得眼泪夺眶而出。通过中药的治疗，一个半月之内,我将她每日 4 粒卡左双多巴、1.5 粒多巴丝肼,换成了每日 4 粒多巴丝肼,她的异动症果然消失了,在家里也能借助助行器行走了。

由于帕金森痹证属于老年性慢性退行性病变,其本身的自然进程决定了病情必然会不断地恶化,另外一个主要的原因是长期、大量地服用复方左旋多巴制剂又加快了病情的进展。此时要想延缓病情的进展,延长患者的生命,还是应该减撤复方左旋多巴制剂的用量,为实施交替疗法拓展复方左旋多巴制剂的弹性空间。

由此可见,适当减轻复方左旋多巴制剂用量,就成为了中期帕金森痹证治疗的一大中心环节。这在现代医学看来完全不可能做到的事情,运用中医中药后,有一部分的患者却是完全能够做到的。

减撤药量的适宜对象在年龄方面来讲一般是在 60 岁以下的患者;从病程方面来看,尽管患者行动能力日渐衰退,但尚不至于丧失活动能力者为好;从疾病的分型类别来看,强直型的效果最好,其次是混合型的,再其次是震颤型的,伴痴呆型的效果最差。

从减撤药量后的临床效果来看,有一部分刚进入中期的患者在减撤药量后都能够不同程度地减轻肌强直的状态,肢体的活动功能都能得到一定的提高。有的患者甚至完全撤除复方左旋多巴制剂,并能够维持良好的生活状态。

但应当指出的是,仍然有相当多的中期患者,尤其是一些中晚期患者对复方左旋多巴制剂有着非常大的依赖性从而无法减撤药量。他们已经很难恢复独立活动功能。对这样的患者就要改用晚期的治疗方案了。

三、帕金森痹证的晚期治疗

我们将每日摄入复方左旋多巴制剂(多巴丝肼或卡左双多巴)至 4 颗以上剂量并且业已丧失自主行动功能的病程称之为帕金森痹证的晚期。此期复方左旋多巴制剂的剂量其实并不重要,最关键的分期指标是该患者是否已经丧失自主行动能力。

在此期间残存的黑质多巴胺神经元的代偿能力已经完全衰竭,而且由于复方左旋多巴制剂长期、大量的使用,纹状体内多巴胺受体的数目进行性减少,功能也逐渐下调。此时尽管复方左旋多巴制剂的剂量不断提高,其生物效能不断地钝化,相反其致残性的副作用不断明显加重成为此期间西医药物治疗中最明显的特征。表现在患者身上,他们的日常行动能力越来越困难,需用助行器或轮椅代步，甚至僵卧病床，逐渐出现吞咽和语言障碍。复方左旋多巴制剂的剂量尽管被迫不断地加大，但是收效甚微，而副作用表现不断加重。药物治疗已然变为对症治疗，康复护理工作越来越重要成为此期间治疗中最明显的特征。

此时患者诸型的共有症状为：

表情呆板，目光迟滞，语声低微，饮水反呛，口中流涎，头晕健忘，肢冷脚肿，易汗，浑身无力，动作僵硬，起步困难，倚杖而行，或者端坐轮椅，甚至僵卧病榻，沉默寡言，情绪低落，心烦意乱，错觉幻觉，失眠早醒，频做噩梦，大便不通，尿频尿数。

（一）晚期帕金森痹证的西医用药

当患者处在帕金森痹证的中期时，通过不断地增加复方左旋多巴制剂（多巴丝肼或卡左双多巴）每日的摄入量，同时逐步地增加辅助的抗帕药物，还能够有效地缓解帕金森病的症状。但是随着各种药物的不断增加，尤其是复方左旋多巴制剂（多巴丝肼或卡左双多巴）每日的摄入量达到 4 颗以上，人们发现原来被当作灵丹妙药的复方左旋多巴制剂慢慢地不再灵光，而患者肌肉僵硬的程度越来越严重，以至于无法独立行走。这种现象的出现就预示着该患者已经步入了帕金森痹证的晚期。

因此从西医的角度来说，衡量患者病程是否进入晚期主要是从两个方面的情况来加以判断的。一是复方左旋多巴制剂的日摄入量必须在 4 颗以上；二是在大剂量摄入复方左旋多巴制剂的同时，患者还是无法维持自主的行动能力。

从帕金森痹证的中期过渡到晚期中间并没有严格的时间界限，决定帕金森痹证晚期到来快慢的因素恐怕也是多种多样的，然而，通过临床的观察，患者步入晚期的进程往往与复方左旋多巴制剂的日摄入量增加速度成正比。因此对复方左旋多巴制剂的依赖度似乎与患者进入晚期有着十分重要的关系。

当患者进入晚期之后，不仅复方左旋多巴制剂的加量疗效不佳，而且原先所出现的并发症状，如精神神经症状、流涎、便秘、尿频、尿急、尿失禁、尿潴留、语声低微、吞咽困难、饮水返呛等就越发严重。然而对患者生命影响最为严重的是长期卧床所导致的抵抗力低下而反复感染。

因此，在整个帕金森痹证晚期就是捍卫患者的生命的过程。在此期间康复护理显得尤为重要。

(二) 晚期帕金森痹证的中医用药

帕金森痹证进入中期之后,内在的寒湿之邪已然充斥内外,脏腑功能衰败已到极限,精气血津液耗竭,肌肉不充,筋脉失养,髓海空虚,骨骼不健,不仅行动维艰,甚至卧起尤难。此时西医药物治疗收效渐微,仅剩脑深部刺激术(DBS)尚可一试。倘若此时中医介入,虽是病入膏肓,尚可散寒除湿,对症用药,以求一逞。

在如此山穷水尽之时,如何求得柳暗花明呢?

通过症状分析,我们可以发觉此期患者内风渐息,寒湿独盛,深入脏腑,可以称之为着痹期。此时之寒,乃肾阳衰败,温煦失职,以致肢体寒盛,四肢不温,肌肉筋脉挛缩,以致四肢不得屈伸;此时之湿,乃脾阳不振,水湿泛滥,精微不化,故体倦乏力,肢体困顿,下肢浮肿,流涎自汗。

此期往往阳损及阴,肾阴衰亏,阴虚火旺,舌质偏红,少苔甚至无苔,大便干结,虚火更炽,以致心神不宁,内心烦热,失眠易醒。这种现象其实从中期就已萌生,只是到了晚期更为明显罢了。用药还须以王冰“壮水之主,以制阳光”为法,以生熟地、知母、枸杞子、女贞子、制首乌等味辅佐之。

治则以散寒解痉,健脾化湿为主。还是以舒肌平帕汤为基础方,此时必须更要突出散寒除湿的环节。加用制川乌、八角枫根、北豆根、山慈菇、金钱白花蛇、石楠叶、海桐皮、刺五加、茯苓、薏苡仁等,以此来缓解肌强直,减轻因肌肉强直而导致的吞咽困难、语声低微、肢体僵硬等症状。

帕金森痹证的初期,风寒湿入络,证型表现初见雏形;病到中期,寒湿风在经,证型表现最为丰富;病入晚期,寒湿侵及脏腑。《素问·痹论》云:“五脏皆有合,病久而不去者,内舍于其合也。”依据脏腑各自的功能特点便有了脏腑痹之辨证。肾、肝、脾、心、肺痹在《内经》均有经典条文,笔者通过研究认为,《内经》描述的五脏痹的症状与帕金森病高度类似。相关探讨请读者参考本书第二章。

1. 肾痹 肾痹在临床上的表现远不止人体形态上的改变。肾痹者除了骨弱无力之外,还可以有认知障碍。此时用药当强化益肾健脑之力,舒肌平帕汤之上,加强散寒除湿的同时,加用制首乌、石菖蒲、益智仁、千层塔、鹿角片、泽泻、知母等益智健脑。

肾主水液,寒湿入侵肾及膀胱,症见尿频尿急,尤其夜尿更频,苔灰黑,脉沉缓。此时方中宜酌加一叶萩、金樱子等。

一叶萩，辛苦温，具有健脾益肾，活血舒筋之功效。有人曾经报道其可治疗神经源性尿潴留，一般用药3天后尿潴留消失。由于其有毒性，一般用量是在10~15g。

金樱子，酸甘涩平，具有固肾缩尿之效。金樱子中含有大量的酸性物质和皂苷，具有制约膀胱括约肌，延长排尿时间间隔，增加每次排出尿量的作用，可用于治疗遗尿及小便频数之症。

有人做过实验：整体采用切断大鼠腹下神经制备尿频模型，观察金樱子水提物对泌尿系统的影响。结果金樱子水提物6g/kg灌胃使尿频模型大鼠的排便次数明显减少，排尿量增加，排尿间隔时间延长，与模型组比较$P<0.01$。

2. 肝痹 肝主疏泄，藏血主筋，结合帕金森病症状，肝痹的临床表现其一便是“夜卧则惊”。40%~50%的帕金森痹症患者由于长期病痛的折磨，经常顾虑自己的预后，深情牵挂，不得释怀。此外还长期服用抗帕药物，它们或多或少都有中枢性神经精神副作用。患者多肝气不舒，神情抑郁，情绪烦躁，失眠易醒，噩梦连连，错觉幻觉，自杀倾向，舌红少苔，脉沉滑。此时必须在舒肌平帕汤的基础上加用逍遥散，另外依据患者的寒温体质可酌加石菖蒲或积雪草。

石菖蒲，苦辛温，具有醒神益智，化湿开胃，开窍豁痰的功效。有人通过“悬尾”“强迫游泳”两种动物模型对石菖蒲的抗抑郁作用进行的初步研究发现石菖蒲水煎液可明显缩短小鼠“悬尾绝望不动时间”和“强迫游泳绝望不动时间”，推测石菖蒲水煎液具有一定的抗抑郁作用；同时对挥发油作了对比考察，发现挥发油可明显延长小鼠“悬尾绝望不动时间”，表明石菖蒲挥发油具有较明显的安定镇静作用。由此推测石菖蒲抗抑郁活性成分在水煎液而不在挥发油部分。

积雪草，苦辛寒，一直以为其乃清热利湿，解毒消肿之品，其实它还具有较强的抗抑郁功效。有人发现积雪草提取物具抗紧张活性，其挥发油成分对小鼠和大鼠都有着抗实验性抑郁的作用。

肝失疏泄，气机失调，水液敷布紊乱，可见口干“多饮”，这种多饮并非是缺少水液，而是体内寒湿充斥，“多饮”通常是次数多而饮量少。润喉即可。至于“数小便”，其对症处理如肾痹。

肝痹引起的姿态改变补益肝肾通常无济于事，还是要以散寒除湿对症施治。

3. 脾痹　脾主四肢，脾痹通过适量的散寒除湿药物的使用，减轻对脾主四肢功能的影响就能加以改善。脾开窍于口，对于帕金森病后期吞咽困难。西医除了切开气管，采用鼻饲，或者索性造胃瘘，再无良策。然而我们中医可以采用益气健脾的方法加以改善，可以运用木香、苍术、青陈皮、荜澄茄、公丁香等。这些药物都能松弛平滑肌，降低咽喉部吞咽的阻力。

脾运化水湿，参与人体的水液代谢。脾痹患者四肢水肿，西医往往运用利尿剂消肿，效果往往不佳，要从中医脾之健运考虑治疗。

脾痹患者往往胃纳不佳，大便不畅，70% 的患者都会便秘，此时光用大黄、番泻叶等下泻剂恐怕还是于事无补，必须加用健脾理气的药物，像炒枳壳、大腹皮、厚朴、槟榔等方能功同桴鼓。

4. 心痹　心痹表现一如第二章所述。我们可以在散寒除湿的基础上，加用丹皮、当归、红花、茜草等活血化瘀，又能保护多巴胺神经。

随着病程的推移患者会表现出一系列心阳郁遏，心气衰竭的症状。对此我们可以在舒肌平帕汤的基础上加用参附汤以益气回阳，减少氧化应激，保护多巴胺神经。最好还能酌减复方左旋多巴胺制剂的剂量，以减轻它们对血压偏低的雪上加霜。此外还可服用 α- 肾上腺素能激动剂米多君，该药对于直立性低血压和服用药物所引起的症状性低血压有着良好的疗效。青春期和成年人为 1.25mg，每日 1~2 次，如有必要可增至 2.5mg，每日 2~3 次。

5. 肺痹　帕金森痹证进入中、晚期，出现胸闷气喘的症状，西医处理起来比较困难。

我记得 2004 年接诊过一位陈姓女患者，当时患帕金森痹证已有七年的时间。由于服用多巴丝肼反应很大，所以每天靠服用 2 颗苯海索度日，但是仍然无法控制身体的震颤和慌张的步态，更令人困惑不安的是她还有严重的气喘，每隔几天就要发作，发作时气憋得难受极了，只好靠吸氧来缓解。而去过的医院都无法说明原因，氨茶碱、激素都无效。

当时我通过诊断，借鉴了以前成功的类似病例，通过辨证施治，在我治疗的四年多时间里，未服任何西药，气喘也平息了，震颤有效控制了，行走也比较平稳了。

其实肺痹胸闷气喘的罪魁祸首还是肌强直，这时候无论如何扩张支气管平滑肌都是无济于事的。必须运用舒肌平帕汤散寒除湿，缓解肌强直。再加用三拗汤宣肺平喘，保持呼吸道通畅。只有这样才是治疗肺痹的有效方法。

四、几点思考

帕金森痹证发展到了晚期,有如下几点是需要重申的。

(一) 灵活看待分期

帕金森痹证的分期只是一个相对的概念,各期之间并没有一个严格的界限。有的患者就很可能没有初期,一上来就没有震颤,直接进入寒湿为甚的中期了,而且复方左旋多巴制剂一下子就剂量较大了。脏腑痹也并非一定是在晚期才得以显现,有的患者甚至在初期就显露端倪。五脏痹之间很多情况下可以是同时并现的。如当肝痹"上为引如怀"存在的时候,肾痹的"尻以代踵,脊以代头"也可以看见。总之,帕金森痹证千人各面,差异很大,需要医生有一个随机应变的头脑及灵活辨证施治的手段。

(二) 灵活减撤西药

帕金森痹证的初期应该尽量推迟服用复方左旋多巴制剂的时间,尽可能长时间地运用中药来延缓中脑黑质内多巴胺神经元的丢失,借此来延长患者的生命。病入中期,还是主张运用中药减撤复方左旋多巴制剂的剂量。然而到了晚期,一方面患者长期服用多巴丝肼或卡左双多巴,已经产生了药物依赖,很难再减撤下来;另一方面人到了老年(一般主张 70 岁以上),强调运用任何方法维持较为良好的生活质量为上,所以也不主张减撤多巴丝肼、卡左双多巴的剂量。但是对于年龄并不很大,刚刚步入晚期不久,或者虽然失去了自主活动能力,但是服用复方左旋多巴制剂的副作用很大,如严重的胃肠道反应、精神神经症状、异动症等,还是要努力减少剂量的。

(三) 对症治疗明显

帕金森痹证到了晚期,疾病的基本矛盾已经一边倒,中脑黑质内多巴胺神经元凋亡殆尽。复方左旋多巴制剂剂量已至极限,患者收效甚微,可见纹状体内的多巴胺受体的数目已明显减少。因此,这个时候以第一纲(保护多巴胺神经元,提高纹状体内多巴胺浓度)为己任的中医辨证施治很大程度上让位于症状疗法,症状疗法上升为主要的治疗手段。

例如患者吞咽困难,口中流涎不止,这是帕金森痹证治疗过程中非常棘手的症状,到了晚期就更为严重。我每每用天名精一味,屡获良效。

《本草正义》:"天名精,其性寒凉,能滑利下行,据古籍则破血利水之力极大,《本经》《别录》所载主治是也。后人则惟用以解毒降火,《唐本草》以下诸书，所载主治是也。今则以治喉风肿塞，甚至腐烂危险之候，取茎叶捣汁灌之。冬令草枯，无从取汁，则于夏秋之间预收茎叶捣汁，澄定，俟其将干凝结之时，作为丸子，阴干密贮，临用以清水化开，灌之亦效，甚者屡进之，探吐稠痰，大可转危为安，微贱药中之极有灵验者。”

我以为天名精气性滑利，所向无阻。不恃斩关夺隘之力，而具渗透潜行之巧；通贯咽喉之塞，恰似门隙漏风；助推口涎下咽，形如水银泻地。

除此之外，也可用玄精石一味。《本草纲目·石部·玄精石》附方中有一方“治重舌涎出，水浆不入。太阴玄精石二两，牛黄、朱砂、龙脑各一分，为末，以铍针舌上去血，掺汤漱口，掺末咽津，神效。”

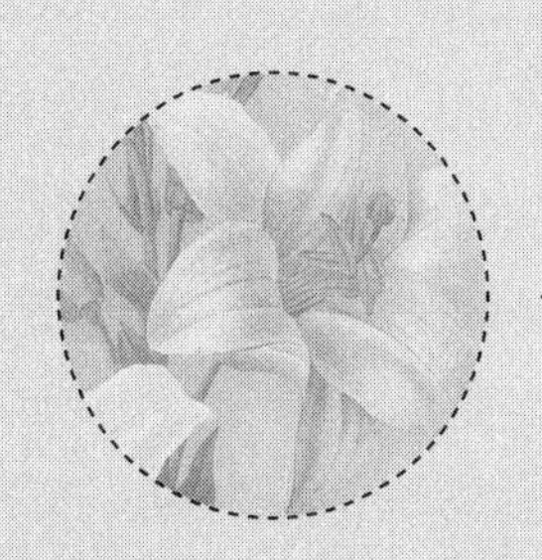

第八章 病案集萃

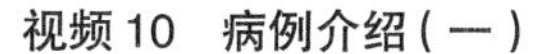

视频 10　病例介绍（一）

视频 11　病例介绍（二）

本章收录的 15 则病案是从目前还在接受治疗的众多患者中挑选的，由于服药最长的患者已有 13 年，最短的晚期患者也有 1 年以上，时间跨度较大，为节省篇幅，所以不可能每张药方悉数罗列，故在某个患者名下，介绍病情之后，选择数张较能反映治疗特点的药方以求教方家。

［**病案 1**］

王女士，今年已有 70 岁了，2004 年找我看帕金森痹证时，58 岁的她已经患病 7 年，当时服用多巴丝肼每日 3 粒，金刚烷胺每日 2 粒。然而当时每日 3 粒多巴丝肼已经不够了，西医让增加多巴丝肼用量，她不愿意，就找到了我。当时的症状表现为：面具脸，慌张步，动作缓慢，腰膝酸软，静止性震颤不明显，四肢凉，大便不畅，口唇紫黯，脉沉涩。伴有高血压、糖尿病、冠心病。肝肾不足，寒湿在经，拟补益肝肾，散寒除湿。以舒肌平帕汤加减，处方：

红景天 20g　益智仁 15g　肉苁蓉 15g　银杏叶 20g　山梗菜 20g

制川乌 15g　轮环藤 30g　五味子 20g　粉防己 20g　青风藤 30g
海桐皮 30g　石楠叶 30g　厚朴 20g　罗布麻 30g　炒枳壳 15g
大腹皮 15g　生大黄 15g　煅瓦楞子 15g　炙甘草 10g

该患者患病 7 年，周身筋肉拘紧，四肢不温，口唇紫黯，脉显沉涩。明显肝肾久虚，偏于阳衰。故于舒肌平帕汤中增加红景天、益智仁和五味子，加强温肾之力，以冀温通筋脉。帕金森痹证尚在中期，犹可乘命门之火未衰而御寒湿于脏腑之外，故此时温养之品断不可缺。又于舒肌平帕汤中增加制川乌、石楠叶和海桐皮，加强祛除寒湿之力。再加炒枳壳、大腹皮、大黄等行气通便。

上方服后半个月，患者明显感觉身体轻便，动作灵活，大便通畅，于是开始减撤多巴丝肼剂量。当时首先将多巴丝肼由原来每日 3 粒减到每日 2 粒，分别于早饭前服 1 粒，中饭前和晚饭前各服 0.5 粒。金刚烷胺服用已近 1 年，让其停服，改用吡贝地尔每日 2 粒，分别于早饭后和晚饭后各服 1 粒。

多巴丝肼减量，金刚烷胺停服后，起初患者感觉行动有所不便，起步有点困难，走路有点前冲。此乃寒湿之气又有所抬头，于是上方略作增减以加强温通散寒之力。续方：

红景天 25g　益智仁 15g　肉苁蓉 20g　银杏叶 20g　山梗菜 20g
制川乌 15g　轮环藤 30g　五味子 20g　粉防己 20g　青风藤 30g
海桐皮 30g　石楠叶 30g　北豆根 20g　厚朴 20g　罗布麻 30g
炒枳壳 15g　大腹皮 15g　生大黄 15g　煅瓦楞子 15g　炙甘草 10g

上方服后半月，患者又能活动自如，于是再次减撤多巴丝肼至每日 1 粒，同时服用吡贝地尔每日 2 粒和金刚烷胺每日 2 粒。此粒多巴丝肼分别于早饭前服 0.5 粒，中饭和晚饭前各服 0.25 粒。

多巴丝肼多具热毒，久服量大多消灼阴液，故必须加以减撤。减撤多巴丝肼当须因人而异，若患者证情尚轻，或者服用复方左旋多巴制剂未久，或者年龄未及老迈，减撤速度当快，减撤的量亦可较大，反之则相反。

该患者第二次减量之后，寒湿之象的反复未有第一次那么明显。估计与第一次金刚烷胺减撤过快有关吧？本想继续减撤多巴丝肼，但是该患者对于现有疗效深感满意并不愿继续冒险，担心会影响生活质量，故就此作罢。

上方辗转运用已达 3 年有余，治疗期间还发生过一个插曲，她有个工友几乎跟她差不多的时间患了帕金森痹证。当时王女士经过 1 年多的治疗，感觉效果不错就劝他来找我看病。那位工友说西药吃吃很方便的，不肯来。结果病情发展得很快,现在已经离开人间了。

然而,长期服用药物,人体必然会产生耐受现象,中药也不能例外。经过3年多的中药治疗,方内的药物剂量已经达到极限,患者买了4L的煎药壶都装不下了,而且她看到中药就感觉反胃,于是在2008年的下半年第一次进行中西药物的交替使用。当时就将多巴丝肼增加了1粒,分别是早饭前服1粒,中饭和晚饭前各服0.5粒,再加上原有剂量的吡贝地尔和金刚烷胺,同时停服中药。

患者纯用西药持续了大约半年,过了春节后又来就诊。此时步履又显困难,左脚拖地,面容呆板,大便不通,三日一行。肝肾衰亏依旧,筋肉寒湿复盛,续进前方。

红景天 20g 益智仁 15g 肉苁蓉 15g 银杏叶 20g 山梗菜 20g
制川乌 15g 轮环藤 30g 五味子 20g 粉防己 20g 青风藤 30g
海桐皮 30g 石楠叶 30g 罗布麻 30g 厚朴 20g 炒枳壳 20g
大腹皮 15g 生大黄 15g 煅瓦楞子 20g 炙甘草 15g

此时,中药的剂量又恢复到了较低剂量,患者的脾胃亦逐渐复原,服药半个月后,患者的行动基本上又恢复了常态,然后又将多巴丝肼降到了1粒。

如此坚持治疗了13年,2016年接受了双侧大脑DBS手术,中药已停服。现服多巴丝肼每日2粒,分4次服;金刚烷胺早饭后和中饭后各服1粒。行动自如,诸情稳定。

[**病案2**]

王女士,2009年前来就诊时58岁,当时患帕金森痹证已6年,1998年前还患了白血病,经西医治疗后,病情稳定。但是由于患的都是重病,所以心情一直不好,就诊时多巴丝肼已经每天要服4粒,吡贝地尔每日2粒,再加苯海索每日2粒。当时的临床症状为:头昏头晕(血压102/55mmHg),面色萎黄,表情呆板,情绪低落,两手震颤,右手更甚,慌张步态,动作缓慢,四肢无力,剂末现象(每到上午11点左右人就不会动了),便秘,纳差,易早醒,唇舌淡紫,脉细弱无力。病到中期,脾痹显现。拟益气健脾,散寒除湿,舒肌平帕汤加减。处方:

黄芪 30g 党参 15g 茯苓 20g 肉苁蓉 15g 制黄精 20g
鹿衔草 30g 海风藤 20g 山梗菜 20g 银杏叶 15g 青风藤 30g
制川乌 12g 蝉蜕 12g 焦山楂 30g 海桐皮 30g 轮环藤 30g

牛蒡子 20g　炒枣仁 20g　厚朴 20g　煅瓦楞子 20g　炙甘草 12g

该患者脾气亏虚，清阳不升，浊阴难降，故于舒肌平帕汤中加党参、黄芪、茯苓、制黄精、焦山楂以健运脾胃而升清降浊；粉防己、罗布麻性寒潜降，抑制生发，故去之；鹿衔草、海风藤、制川乌、蝉蜕、海桐皮加强祛风散寒除湿之力；牛蒡子、炒枣仁润肠通便，兼能养心安神。诸药协力，14 帖后，头昏头晕即告缓解，身体明显感觉轻便，步态也显稳健，只是两手震颤得还是比较厉害，腑气不通，大便不畅，夜难入寐，而且每每凌晨 2 点左右醒后再难入眠。

见其脾气渐振，寒湿消减，故立刻减撤多巴丝肼剂量，由原来每日 4 粒减为每日 3 粒，其余西药一仍其旧。另外考虑到其抑郁症较为明显，睡眠不佳，故用盐酸曲唑酮 100mg，每日晚餐后服 1 粒。前方加减再进：

黄芪 40g　党参 15g　茯苓 20g　桂枝 20g　肉苁蓉 20g
百合 15g　鹿衔草 30g　海风藤 20g　山梗菜 20g　银杏叶 20g
石楠叶 20g　制川乌 15g　蝉蜕 15g　海桐皮 30g　轮环藤 30g
牛蒡子 20g　炒枣仁 30g　厚朴 20g　火麻仁 30g　煅瓦楞子 20g
炙甘草 12g

上方加用桂枝以健脾升阳，加石楠叶以补肝肾而祛风湿，增肉苁蓉、炒枣仁用量并加火麻仁以润肠通便，青风藤类似防己而具潜降之性，故去之。服用 14 帖后，头晕如失，行动灵便，睡眠转安，唯大便黏滞不爽，二日一行。故继续减撤多巴丝肼至每日 1.5 粒，于早、中、晚餐前各服 0.5 粒。前方消息再进：

黄芪 40g　党参 15g　茯苓 20g　桂枝 20g　肉苁蓉 20g
百合 15g　鹿衔草 30g　海风藤 20g　山梗菜 20g　银杏叶 20g
石楠叶 20g　制川乌 15g　蝉蜕 15g　海桐皮 30g　轮环藤 30g
牛蒡子 20g　炒枣仁 30g　厚朴 20g　炒枳壳 15g　火麻仁 30g
煅瓦楞子 20g　炙甘草 12g

此方加用炒枳壳以理气下行，使大便通畅如常。然行动又显迟缓，晨起迈步冻结，似乎多巴丝肼减撤过量，故多巴丝肼每日增加 0.5 粒，即每日服 2 粒，分别于早餐前服 1 粒，中餐和晚餐前各服 0.5 粒。

西药调整之后，再加上中药反复的加减运用，王女士的病情一直比较稳定。这样转眼间就到了 2013 年 12 月间，当时她的中药剂量随着时间的推移逐渐走高。方见：

黄芪 50g　党参 15g　茯苓 20g　桂枝 30g　肉苁蓉 20g

炒薏仁 30g	鹿衔草 30g	海风藤 40g	山梗菜 20g	北豆根 40g
制川乌 15g	蝉蜕 15g	海桐皮 50g	轮环藤 50g	牛蒡子 40g
厚朴 20g	炒枳壳 15g	生大黄 20g	煅瓦楞子 20g	炙甘草 12g

由于服药已 4 年有余,自觉服药后胃中多有不适,故接受"交替疗法"。嘱其停服中药后,每日服多巴丝肼 3 粒,分别于早、中、晚饭前各服 1 粒,此外吡贝地尔每日 2 粒,再加苯海索每日 2 粒,盐酸曲唑酮每日晚餐后服 1 粒。此后 2 个多月没有联系,过完春节之后,她感到当时西药剂量不能维持日常的行动能力,再次来接受中医治疗。

当时表情又现呆板,动作迟缓,起步困难,慌张步态,两手震颤,头昏头晕,面色萎黄,大便三日一行,唇舌淡,苔白腻,脉濡细。再拟益气健脾,散寒除湿。拟方:

黄芪 30g	党参 15g	茯苓 20g	桂枝 15g	肉苁蓉 15g
炒米仁 30g	鹿衔草 30g	海风藤 20g	山梗菜 20g	北豆根 20g
制川乌 15g	蝉蜕 12g	海桐皮 30g	轮环藤 30g	牛蒡子 15g
厚朴 20g	炒枳壳 15g	火麻仁 30g	煅瓦楞子 20g	炙甘草 12g

与此同时,再将多巴丝肼减至每日 2.5 粒,其余西药一如往常,中药的剂量又从低剂量开始,14 帖后,王女士又逐渐恢复了比较正常的状态,但是,她的震颤始终很难控制,她又非常注重形象,所以自己把苯海索加到每日 3 粒。

现在王女士接受中药治疗已有 7 年,至今多巴丝肼每日还是 2.5 粒,吡贝地尔每日 2 粒,苯海索每日 3 粒。我嘱咐她多巴丝肼早饭前服 1 粒,中饭前、晚饭前和睡觉前各服 0.5 粒,然后早饭后、中饭后服用中药,病情一直得到了有效控制。感到不太满意的是苯海索比之前每日增加了 1 粒,一减量她就抖得厉害,所以现在她的记忆力大不如前,眼睛发糊、口干,这也是美中不足之处。

[**病案 3**]

窦先生,2010 年前来就诊时才 45 岁,2009 年确诊为帕金森痹证之后,西医嘱其服用卡左双多巴每日 1 粒,吡贝地尔每日 2 粒,金刚烷胺每日 2 粒。窦先生的工作是清洗火车,整天跟水打交道,所以寒湿比较重,症状也很有特点,辨证也较为容易。症见面容呆板,动作缓慢,肩背拘急,右手微颤,右腿拖沓,面色黧黑,大便不畅,唇舌紫黯,脉沉涩。病在初期,肝肾不足,寒凝血瘀。拟祛风散寒,益肾活血,舒肌平帕汤加减。处方:

山梗菜 30g　银杏叶 15g　肉苁蓉 15g　五味子 20g　益智仁 15g
制川乌 15g　粉防己 20g　蝉蜕 10g　蝮蛇 10g　轮环藤 30g
丹皮 15g　当归 15g　红花 12g　青风藤 20g　海桐皮 30g
炒枳壳 15g　火麻仁 20g　煅瓦楞子 15g　炙甘草 12g

此患者肝不柔筋，肾不温经，并且长期工作于水湿濡盛之处，故寒湿壅盛，血脉瘀阻。此方以舒肌平帕汤为底方，加益智仁、五味子补益肝肾；当归、丹皮、红花活血通络，并皆具有抑制氧化应激反应，提高多巴胺浓度的能力；又加制川乌、蝉蜕、蝮蛇、海桐皮以祛风散寒，温通经络。服药 1 周过后，身体即感轻便，右脚不再拖沓。欣喜之下，他毅然停服了卡左双多巴，等到旬半之后，右腿又显困重，行动再趋缓慢。这恐怕是卡左双多巴减撤太快所致，然而症状反弹并不是很严重，所以既然卡左双多巴已经全撤，就不必回头再服，只需中药强化祛风散寒除湿之力即可。续方可见：

山梗菜 30g　银杏叶 15g　肉苁蓉 20g　五味子 20g　益智仁 15g
制川乌 15g　粉防己 20g　蝉蜕 10g　蝮蛇 10g　白龙须 12g
北豆根 30g　轮环藤 30g　丹皮 15g　当归 15g　红花 12g
青风藤 20g　海桐皮 30g　炒枳壳 15g　火麻仁 20g　煅瓦楞子 15g
炙甘草 12g

此方服后半月，行动又转正常，只右脚还是有点拖沓，看来卡左双多巴的撤除已然成功。然而口角生疮，大便逐渐艰涩难行，总要 2~3 天 1 次，故再次调方用药：

山梗菜 30g　银杏叶 20g　肉苁蓉 20g　五味子 20g　制首乌 15g
制川乌 15g　粉防己 20g　蝉蜕 10g　蝮蛇 10g　轮环藤 30g
北豆根 30g　丹皮 15g　当归 20g　茜草 15g　赤芍 20g
青风藤 20g　海桐皮 30g　炒枳壳 15g　火麻仁 30g　煅瓦楞子 15g
炙甘草 12g

前方去益智仁、红花之辛散温燥，白龙须毒性较大，中病即止，故亦去之，加茜草、赤芍之清凉疏泻，柔筋缓急。14 天后，口疮逐渐消退，大便渐显通畅。上方加减，迤逦施用，不觉间已有 2 年。处方用量渐显庞大。方见：

山梗菜 30g　银杏叶 30g　肉苁蓉 20g　五味子 20g　制首乌 15g
制川乌 15g　粉防己 20g　蝉蜕 15g　蝮蛇 10g　轮环藤 60g
北豆根 50g　丹皮 20g　当归 20g　赤芍 30g　青风藤 40g

海桐皮 40g　炒枳壳 20g　火麻仁 30g　生大黄 15g　煅瓦楞子 25g
炙甘草 15g

当时症情稳定，只是有时觉得胃脘不适，故于 2012 年春节前停服中药，引入交替疗法，改用多巴丝肼每日 1 粒，早饭前服 0.5 粒，中饭和晚饭前各服 0.25 粒，吡贝地尔早、晚饭后各 1 粒，金刚烷胺早、中饭后各 1 粒。春节过后，他又来接受中医治疗。此时人体又将恢复对于中药的敏感性，剂量又可降到较低水平。调方如下：

山梗菜 30g　银杏叶 30g　肉苁蓉 20g　五味子 20g　红景天 20g
制川乌 15g　粉防己 20g　蝉蜕 12g　蝮蛇 10g　轮环藤 30g
北豆根 30g　丹皮 15g　当归 20g　赤芍 15g　青风藤 20g
海桐皮 20g　炒枳壳 15g　火麻仁 30g　煅瓦楞子 25g　炙甘草 15g

此方加减，前后又服用了 5 年多。5 年间，他基本上服 1 年中药就跟西药交替 1 次，每每都是春节前停药，春节后恢复。每次中药停服 3 个月左右，中药停服期间，改服多巴丝肼每日 1 粒，早饭前服 0.5 粒，中饭和晚饭前各服 0.25 粒，吡贝地尔早、晚饭后各 1 粒，金刚烷胺早、中饭后各 1 粒。恢复中药后，再把多巴丝肼撤了。

中药服用至今，病情十分稳定，还是坚持不服多巴丝肼、卡左双多巴。他自我感觉略微比 6 年前加重了一点，右腿的拖沓略微好转一点，但没有根本地改善，这是令人遗憾的地方。

［**病案 4**］

周先生，2010 年 4 月找我看病时，帕金森痹证刚刚确诊满一年。当时服卡左双多巴每日 1 粒，金刚烷胺每日 2 粒，当时从临床表现来看，卡左双多巴的剂量明显不够了，有位西医专家要求他增加剂量，他没有接受，就跑来找我看中医。当时症见面色苍白，周身乏力，动作缓慢，起步停顿，慌张步态，口中流涎，有食道裂孔疝病史，偶有反酸，胃部不适，大便秘，三四日一行，纳可，寐安，舌淡苔白腻，脉濡缓。周先生给人感觉最明显的就是四肢无力，据他说他家住 6 楼，每到 3 楼，他就要歇一歇。病在初期，就已现脾痹的端倪。拟健脾益气，散寒除湿，舒肌平帕汤加减。处方：

黄芪 30g　生晒参 10g　茯苓 20g　天名精 30g　炒米仁 20g
肉苁蓉 15g　制首乌 15g　炒白芍 20g　北豆根 20g　轮环藤 30g

银杏叶 20g　粉防己 15g　山梗菜 20g　青风藤 30g　罗布麻 20g
厚朴 15g　炒枳壳 15g　大腹皮 15g　火麻仁 20g　陈皮 12g
煅瓦楞子 15g　炙甘草 12g

上方以六君子汤健脾化湿，并以黄芪、米仁、白芍、枳壳、大腹皮助之；以舒肌平帕汤补益肝肾，散寒除湿，并以首乌、北豆根相助。服后 14 天，诸情向好。肢体渐感轻松，脚步亦显灵便，口涎也已停流，尤其是胃部不觉嘈杂，大便也有改观。于是我就让他将卡左双多巴撤了，仅服 1 日 2 粒的金刚烷胺，原方加减再进。

黄芪 30g　生晒参 10g　茯苓 20g　天名精 30g　炒米仁 20g
肉苁蓉 15g　制首乌 15g　炒白芍 20g　北豆根 25g　轮环藤 30g
银杏叶 20g　粉防己 20g　山梗菜 20g　青风藤 30g　罗布麻 20g
厚朴 20g　炒枳壳 15g　大腹皮 15g　火麻仁 20g　煅瓦楞子 15g
炙甘草 12g

由于减撤了卡左双多巴，故此方加强了散寒除湿药物的剂量，但是疗效明显倒退，起步困难，浑身无力。我的体会是脾虚湿重的患者由于湿阻气机，其性重浊黏滞，病情尤为缠绵，对于复方左旋多巴制剂的依赖尤其严重，临床上此型证候施治很是棘手。既然湿邪作祟，当然是祛除湿邪为要务了。祛湿最关键乃在于脾肾二脏，我偏好燥湿健脾和补肾利湿之品，利湿重用防己、青风藤和米仁，燥湿重用黄柏、厚朴、炒枳壳和大腹皮。续方：

黄芪 30g　生晒参 10g　茯苓 30g　天名精 30g　炒米仁 40g
肉苁蓉 15g　红景天 20g　炒白芍 30g　北豆根 30g　轮环藤 30g
银杏叶 20g　粉防己 25g　山梗菜 20g　青风藤 40g　罗布麻 20g
黄柏 20g　厚朴 25g　炒枳壳 15g　大腹皮 15g　火麻仁 30g
煅瓦楞子 15g　炙甘草 15g

在加强中药健脾祛湿的同时，卡左双多巴仍旧恢复每日 1 粒，金刚烷胺每日 2 粒，14 帖后证情又趋稳定，举步轻松，行动便捷。然而脾气健运的背后是脑内氧化应激反应的有效抑制，多巴胺浓度的提高；寒散湿除的背后是肌强直的缓解。

上方加减进退，连续运用不觉已有 2 年余。

2012 年 10 月因感觉药后不适，甚至觉得闻到药味即感恶心，所以决定停服中药，将卡左双多巴增加 0.5 粒，分别于早、中、晚饭前各服 0.5 粒，金刚烷胺仍服每日2粒。如此持续了两个多月，再来就诊时，症见面色苍白，表情呆板，动作缓慢，两腿无力，迈步困难，口中流涎，食入䐜胀，大便不畅，三日一行，舌淡苔白腻，脉濡缓。很明显脾虚湿重再次显现，每日1.5粒卡左双多巴已然不够了。拟方：

黄芪30g　生晒参10g　茯苓20g　天名精30g　炒米仁20g
肉苁蓉15g　制首乌15g　炒白芍20g　北豆根20g　轮环藤30g
银杏叶20g　粉防己15g　山梗菜20g　青风藤30g　罗布麻20g
厚朴15g　炒枳壳15g　大腹皮15g　火麻仁20g　陈皮12g
煅瓦楞子15g　炙甘草12g

再次以低剂量的六君子汤合舒肌平帕汤服下14天后，症状有所缓解，动作逐渐轻松，表情逐渐舒缓，大便2天1次，胃脘胀满也有好转。于是再将卡左双多巴减去0.5粒。由于一月份天气较冷，起床也较晚，故分别于上午10点左右和下午3点左右各服0.5粒，另加每天2粒金刚烷胺，中药也随之加减：

黄芪30g　生晒参12g　茯苓30g　天名精30g　炒米仁30g
肉苁蓉15g　红景天20g　炒白芍20g　北豆根30g　轮环藤30g
银杏叶20g　粉防己20g　山梗菜20g　青风藤30g　罗布麻20g
厚朴15g　炒枳壳15g　生大黄10g(后下)　陈皮12g
煅瓦楞子15g　炙甘草12g

通过加强健脾祛湿，下气通便，证情进一步好转，行动不再拘紧，两腿渐趋有力，大便转而通畅。如此加减运用，不觉间又过2年。2015年4月患者突然失踪了半年，再次见到时，方知不小心摔了一跤导致股骨颈骨折。住院治疗期间，西医嘱其卡左双多巴服每日2粒，0.25mg普拉克索每日3粒，金刚烷胺每日2粒。为了防止再次摔跤，我接受了卡左双多巴的剂量，同时修改药方。方见：

黄芪40g　生晒参12g　茯苓30g　天名精30g　炒米仁30g
肉苁蓉20g　红景天20g　炒白芍30g　北豆根30g　轮环藤30g
银杏叶20g　海桐皮30g　制川乌12g　粉防己20g　山梗菜20g
青风藤30g　罗布麻20g　厚朴15g　炒枳壳15g　生大黄15g(后下)
煅瓦楞子20g　炙甘草12g

通过增强健脾散寒逐湿之力，缓解肌强直，保护好脑内多巴胺神经元。此方一再权变，辗转沿用至今，已然6年有余，证情相当稳定。卡左双多巴仍旧每日2粒，0.25mg普拉克索每日3粒，金刚烷胺每日2粒。只是经过摔跤之后，已经不耐久行了。

［病案5］

刘老先生，初诊为2007年12月29日，当年67岁，半年前确诊为帕金森痹证，当时服用多巴丝肼每日3粒，金刚烷胺每日2粒。刘老乃浙江大学的知名教授，享受国务院津贴，一生育人无数，勤于笔耕，极尽脑力，故肾亏脑衰尤为明显。症见头昏耳鸣，记忆衰退，思维不敏，面容呆板，时流口水，右手微颤，动作缓慢，起步困难，慌张步态，四肢不温，大便二日一行，纳可，多梦，唇舌淡紫，脉沉弱，尺尤甚。尽管肝肾亏虚，衰退明显，但是多巴丝肼用量过大，促使病情加快进展恐怕也不无原因。故拟益肾健脑，散寒除湿，舒肌平帕汤加减。处方：

鹿角霜20g　制首乌15g　肉苁蓉20g　五味子20g　红景天20g
桑寄生30g　银杏叶15g　山梗菜20g　粉防己20g　蝉蜕12g
罗布麻30g　青风藤30g　天名精30g　海桐皮30g　轮环藤30g
炒枳壳15g　火麻仁30g　大黄15g　煅瓦楞子20g　炙甘草10g

此方以鹿角霜、制首乌、五味子、红景天、桑寄生补益肝肾，强化舒肌平帕汤中肉苁蓉的功能；又以海桐皮助力舒肌平帕汤除湿之功效；再加枳壳、火麻仁以润肠通便。刘老笃信中医，在服用了这张药方后1周左右，感觉疗效显著，毅然将西药全部停用，态度之坚定，行动之决绝，令人印象深刻，至今难以忘怀！

尽管刘老信任中医的精神可嘉，但是服用西药最忌讳的就是断崖式地减撤剂量，这样的行为绝对是不科学，也不能提倡的。当然减撤复方左旋多巴制剂应该在中药获效之后当机立断，快速减撤，但是也要有计划地、根据每个患者不同的情况逐步进行。

当时西药全部撤光之后，前1周获得的疗效大幅度后退，几乎回到了服中药之前，而且手抖得也厉害起来。记得当时他打电话问我是否要将西药再吃回去，我阻止了他。既然已经撤了，那就全由中药来独立承担吧。前方加减：

鹿角霜20g　肉苁蓉20g　五味子20g　红景天20g　桑寄生30g
银杏叶15g　山梗菜20g　粉防己20g　制川乌15g　蝉蜕12g
石楠叶30g　罗布麻30g　青风藤35g　天名精30g　海桐皮35g

轮环藤 35g　厚朴 20g　炒枳壳 15g　火麻仁 30g　煅瓦楞子 20g
炙甘草 10g

通过加强祛风散寒的药物缓解肌强直，增加蝉蜕、石楠叶，并且加重青风藤、海桐皮和轮环藤的用量，刘老的病情得到了很大改观。头昏耳鸣不再，面容舒缓，口水消失，震颤缓解，动作利索，腿脚轻便，大便也通畅了。病情好了，心情也跟着舒畅，他一有机会就夸中医好。

上方加减沿用了将近 3 年，在 2010 年的 8 月，由于天气炎热，熬药倍感艰巨；又加上随着疗程的延续，中药的剂量有的也已到了无以复加的地步。方见：

鹿角霜 20g　肉苁蓉 20g　五味子 30g　红景天 30g　金樱子 30g
银杏叶 15g　山梗菜 20g　粉防己 30g　制川乌 15g　蝉蜕 15g
罗布麻 30g　青风藤 60g　天名精 40g　海桐皮 60g　牛蒡子 30g
轮环藤 50g　厚朴 20g　炒枳壳 15g　火麻仁 30g　煅瓦楞子 20g
炙甘草 10g

据刘老夫人讲，5L 的自动煎药壶都装不下了，于是决定暂停中药，改服多巴丝肼每日 1 粒，考虑到需要提高多巴丝肼的生物效能，所以又增加了吡贝地尔每日 2 粒，早、晚饭后服用，同时服用盐酸金刚烷胺，早、中饭后各服 1 粒。如此延续了 3 个多月，2010 年 11 月底，由于天气转冷，肌强直明显加重，每日 1 粒多巴丝肼已然不堪承受，故又来接受中医治疗。

当时症见面容呆板，口角流涎，反应迟缓，动作缓慢，晨僵明显，起步困难，四肢不温，大便干涩，三日一行，纳可，唇舌淡紫，脉沉弱无力。当以温补散寒通络为治。拟方：

鹿角霜 20g　肉苁蓉 20g　五味子 20g　红景天 20g　益智仁 20g
银杏叶 20g　山梗菜 20g　粉防己 20g　制川乌 15g　罗布麻 30g
青风藤 30g　天名精 30g　海桐皮 30g　轮环藤 30g　炒枳壳 15g
火麻仁 30g　大黄 15g　煅瓦楞子 20g　炙甘草 10g

在服用此方的同时，考虑到患者已年届古稀，当以保证日常生活质量为上，由于本身多巴丝肼剂量并不算高，故保留了每日 1 粒多巴丝肼，再加 2 粒吡贝地尔和 2 粒金刚烷胺。14 帖后，刘老的病情再次得到缓解，四肢的活动能力又得以基本恢复，只是走路还是有点冲，越走越快，大便还是要两天一次。此乃肾阳不温，脾胃不健，上方加减再进：

鹿角霜 20g　肉苁蓉 20g　五味子 20g　红景天 20g　益智仁 20g

锁阳 20g　生白芍 30g　银杏叶 20g　山梗菜 20g　粉防己 20g
制川乌 15g　罗布麻 30g　青风藤 35g　天名精 30g　海桐皮 35g
轮环藤 30g　炒枳壳 15g　火麻仁 30g　大黄 15g　煅瓦楞子 20g
炙甘草 10g

上方增加锁阳以加强温肾益阳之力，又加白芍一味，健脾通腑，且又养肝柔筋，再增青风藤及海桐皮之剂量以强化散寒除湿之力，14 帖后，症状进一步减轻，四肢活动更为便捷，慌张步态已然消除，大便也恢复正常。如法施治，加减运用，辗转来到 2014 年的 10 月，随着气候的转凉和中药运用的漫长，病情逐渐有加重的迹象，突出表现就是症状波动而出现的剂末现象。

原来早晨饭前 7 点左右服用 0.5 粒多巴丝肼，加上饭后吡贝地尔、金刚烷胺各 1 粒，再加上中药，可以维持较为正常的生活状态大约到中午 11 点左右，现在到了 10 点左右就有剂末现象了；中午 11 点左右午饭前 0.25 粒多巴丝肼，饭后 1 粒金刚烷胺加中药，原来能维持日常行动至下午 4 点半左右，现在只能维持到 3 点左右了。

临床上要解决这样的问题是非常棘手的，但是原则不外乎两个方面。一个是调整中药，另一个是调整西药。方法有很多，调时间、调配方、调剂量等，依据患者病情的轻重，年龄的大小，对中西药物各自的敏感度及服药时间等都有着各自的不同。

考虑到中药已经连续服用了近 4 年，剂量逐渐达到顶点，而西药的运用还有很大的空间，故决定暂停中药，进行第二次中西药的交替运用。当时多巴丝肼用量增加到每日 2 粒，早饭前服 1 粒，中饭和晚饭前各服 0.5 粒，外加每日 2 粒吡贝地尔和每日 2 粒盐酸金刚烷胺。如此一来，剂末现象就得到了有效缓解。运动障碍性症状得到了控制，但是口中流涎、便秘和失眠又随着中药的停服而反复了。于是 3 个月后又不得不恢复中药。方见：

鹿角霜 20g　肉苁蓉 20g　五味子 20g　红景天 20g　锁阳 20g
生白芍 30g　银杏叶 20g　山梗菜 20g　粉防己 20g　制川乌 15g
罗布麻 30g　青风藤 30g　天名精 40g　海桐皮 30g　轮环藤 30g
厚朴 15g　炒枳壳 15g　柏子仁 15g　炒枣仁 20g　大黄 15g
煅瓦楞子 20g　炙甘草 10g

上方服后，流涎、失眠和便秘都得到不同程度地缓解，同时多巴丝肼和吡贝地尔、金刚烷胺剂量都保持不变，剂末现象没有再发生，如此又坚持服用中药1年余，于2016年春节前由于难以忍受长期中药之苦就停服了中药。

经过7年多的中西医交替疗法，现在每日服多巴丝肼3粒，和他刚接受中药治疗时的剂量相平，早饭前服1粒，中饭和晚饭前各服0.5粒，睡觉前半小时再服0.5粒，吡贝地尔每日2粒，金刚烷胺每日2粒。与7年前相比，病情进展还是比较缓慢的，还能够维持较好的生活状态。

［病案6］

徐先生，2010年患帕金森痹证时才48岁，西医让他服多巴丝肼每日1.5粒，三餐饭前各服0.5粒，睡觉前再服0.5粒卡左双多巴，仍表现右腿拖沓，还有异动症，两个肩膀间歇性地轻度扭动。西医还要他加大剂量，他感觉害怕，2010年3月经人介绍找到了我。当时症见右手微颤，右脚拖沓，动作缓慢，肩背拘紧，时有异动，二便调，纳佳，寐安，唇舌淡紫，脉细涩。病在早期，肝肾不足，风寒湿入络。拟补益肝肾，祛风散寒除湿，舒肌平帕汤加减。处方：

山梗菜 20g	银杏叶 20g	鸟不宿 20g	桑寄生 30g	徐长卿 15g
肉苁蓉 20g	红景天 20g	虎杖根 20g	生白芍 20g	罗布麻 30g
粉防己 20g	鹿衔草 30g	海风藤 20g	青风藤 30g	蝉蜕 12g
制川乌 15g	轮环藤 30g	海桐皮 30g	煅瓦楞子 20g	炙甘草 12g

徐先生上方服了半个月后，肝肾得补，寒却湿减，手部震颤、脚步拖沓已得到明显好转，只是异动症并未改善。

要解决异动症的问题，最关键的是要减撤复方左旋多巴制剂（尤其是卡左双多巴）的剂量，同时还要强化中药增加纹状体内多巴胺浓度的力度。因为复方左旋多巴制剂服用时间久了，患者的舌象往往会光红无苔，从中医角度分析这是热毒较盛的表现，服用剂量过大，通常会伤阴耗液，加上肝肾本来就精血亏耗，很容易虚风内动。故当时将晚上0.5粒卡左双多巴撤了，同时将多巴丝肼的服用时间调整为早、中饭前各0.5粒，晚饭及睡前各0.25粒。前方加减再进：

山梗菜 20g	银杏叶 20g	枸杞子 20g	五味子 20g	制黄精 20g
肉苁蓉 20g	山萸肉 20g	虎杖根 25g	生白芍 25g	罗布麻 30g
粉防己 25g	石楠叶 30g	厚朴 20g	青风藤 30g	蝉蜕 15g
制川乌 15g	轮环藤 30g	海桐皮 30g	煅瓦楞子 20g	炙甘草 12g

在舒肌平帕汤的基础上，通过加用蝉蜕、枸杞子、五味子、制黄精、山萸肉

等滋补肝肾之阴精以育阴息风，然后加石楠叶、制川乌、海桐皮以温经散寒，通络除痹，14 帖后果然异动症略有减轻，并且帕金森痹证运动性障碍依旧得以控制。持续性地病情好转使患者信心大增，未经我同意，他又把所有的多巴丝肼都撤了，居然没有反复！而且异动症也消失了！在反复赞叹中医中药的神奇疗效之后，还是对药方进行了调整。

山梗菜 30g　银杏叶 20g　枸杞子 20g　五味子 30g　制黄精 30g
肉苁蓉 20g　山萸肉 30g　虎杖根 25g　生白芍 25g　罗布麻 30g
粉防己 25g　石楠叶 30g　厚朴 20g　青风藤 30g　蝉蜕 15g
制川乌 15g　轮环藤 30g　海桐皮 30g　煅瓦楞子 20g　炙甘草 12g

此方只是加强滋补肝肾，益阴息风之力，温经散寒之品一仍其旧，如此调理斟酌，患者病情得到有效控制。

由于他迷信过年期间不能吃中药，所以基本上是每年过春节期间中西药交替一次。交替期间服用多巴丝肼每日 1 粒。交替期一般 1 个月左右。也就是说中药吃 11 个月，多巴丝肼吃 1 个月。目前病情非常稳定，右腿的拖沓有明显改善，异动症没有再犯。不知不觉间，他服用中药已有 6 年，他好几次感慨地说，要是没有中医，他的多巴丝肼、卡左双多巴不知要吃多少！

［**病案 7**］

刘先生，59 岁那年患了帕金森痹证，西医要求他服用多巴丝肼每日 1 粒，吡贝地尔每日 1 粒，开始效果不错，但是 3 年后就感觉不行了，但又考虑到西药的副作用不肯增加用量，眼见得症状不断加重，在如此矛盾的情况下，2011 年 6 月，他 62 岁那年，经人介绍接受我的治疗。刘先生身体瘦弱，面色苍白，右手微颤，面容呆板，动作缓慢，慌张步态，不耐久行，大便 4~5 日一行，纳差，寐安，舌淡苔白滑，脉濡缓。就诊那天给我印象最深的是他不停地流口水，口水多得餐巾纸都不够擦了，所以就拿个纸杯不断地接流下来的口水。看来虽然患病才 3 年就已经进入中期了，而且脾虚湿重比较明显，故以健脾化湿，祛风散寒为治，舒肌平帕汤加减。处方：

炒黄芪 30g　炒党参 15g　陈皮 12g　茯苓 30g　炒米仁 30g
天名精 30g　肉苁蓉 20g　银杏叶 20g　山梗菜 20g　粉防己 20g
罗布麻 20g　炒白芍 20g　青风藤 30g　海桐皮 30g　轮环藤 30g
大腹皮 15g　炒枳壳 15g　厚朴 15g　煅瓦楞子 20g　炙甘草 12g

六君子汤加减益气健脾，化痰祛湿，辅助舒肌平帕汤补益肝肾，祛除寒湿。药后半月，疗效开始初显，自觉转身灵活了，动作略有轻便，特别是运用健脾燥湿的大腹皮、炒枳壳、厚朴和天名精之后，流涎开始减少，这是他长期以来最感头痛的地方，也是这半个月来最让他开心的事情。

得效之后，我就开始给他减撤多巴丝肼，将每日1粒多巴丝肼减半，改为每日早、中饭前各服0.25粒。然而，前已述及，帕金森痹证脾虚湿重的患者，病情较为缠绵，对多巴丝肼的依赖更为明显。

多巴丝肼减量之后，病情就有反复，四肢无力尤为明显，于是动作又慢下来了，走路时间一长，两腿就迈不动了，就会向前冲。这种四肢无力千万不能以为是肌力的下降，恰恰相反，正是人体锥体外系功能退化，肌张力提高，人体不能自由支配肢体的表现。病情反复，无奈之下，只好恢复多巴丝肼的原来剂量，早饭前0.5粒，中饭和晚饭前各0.25粒，同时调药改方。

炒黄芪 40g 炒党参 15g 陈皮 15g 茯苓 30g 炒米仁 30g
天名精 40g 肉苁蓉 20g 银杏叶 20g 山梗菜 30g 粉防己 25g
罗布麻 25g 炒白芍 30g 青风藤 30g 海桐皮 40g 北豆根 20g
制川乌 12g 轮环藤 35g 大腹皮 15g 炒枳壳 15g 厚朴 15g
煅瓦楞子 20g 炙甘草 12g

通过加强健脾益气，燥湿理气以化经络痰湿，通畅气机，舒肌平帕汤中再加制川乌、北豆根，以增益其驱散寒湿之力，14帖后，病情又得以控制，四肢无力、慌张步态又得以缓解。

如此加减，病情稳定了一年余，到了2012年10月每到下午3点以后人就感觉两腿无力，经常会突然迈不开步，过一会儿才会恢复行动能力，这显然就是所谓的“开关现象”。

对此，首先将多巴丝肼的服药时间进行了调整，将原先早饭前0.5粒，中、晚饭前各0.25粒调整为早饭前0.5粒，中饭前0.5粒，再加吡贝地尔早饭和晚饭后各1粒。其次调整中药的服药时间，将原先早饭和中饭后服药改为中饭和晚饭后服药，同时调整处方。

炒黄芪 40g 炒党参 20g 茯苓 30g 炒米仁 30g 天名精 40g
肉苁蓉 20g 山梗菜 30g 粉防己 25g 罗布麻 25g 炒白芍 30g
青风藤 40g 海桐皮 40g 北豆根 30g 白龙须 15g 制川乌 15g
轮环藤 40g 大腹皮 15g 炒枳壳 15g 厚朴 20g 生大黄 10g

煅瓦楞子 20g 炙甘草 12g

通过加强散寒除湿，刘先生的“开关现象”逐渐得以改善，在西药总体剂量没有增加的情况下，只是对服药的时间作出调整，再加上中药强化降低肌强直的环节，就能够改善症状波动，保证整个白天较好的行动能力，这可以说是对于“剂末现象”的一种临床有益的探索。

此方斟酌加减服用了将近 5 个月，由于中药剂量已达极限，时值阳春，天气转暖，肢体舒展，故建议他暂停中药。停服中药后，将多巴丝肼增加 0.5 粒。多巴丝肼一天的剂量维持在 1 粒的水平，分别在早饭前服 0.5 粒，中饭和晚饭前各服 0.25 粒，再加吡贝地尔早饭和晚饭后各 1 粒。这样延续了 2 个月，帕金森痹证的表现又逐渐显现出来，于是刘先生再次接受中药治疗。

当时来诊时主要还是表现在三个方面，一是口角流涎，尽管没有最初时厉害，但还是时不时要挂在嘴角；二是两腿无力，总觉得提不起劲，鞋子前掌部位磨损是最快的；三是大便艰涩，不用开塞露，一个星期都不会大便。很显然属于脾胃不健，痰湿壅盛之象，还是须以健脾益肾，通腑祛湿为治。拟方：

炒黄芪 30g 炒党参 15g 茯苓 30g 炒米仁 30g 天名精 30g
肉苁蓉 20g 山梗菜 20g 粉防己 20g 虎杖根 30g 炒白芍 30g
青风藤 30g 海桐皮 30g 北豆根 30g 制川乌 15g 山慈菇 20g
轮环藤 30g 大腹皮 15g 炒枳壳 15g 厚朴 20g 生大黄 15g
煅瓦楞子 20g 炙甘草 12g

舒肌平帕汤中再加四君子合小承气，总是于补益肝肾、温养复元之中寓鼓舞脾胃，燥湿化痰，下气通腑之意。14 帖后，病情又得以控制。于是再将多巴丝肼恢复到每日 1 粒的水平，仍然是早饭和中饭前各 0.5 粒，还有 2 粒吡贝地尔。如此这般，中药几经加减腾挪，不觉间又有 2 年多。

在此期间，中药的介入满足了刘先生不加西药、控制病情的愿望。原来的西药和剂量已经维持了 5 年多。中西药交替仅有 1 次，病情维持得比较平稳，口水早就不流了，行走不仅没问题，还骑自行车呢。每当我看到他一侧车把上挂着一大包中药，颤巍巍地上车，都为他捏把汗！但是 5 年下来，他倒是一点事都没有，确实令人称奇！

［病案 8］

吴女士，2006 年来找我看病时年届 66 岁，除了左手微微震颤，没有其他帕金森痹证的特异性表现。由于头昏头晕得厉害，血压又偏低，脑 MRI 示：右侧基底节区多发性腔梗灶。于是我否定了当时西医帕金森痹证的诊断，把她当做腔梗和老年性震颤来治疗。很快头就不晕了，但是手抖始终不见起色。后来由于她又患了带状疱疹后遗症，左侧肩背部疼痛严重，急则治标，我又改方治疗带状疱疹后遗症，很快又痊愈了。接下来她就停止了服药。

到了 2010 年她又来找我，这次是因为上山游玩，头晕摔了一跤，左腿髌骨粉碎性骨折，西医把她治好了以后，她又来看头晕了。这次我发现我之前是误诊了。因为她的面部明显呆板了许多，除了左手外，左腿也微微震颤，而且行走明显左腿显得无力而有点拖地，估计这跟她摔跤骨折也有一定的关系。鉴于她口干便秘，舌红少苔，脉沉细数，当为肝肾阴亏，风湿入络。拟益肾养阴，祛风除湿，舒肌平帕汤加减。处方：

生地 20g	熟地 20g	制萸肉 15g	制首乌 15g	制黄精 30g
茯苓 20g	肉苁蓉 15g	银杏叶 15g	山梗菜 20g	丹皮 15g
粉防己 15g	青风藤 20g	轮环藤 30g	蝉蜕 12g	北豆根 20g
火麻仁 30g	炒枳壳 12g	厚朴 15g	煅瓦楞子 15g	炙甘草 12g

六味地黄携首乌、黄精助舒肌平帕汤滋补肝肾之阴以息虚风；蝉蜕、北豆根散风祛湿以缓强直；麻仁润肠，枳壳理气并除滋阴之腻。此方服用 14 帖后，症情得到一定舒缓。左手的震颤减轻，左腿也感觉有力，拖沓的状况得以改善，二便调顺，只是头晕心慌还没有改善，查其血压 105/65mmHg，乃知其当属气阴两虚，筋脉失于煦濡，寒湿充斥，虚风内生相煽，故以补气养阴，散寒祛风为法，以八珍汤合舒肌平帕汤为治。拟方：

黄芪 30g	党参 15g	熟地 20g	制首乌 15g	当归 15g
茯苓 20g	肉苁蓉 15g	银杏叶 15g	山梗菜 20g	川芎 15g
粉防己 15g	青风藤 20g	轮环藤 30g	蝉蜕 12g	北豆根 20g
生白芍 20g	生白术 20g	火麻仁 30g	炒枳壳 12g	厚朴 15g
煅瓦楞子 15g	炙甘草 12g			

此方用后，在未服任何抗帕西药的基础上，头晕心慌的症状大为减轻，震颤减缓，迈步轻便，大便通畅。吴女士非常高兴，坚定地服用了 3 年余。到了 2013 年 11 月，此时此方的剂量已经很大了，方见：

黄芪 50g	党参 20g	熟地 30g	制首乌 20g	当归 20g
茯苓 30g	肉苁蓉 25g	银杏叶 20g	山梗菜 30g	粉防己 25g

青风藤 40g　轮环藤 40g　蝉蜕 15g　北豆根 30g　生白芍 30g
生白术 30g　火麻仁 30g　炒枳壳 15g　厚朴 20g　煅瓦楞子 25g
炙甘草 12g

当时，她对中药已经心生厌恶，一闻到中药的味道就阵阵恶心。于是就进行中西药物的交替，停用了中药，改服多巴丝肼每日 1 粒，分别于早饭前服 0.5 粒，中饭与晚饭前各服 0.25 粒，另服普拉克索，早饭与晚饭后各服 1 粒。这样过了 5 个月，2014 年的春天，她受不了头晕，胸闷心慌，大便秘结，再次找到了我，接受中药治疗。我沿用前法，拟方如下：

黄芪 30g　党参 15g　熟地 20g　制首乌 15g　当归 15g
茯苓 20g　肉苁蓉 15g　山梗菜 20g　丹皮 20g　川芎 15g
海桐皮 30g　石楠叶 20g　轮环藤 30g　蝉蜕 12g　北豆根 20g
生白芍 20g　生白术 20g　火麻仁 30g　炒枳壳 12g　厚朴 15g
煅瓦楞子 15g　炙甘草 12g

此方仍以八珍汤和舒肌平帕汤为主，由于防己、青风藤性偏潜降，不利气药之升举，故去之，益以海桐皮、石楠叶，加强散寒除痹之力。

服用西药期间，吴女士脾胃渐苏。故此方又可以低剂量获效，而且中药受纳安妥，14 帖后，头晕心慌消失，手脚震颤减轻，常态下已经看不出抖动，行走一如常人，大便也每日一行，总之她非常满意。得效后，我又把西药全都撤光了。

现在这张药方前后又服了 2 年多，在此期间吴女士没有吃过任何抗帕西药，头也没再晕过，左侧的震颤在紧张状态下还是会微微震颤，行动能力还是基本保持正常。她的亲友劝她停一下，她也不听，2017 年的秋天，服药 11 年了，她还是一直坚持着！

［**病案 9**］

俞先生，2008 年初诊断为帕金森痹证，那年 47 岁，内心纠结了好长时间，一直不肯相信自己会得此顽疾，而且坚决不肯吃多巴丝肼。半年左右的时间，症状逐渐明显，动作缓慢，行动不便，迫于无奈，接受现实，服用多巴丝肼，效果绝佳。为了维持自己的领导形象，每当开会发言，站在那里，就把手插在裤兜里，坐着就把手压在臀下，他每日吃多巴丝肼 4 粒。

到了 2011 年，感觉每日 4 粒不够了，每到上午 10 点左右就出现了“开关现象”,会突然腿迈不开步。这时候西医要他改吃卡左双多巴每日3粒,当他知道1粒卡左双多巴相当于1.5粒多巴丝肼时,当时才50岁的他感到害怕了。就在此时,经人介绍找到了我。当时症见面色不华,表情略板,动作缓慢,行动不便,慌张步态,两手微颤,小字征,腰膝酸软,四肢不温,二便调,纳可,失眠易醒,唇舌淡,舌边有齿痕,脉沉弱,尺尤甚。乃属肾亏脾弱,寒湿在经之证。病在中期,拟益肾健脾,散寒除湿,舒肌平帕汤加减。处方:

鹿角霜 20g　肉桂 15g　黄芪 30g　党参 15g　制首乌 20g
五味子 20g　肉苁蓉 15g　红景天 20g　当归 15g　制川乌 12g
银杏叶 20g　山梗菜 20g　粉防己 20g　罗布麻 30g　炒枣仁 20g
青风藤 30g　轮环藤 30g　厚朴 15g　煅瓦楞子 20g　炙甘草 12g

该患者尽管已在中期,然而淹留中期并不久远,年龄还未至老迈,确切地说疾病还困于早中期,还当以第一纲为上。

此方服用了将近一个月,面具脸逐渐舒展,行动也慢慢轻松了起来,“开”期逐渐延长,在得效的基础上,我开始减撤多巴丝肼。早中期的较年轻患者,撤量宜大宜快,先将每日4粒减为每日2粒,考虑到他上午工作,故早饭前服0.5粒,中饭及晚饭前各服0.5粒,然后调整中药方。拟方:

鹿角片 15g　肉桂 20g　黄芪 40g　党参 15g　制首乌 20g
五味子 20g　肉苁蓉 20g　红景天 30g　当归 15g　制川乌 15g
银杏叶 20g　山梗菜 20g　粉防己 25g　罗布麻 30g　生白芍 30g
炒枣仁 20g　海桐皮 30g　青风藤 30g　轮环藤 30g　厚朴 15g
煅瓦楞子 20g　炙甘草 12g

通过加强益肾健脾、祛风散寒的功效,病情进一步得到缓解,多巴丝肼的减撤得以成功。在此基础上,再次减撤多巴丝肼至每日1粒。分别于早饭前服0.5粒,中饭与晚饭前各服0.25粒。同时调整处方:

鹿角片 15g　肉桂 20g　黄芪 40g　党参 15g　制首乌 20g
五味子 20g　肉苁蓉 30g　红景天 30g　当归 15g　制川乌 15g
银杏叶 20g　山梗菜 20g　粉防己 25g　罗布麻 30g　北豆根 30g
炒枣仁 30g　海桐皮 35g　青风藤 35g　轮环藤 35g　厚朴 20g
煅瓦楞子 20g　炙甘草 12g

肉苁蓉温而不燥,温肾助阳功冠全方,故加量至30g;以北豆根易生白芍,同时将海桐皮、青风藤、轮环藤和厚朴加量以祛除寒湿;将炒枣仁、厚朴加量以助肉苁蓉增强润肠通腑之力，并具有安神宁心之效。诸药戮力，使患者得以维持较好的生活状态。如此加减，一直稳定了近2年。在这段时间里，剂末现象不再显现。随着时间推移，中药的剂量不断加大，到了2014年底，感觉胃口不太好，看到中药想要逃，于是建议他中西药进行交替。当时方见：

鹿角片 20g　肉桂 30g　黄芪 40g　党参 15g　制首乌 20g
五味子 25g　肉苁蓉 30g　红景天 30g　当归 20g　制川乌 15g
银杏叶 20g　山梗菜 30g　粉防己 30g　罗布麻 30g　北豆根 40g
炒枣仁 30g　海桐皮 50g　青风藤 50g　轮环藤 50g　厚朴 20g
煅瓦楞子 30g　炙甘草 15g

中药停服之后，多巴丝肼加量至每日2粒，分别于早饭前服1粒，中饭与晚饭前各服0.5粒；另外再加普拉克索每日2粒，分别于早饭和晚饭前各服1粒。如此调整延续到了2015年5月，当时多巴丝肼每日2粒渐感不够，每天早晨饭前0.5粒吃过后，到了10点左右就会感到手脚无力，动作变慢，到了下午4点左右也会有类似感觉。此外还有睡眠障碍和便秘的症状。很显然，4个多月的时间，患者已然出现了剂末现象，眼看又要将多巴丝肼加量，此时中药的介入可谓是正当其时啊。当时我将先前的药方从低量开始调整，方见：

鹿角片 15g　肉桂 20g　黄芪 40g　党参 15g　制首乌 15g
五味子 20g　肉苁蓉 20g　红景天 30g　当归 15g　制川乌 15g
银杏叶 20g　山梗菜 20g　粉防己 20g　罗布麻 30g　生白芍 30g
炒枣仁 15g　海桐皮 30g　青风藤 30g　轮环藤 30g　厚朴 15g
煅瓦楞子 20g　炙甘草 12g

与此同时将多巴丝肼降至每日1.5粒，分别于三餐饭前各服0.5粒，再加普拉克索每日2粒。由于中药及时介入，患者的剂末现象得到了有效缓解，大便和睡眠的情况也有所改善。

此方随机加减，一直沿用到了现在。病情相当稳定，而且工作状态也保持得相当好，领导形象一点不减当年。如此疗效使他之前对中医的将信将疑，逐渐变为死心塌地。只不过随着病情的稳定，治疗方案也近乎固化，每次来药方也改变不大，所以他的慵懒之心随之养成，有时一个月甚至一个多月来一趟把脉调方，中间的时间来划价的窗口复个方，跟我照面都不打就走了。

［病案 10］

徐先生，83 岁，2015 年 8 月找我看帕金森痹证时得病已有 17 年，当时服多巴丝肼每日 1.5 粒，0.25mg 普拉克索每日 3 粒。老人很固执，知道多巴丝肼这药副作用大，所以尽管西医多少次要他加大剂量，他始终不肯，眼见得病入晚期，人已经坐轮椅了，他还是坚持不加量。当时见到他时，情况真的很严重，表情僵化，体倦乏力，轮椅代步，动作很慢，饮水易呛，口水较多，音声如蚊，便秘，4~5 日一行，夜尿频，起夜 4~5 次，纳佳，寐欠安，唇舌紫舌红，舌有裂纹，苔腻，脉沉涩。脾肾衰败，寒湿亢盛，故拟散寒除湿，益肾健脾，舒肌平帕汤加减。处方：

黄芪 30g　党参 15g　当归 15g　益智仁 20g　肉苁蓉 15g
天名精 30g　金樱子 30g　柴胡 15g　粉防己 20g　银杏叶 20g
北豆根 30g　海桐皮 30g　轮环藤 30g　制川乌 15g　生白术 20g
火麻仁 30g　生大黄 15g　厚朴 20g　煅瓦楞子 20g　炙甘草 10g

徐先生年届耄耋，所服多巴丝肼剂量也不大，故不再减量。当然，由于内心抵触，所以也无须强行让其加量。老先生业已进入晚期，故强化散寒除湿之外，也不忘补益脾肾。是方补中益气汤疏肝健脾，助中气上扬，令四肢强健；缩泉丸以益肾缩尿；舒肌平帕汤益肾温养，散寒除湿；当归、肉苁蓉、白术、麻仁、大黄之属又可理气贯肠。服药半个月后，诸症依然，疗效并不明显，想来 17 年的病史，寒湿入骨，脏气衰败，尤其肾中精气亏耗已极，脾胃仓廪纳化不济，筋骨肌肉呈现一派痿废之态，根深蒂固之势，岂可冀一夜春风？故仍以上方强化施用。

黄芪 40g　党参 15g　当归 15g　益智仁 30g　肉苁蓉 20g
天名精 30g　金樱子 30g　柴胡 15g　粉防己 25g　银杏叶 20g
北豆根 30g　海桐皮 30g　轮环藤 30g　制川乌 15g　青风藤 30g
生白芍 20g　生白术 30g　火麻仁 30g　生大黄 15g　厚朴 20g
煅瓦楞子 20g　炙甘草 10g

补肾水而实脾土，祛寒湿而柔经脉。是方消息，服用一月有余，终于有一天，他兴高采烈地告诉我，终于见效啦！这时他已经能够离开轮椅，拄着四脚拐杖慢慢地走上十几步。尽管走得很慢，腿还弯曲着，但是能够离开轮椅，再次品尝到独立行走的快乐，这对于一个对未来深感绝望的晚期帕金森痹证患者来说，不啻为绝处逢生的意外之喜啊！

筋柔足健，缓步移行固然可喜，然而诸多困扰尤足堪忧。迈步仍然困难，行走彳亍，脱离轮椅的开头那段时间，每天都会摔一两跤。记得那阵子，经常看见他鼻青脸肿的样子，好在他还挺禁得起摔的。不过这情况必须改变，要不然总有一天会大祸临头的。此外口中流涎尽管有所减少，但还是不够理想。大便依然艰涩，说话语声不扬。再加减续进前方。

黄芪 40g	当归 15g	益智仁 30g	肉苁蓉 20g	天名精 40g
金樱子 30g	粉防己 30g	北豆根 30g	海桐皮 40g	轮环藤 40g
制川乌 15g	青风藤 30g	米仁 30g	山慈菇 20g	生白芍 30g
炒枳壳 15g	火麻仁 30g	生大黄 20g	厚朴 20g	煅瓦楞子 25g
炙甘草 12g				

此方 14 帖后，行动能力进一步改善，无论是行走的姿态和行走的时间都有明显改善，流涎减少，夜尿也只有一到两次，说起话来中气提高不少，原来耳朵要贴到他的嘴边才能依稀分辨得清，现在基本上能够近距离对话。对于像他这样的老年晚期患者，健脾益肾已然退为次要，加强散寒除湿药力当为重中之重。故在前方的基础上，增加米仁、山慈菇，并增添防己、海桐皮和轮环藤的药量，肌强直一旦缓解，其他症状皆可霍然。

上方加减运用已有 1 年，现在他已经脱离轮椅，拄着拐杖能够慢慢地行走一两百米，他可高兴了。口水也不流了，声音也响亮多了，大便通畅，小便也好多了，一晚上起夜小便也只要 1~2 次了。她的女儿告诉我，老先生每天记得最牢的就是按时服中药。

［**病案 11**］

周先生，59 岁，2016 年 1 月 21 日经人介绍求诊于我，当时西医刚刚诊断他为帕金森病。他怎么也不相信这样的厄运会降临在他头上。再加上服用了多巴丝肼 0.5 粒 / 次，1 日 3 次，吃了 3 天，胃痛加呕吐，他再也不敢吃了。听说吃了多巴丝肼有效，就一定是帕金森病。他吃了没感觉，身体还排斥，他就更不信自己得了这个病。

其实当我第一眼看见他，就觉得十有八九是这个病了。当时一张脸是有些呆板的，左侧的手脚轻微地抖动，动作也比较缓慢，据他说走起路来越走越快，一动还容易出汗，心情抑郁，口干舌燥，失眠多梦，大便要 3~4 天 1 次，舌质红，还有细细的裂纹，苔少，脉细而涩。这是典型的帕金森痹证，肝肾精血亏耗，寒湿痹阻经脉。于是我给他开列了处方：

生地 20g　熟地 20g　制萸肉 15g　制黄精 20g　北五味子 15g
肉苁蓉 15g　丹皮 15g　粉防己 20g　当归 15g　茯苓 15g
银杏叶 20g　北豆根 30g　海桐皮 30g　轮环藤 30g　青风藤 30g
罗布麻 30g　炒枳壳 15g　生白芍 20g　煅瓦楞子 20g　炙甘草 12g

此方六味地黄丸加舒肌平帕汤，总以滋阴养血，柔筋缓急为法。六味地黄二补二泻，滋养精血而不腻不瘀，加山萸肉、黄精、当归、白芍也寓精血互补之意，五味子和生白芍也可敛阴止汗，安神助眠，诸药并能抗氧化应激反应，具有稳定病情之功能，再加舒肌平帕汤缓解虚寒治疗痹阻经脉。

服药半个月后，疗效非常明显。面部呆板彻底缓解，身上原先感觉像是被绳子捆着的感觉基本消失，手抖的现象基本控制，走路感觉特别轻松。如此明显的效果大出他的意料之外，他对中医中药信心百倍。如此显效，也许跟他从未吃过中药不无关系吧？

然而也有美中不足的地方，正是由于他一直不相信自己患了该病，但是医生都确信不疑，所以长期以来他内心牵记，不得释怀，心情总是不佳，沉默寡言，性情烦躁，自汗口干，尤其是睡眠不好，入睡困难还易醒，通常到了后半夜 2 点左右就再也无法入睡。肝肾阴亏之人，水不涵木，血不养心，通常易于情失疏泄，心神失养，故宜在培补肝肾，育阴涵养的基础上，取逍遥散之方义以疏肝解郁，条达气机。

生地 20g　熟地 20g　制萸肉 20g　柴胡 15g　茯神 20g
北五味子 15g　珍珠母 30g（先煎）　百合 15g　肉苁蓉 15g
丹皮 15g　粉防己 20g　当归 15g　北豆根 30g　海桐皮 30g
轮环藤 30g　青风藤 30g　罗布麻 30g　炒枳壳 15g　生白芍 30g
煅瓦楞子 20g　炙甘草 12g

此方服后 14 帖，情绪已现转机，烦躁略有减轻，睡眠已然向好，行动能力近乎常人。此方随症加减，辗转运用已是 1 年有余，近又感觉腰部酸痛，右腿外侧麻木，每逢天阴下雨，症状加重。经询知其有腰椎间盘突出病史，CT 也示 L_3~L_5 椎间盘突出，椎管狭窄。由是可知，内外寒湿之邪交侵，困痹经气于下焦沉降难升之境，故宜加大温经通阳，散寒除痹之力。拟方：

附子 15g　山萸肉 20g　肉桂 15g　生地 30g　北五味子 15g
肉苁蓉 15g　野木瓜 30g　祖师麻 20g　制川乌 15g　粉防己 20g

当归 20g　北豆根 30g　海桐皮 30g　轮环藤 30g　青风藤 30g
罗布麻 30g　炒枳壳 15g　厚朴 15g　煅瓦楞子 20g　炙甘草 12g

上方 14 帖，取地黄饮子方义加舒肌平帕汤以温经通阳，滋补肝肾，通络除痹。野木瓜、祖师麻、当归、制川乌散寒止痛；炒枳壳、厚朴下气通腑；煅瓦楞子、甘草和胃。此方加减服用一个多月，腰酸腿麻已然消除，帕金森痹证病情平稳。

就在此时，患者又想听听西医专家的见解，有医生对中医药的作用有怀疑，坚持让患者加服西药，于是自 2017 年 5 月起服用多巴丝肼 0.25 粒，每日 3 次。对此我心里是很不以为然的，只是想患者到 60 岁了也愿意接受，也是可以服用一些的。不成想他多巴丝肼服用了不到 1 个月，胃里又不舒服了，说"老是觉得胃里有一把刮刀在那里刮呀刮的"，于是只好停服。这么一来，他的抗帕之路只好仰仗中医中药啦！从此以后他也就死心塌地地服用中药到现在，此外，他还将周围的帕金森痹证患者介绍到我这里来。

［**病案 12**］

郑女士，65 岁，2012 年底诊断为帕金森病，当时接受多巴丝肼治疗每餐 0.25 粒，1 日 3 次。由于她的胃一向不好，有慢性胃炎，多巴丝肼又必须空腹服用，所以胃肠反应非常厉害，胃痛呕吐。眼见得病情一天天加重，又无药可用，家人焦急万分。在这种情况下，经人介绍于 2013 年 4 月找到了我。当时患者尽管还是处于初期，但是状态非常不好，弯着腰，弓着背，一迈步就要往前冲，而且两脚拖沓，难以举步，右手震颤，一紧张脚都会抖，面色苍白，头昏头晕，四肢不温，大便 2~3 天一行，胃纳不佳，失眠易早醒，舌淡胖，边有齿痕，脉濡缓。一派脾虚湿重，痹阻经络之象。故拟健脾益肾，祛风除湿为法，六君子汤加舒肌平帕汤。拟方：

炒黄芪 30g　炒党参 15g　茯苓 20g　肉苁蓉 15g　陈皮 15g
虎杖根 30g　徐长卿 15g　制首乌 15g　海风藤 30g　蝉蜕 10g
石楠叶 20g　山梗菜 20g　粉防己 20g　炒白芍 20g　轮环藤 30g
青风藤 30g　炒枳壳 15g　火麻仁 30g　煅瓦楞子 20g　炙甘草 12g

上方服用 14 帖，除了大便稍显通畅外，其余症状并未见起色。湿性黏滞，痹阻气机，如油入面，极难廓清，必假以时日，缓慢图功。故进一步加强温化之力。拟方：

炒黄芪 30g　炒党参 15g　茯苓 20g　肉苁蓉 15g　陈皮 15g

虎杖根 30g	徐长卿 15g	肉桂 20g	海风藤 30g	制川乌 10g
海桐皮 30g	山梗菜 20g	粉防己 20g	炒白芍 20g	轮环藤 30g
青风藤 30g	炒枳壳 15g	火麻仁 30g	煅瓦楞子 20g	炙甘草 12g

此方又服 14 帖，头昏头晕已然平复，大便也基本顺畅，但是帕金森痹证最具标志性的症状——运动障碍仍未能有明显转机。其实患者的面部表情就能说明全身的肌张力状况。如果面部表情松弛，那就说明肌强直已然有效缓解，然而，令人遗憾的是郑女士服用我所开中药的第一个月几乎还是那张面具脸。一般来说，帕金森痹证服用我的中药半个月左右就应该会有起色。当时郑女士都不想再坚持了。好在她的丈夫看到了我在治的其他患者的疗效，对我还抱有信心，在他的鼎力支持下，郑女士拗不过丈夫的坚持，只好勉强继续服药。

此方加减，再进半个月，疗效终于慢慢地显示出来。她的腰慢慢地直起来了，再也不会一起步就要往前冲，右手的震颤也缓和了许多，日常行动也利索多了，面部表情也不像之前那样呆板。郑女士非常高兴，在她看来，找到了中医，几乎是在走投无路的时候，又让她看到了一条康庄大道。

随着治疗的深入，她的状态不断地好转，在不服任何西药的情况下，能够保持相当好的生活质量。就这样一直服用我的中药两年之久。一直到了 2015 年 5 月，由于她的胃向来就不太好，长期服用中药，更觉得胃中不适，最后到了一闻到中药就反胃恶心的程度，只好无奈地停服中药。

由于她的胃也无法耐受空腹服用多巴丝肼，所以停服中药后，我嘱其服用金刚烷胺每日 2 粒，普拉克索每日 2 粒。一晃就是一年多，2017 年 3 月，她又来找我了。此时她已经服用多巴丝肼每日 1 粒，普拉克索每日 2 粒。按理说这点剂量并不算多，问题是当时的症状表现让人明显感觉多巴丝肼的剂量严重不足。

她弯着腰，弓着背，站起来都要人帮忙，站起来要停一会才能迈步，右侧肢体震颤，面容呆板，面色苍白，体虚无力，大便 4~5 日一行，还要用开塞露，食欲不振，唇舌淡，脉细弱。尤其让她深感痛苦的是睡眠问题，难以入眠，迷迷糊糊 2~3 个小时，深夜一两点钟就醒了，之后再难入睡。

当时她对我说，西医要她把多巴丝肼加到 1 日 3 粒，她很害怕，尽管她也怕吃中药，但是一想到多巴丝肼的副作用，还是决定来吃中药。考虑到帕金森痹证患者长期病魔缠身，精神压抑，肝失疏泄，脾胃更虚，故取逍遥散、六君子汤和舒肌平帕汤之意以疏肝理气，散寒除湿。拟方：

炒党参 15g	茯苓 30g	肉苁蓉 15g	柴胡 15g	当归 15g
钩藤 20g	虎杖根 30g	制川乌 12g	海桐皮 30g	山梗菜 20g
粉防己 20g	炒白芍 20g	轮环藤 30g	青风藤 30g	炒枳壳 15g
炒枣仁 30g	柏子仁 15g	炒白术 20g	煅瓦楞子 20g	炙甘草 12g

此方前后服了一个月左右，她的病情渐渐有了转机。睡眠明显改善，一个晚上能睡 5~6 个小时，胸也挺直了，腰也不那么弯了，尽管动作还是比较缓慢，但是起身不用搀扶，震颤也减轻了不少。考虑到患者年过六旬，每日 1 粒多巴丝肼她也能够耐受了，所以仍然保留。在原方基础上进一步加强散寒除湿之力，拟方：

炒党参 15g	茯苓 30g	肉苁蓉 15g	柴胡 15g	当归 15g
钩藤 20g	虎杖根 30g	制川乌 15g	海桐皮 35g	北豆根 30g
粉防己 30g	炒白芍 20g	轮环藤 30g	青风藤 35g	炒枳壳 15g
炒枣仁 30g	柏子仁 15g	炒白术 20g	煅瓦楞子 20g	炙甘草 12g

此方加减，直到如今。诸情安好，几乎一如平常。

［病案 13］

潘先生，现年 84 岁，老先生 2016 年 6 月 4 日来求诊时患帕金森痹证还不到 6 年，但是复方左旋多巴制剂服用剂量已到极限！卡左双多巴每日 4 粒，再加多巴丝肼每日 2 粒，普拉克索(0.25mg)每日 6 粒。尽管病程不长，但因短期内服用大剂量的复方左旋多巴制剂，已进入帕金森病的中期阶段。过量的复方左旋多巴制剂导致了他严重的异动症，上身不停地扭动，头部也时不时地摇来摇去，自汗，头昏头晕，面色不华，记忆衰退，坐立不安，起步困难，慌张步态，四肢不温，夜尿 4~5 次，纳可，寐浅多噩梦，唇淡紫舌胖，脉沉细无力。血压：90/60mmHg。显属脾肾不足，寒湿阻络，法当益肾健脾，散寒除湿，拟以补中益气汤加舒肌平帕汤为方，拟方：

黄芪 30g	党参 15g	海风藤 30g	鹿衔草 30g	柴胡 15g
肉苁蓉 15g	益智仁 20g	金樱子 30g	当归 15g	肉桂 15g
红景天 20g	生白芍 20g	北豆根 20g	海桐皮 30g	蝉蜕 10g
青风藤 30g	防己 20g	轮环藤 30g	厚朴 15g	生白术 20g
煅瓦楞子 20g	炒木香 12g	陈皮 15g	炙甘草 12g	

此方服用 14 帖，效果良好。患者全身感觉明显轻松，然而，异动症却未见

转机。这异动症当属虚风内动，乃是由于卡左双多巴等西药服用过量产生之热毒，耗伤本已衰亏之阴血，从而导致的虚风所致。欲息风宁人，最快捷也是最根本的方法就是减撤卡左双多巴以釜底抽薪，其他任何养阴息风之品皆可指为扬汤止沸，于事无补。故乘其甫见起色，即减撤卡左双多巴。将每日4粒卡左双多巴减至每日2粒，而将每日2粒多巴丝肼增加至4粒，普拉克索不变，同时强化上方药力。拟方：

黄芪 35g　党参 20g　海风藤 30g　鹿衔草 30g　柴胡 15g
肉苁蓉 15g　益智仁 25g　金樱子 35g　当归 20g　肉桂 15g
红景天 20g　生白芍 20g　北豆根 30g　海桐皮 30g　蝉蜕 15g
青风藤 40g　防己 25g　轮环藤 30g　厚朴 15g　生白术 25g
煅瓦楞子 20g　炒木香 12g　陈皮 15g　炙甘草 12g

西药经过这么一调整，异动之风顿时减弱，身体扭动的幅度和频率慢慢地和缓下来，全身肌肉也没有之前的紧绷感觉。清阳升举之后，头昏头晕之感也渐渐消除，只是动作还显缓慢，迈步还觉困难，睡眠还是不佳，常有噩梦和错觉，说是经常梦见故去的亲人和同事，时常跟老伴说有人通知他明天到单位去开会等。此乃肝失疏泄，湿痰蒙窍之象，当疏肝解郁，化痰开窍。同时将卡左双多巴全部撤光，代之以多巴丝肼每日5粒，分别于起床后1粒，早饭后1个半小时1粒，中饭后1个半小时1粒，下午4点左右(晚饭前1小时)1粒，睡觉前1粒；考虑到他的睡眠，每日6粒普拉克索改成吡贝地尔每日2粒。拟方：

黄芪 40g　党参 20g　柴胡 20g　钩藤 20g
青礞石 30g(先入)　珍珠母 30g(先入)　郁金 15g
肉苁蓉 20g　当归 20g　益智仁 25g　金樱子 35g　罗布麻 30g
生白芍 20g　北豆根 30g　海桐皮 30g　蝉蜕 15g　青风藤 40g
防己 30g　轮环藤 30g　厚朴 15g　生白术 25g　煅瓦楞子 20g
炒木香 12g　陈皮 15g　炙甘草 12g

此方服了将近1个月，异动症完全消失，睡眠也明显改善，噩梦、错觉几乎不再出现，行动也继续改善，起步、转身也利索多了，在此基础上，继续将多巴丝肼减至每日2.5粒，卡左双多巴每日服0.5粒，分别于起床后1粒，早饭后1个半小时0.5粒，中饭后1个半小时0.5粒，下午4点左右(晚饭前1小时)0.5粒，睡觉前卡左双多巴0.5粒，再加吡贝地尔每日2粒。拟方：

黄芪 40g　党参 20g　柴胡 20g　钩藤 20g

青礞石 30g(先入)		珍珠母 30g(先入)		郁金 15g
肉苁蓉 20g	当归 20g	益智仁 30g	金樱子 40g	罗布麻 30g
生白芍 30g	北豆根 30g	制川乌 15g	蝉蜕 15g	青风藤 40g
防己 30g	轮环藤 30g	厚朴 15g	牛蒡子 20g	煅瓦楞子 20g
炒木香 12g	陈皮 15g	炙甘草 12g		

此方加减，一直服用至今。总以益肾健脾，疏肝摄魂，散寒除湿为法。在复方左旋多巴制剂大幅度减少的情况下，潘老先生的身体状况要比服用中药之前有了彻底的改观，异动症彻底消除，行动除了在阴雨天有所反复之外，基本上活动正常，噩梦、错觉的情况基本控制，头昏头晕也消除了。他由衷地感觉到了中医中药给他带来的好处，一天当中，服用中药他记得可牢啦！

［**病案 14**］

郭先生，现年 78 岁，2008 年 7 月患帕金森痹证。因害怕复方左旋多巴制剂的副作用，来我处接受中医治疗。当时他除了左侧手脚和下颌有些震颤，说话有些不太利索之外，其他状若常人，观其舌质红而少苔，脉象细而偏数。此等帕金森痹证初期患者，肝肾阴亏，虚风内动，寒湿在络者，当以散寒除湿为辅，滋阴息风为重。然善补阴者，当以阳中求阴，阴得阳生而泉源不竭。故取六味地黄丸方义，再加舒肌平帕汤，育阴息风，散寒除湿。拟方：

生地 20g	熟地 20g	山萸肉 15g	制黄精 20g	茯苓 20g
赤芍 15g	生白芍 15g	制首乌 15g	肉苁蓉 20g	益智仁 15g
五味子 20g	女贞子 20g	枸杞子 20g	石楠叶 20g	山梗菜 20g
银杏叶 15g	罗布麻 20g	蝉蜕 15g	芦根 30g	轮环藤 20g
青风藤 20g	牛蒡子 20g	煅瓦楞子 20g	炒枳壳 15g	炙甘草 10g

是方加减，前后服用 2 年。在这 2 年的时间里，无论酷暑盛夏，还是数九寒天，天天一丝不苟地熬药、服药，真的是令人感动至深啊！在此期间，他的病情也十分地稳定，除了说话没有多大改观之外，手脚和下颌的抖动已经控制，二便调顺，纳化正常，似与常人并无二致。只是随着时间的推移，处方的药物剂量也是水涨船高。见方：

生地 50g	山萸肉 30g	制黄精 30g	茯苓 30g	生白芍 30g
肉苁蓉 20g	益智仁 20g	五味子 25g	当归 20g	石楠叶 30g
山梗菜 30g	罗布麻 20g	蝉蜕 15g	芦根 30g	轮环藤 40g

青风藤 40g　牛蒡子 30g　煅瓦楞子 30g　炒枳壳 10g　大腹皮 20g
制香附 12g　炙甘草 10g

患者长期服用中药,以致日久生厌,每每闻到中药的味道,就感觉头皮发麻(患者语)。有鉴于此,我决定采用交替疗法。停服中药,改服多巴丝肼每日1粒,早饭前1小时服0.5粒,中饭前1小时服0.25粒,晚饭前1小时服0.25粒;同时每天服吡贝地尔2粒,分别于早饭后和晚饭后服用,此后一别就是半年。

半年后,患者又来找我,当时面部表情有点呆板,走路会越走越快,手脚和下颌又开始抖动。西医认为每日1粒多巴丝肼已经不够了,要求加量。患者还是不愿轻易加大西药剂量,又来求诊于我。经过半年时间的调养生息,患者脾胃的承受能力又恢复了常态,机体对药物的敏感度几乎又回归原点,故药物剂量又可以降至常规剂量。拟方:

生地 30g　山萸肉 15g　制黄精 20g　茯苓 15g　生白芍 20g
肉苁蓉 15g　益智仁 20g　五味子 15g　当归 15g　石楠叶 20g
山梗菜 15g　罗布麻 15g　蝉蜕 15g　芦根 20g　轮环藤 20g
青风藤 20g　牛蒡子 15g　煅瓦楞子 20g　炒枳壳 10g　大腹皮 15g
制香附 12g　炙甘草 10g

此方服用1个月左右,行动又恢复到常态,震颤也慢慢控制,然后将多巴丝肼和吡贝地尔一次性全部撤除。此方加减,一服又是接近2年,逐渐又出现中药耐药和患者无法耐受的状况,于是在2014年4月再一次进行交替疗法,停用中药,加服多巴丝肼每日1粒,吡贝地尔每日2粒。

等到2015年3月,他再找到我时,西医已将他的多巴丝肼加到每日2.5粒,再加金刚烷胺每日2粒,普拉克索每日2粒,而且状态不太好,面容呆板,动作缓慢,慌张步态,越走越快,令人深感忧虑的是还时不时会摔跤,口中流涎,说话更加含糊,大便三四天一行,舌光红无苔,脉沉细数。唯一的好现象是震颤倒是基本消失了。然而殊不知这正是帕金森痹证进入中期的表现。因为帕金森痹证越到晚期寒湿越重,内风越是轻微。症状上来看肢体就越是僵硬,震颤就越是轻微。因此治疗上就得以养阴益肾,散寒祛湿并重了。拟方:

生地 30g　山萸肉 20g　制黄精 20g　茯苓 20g　生白芍 20g
肉苁蓉 15g　五味子 15g　石楠叶 20g　海桐皮 30g　北豆根 30g
防己 15g　制川乌 15g　轮环藤 20g　青风藤 20g　牛蒡子 15g
煅瓦楞子 20g　炒枳壳 10g　大腹皮 15g　制香附 12g　炙甘草 10g

此方加减，服用至今已有2年多了。多巴丝肼减至每日1.5粒，再加普拉克索每日2粒，金刚烷胺每日2粒，病情控制得还算不错。唯一令人不安的是，患者是个比较心急的人，往往起立或者转身的时候，身体的平衡还没有稳定，他就急于迈步，所以经常摔跤。老是会看到他摔得鼻青脸肿，尽管还禁得起摔，但是摔跤总是十分危险的，所以现在他也不得不拄起了拐杖。

［**病案15**］

金先生，现年74岁，2016年4月找我看病时患帕金森痹证已有8年，服用多巴丝肼每日4粒，普拉克索每日3粒，苯海索每日1粒。病情发展很快，已然进入中晚期。当时已经不能独立行动，必须边上有人搀扶着才能勉强迈步，一双眼睛眯着，眼皮都抬不起来，右手及下颌震颤，吞咽困难，嘴里始终含着满嘴的口水，既不肯吐，也不肯咽，在此后的一年多时间里，我就没有听到他说过一句话，因为一张嘴，口水就淌出来了，手心烦热，大便三四天一行，小便频急，舌红无苔，舌面满布裂纹，脉细数。更有甚者，2016年来他还一直患有抑郁症，一天到晚沉默寡言，不喜交际，睡眠梦多易早醒，当时还服文拉法辛每日1粒，坦度螺酮片每日1粒。

帕金森痹证进入中晚期，通常由于复方左旋多巴制剂热毒的煎熬，往往会阳损及阴，本来阳损就内生寒湿，影响行动，进一步阴损则见虚风内动，手心烦热，便秘尿涩，其最明显的征象就是舌红少苔，舌面裂纹，脉细数。故治宜阴阳双顾以息风，散寒除湿以通痹，以六味地黄加舒肌平帕汤加减。拟方：

生地30g　熟地30g　制萸肉20g　肉苁蓉15g　制首乌15g
生白芍20g　茯苓20g　天名精30g　丹皮15g　北豆根30g
防己20g　海桐皮30g　青风藤30g　蝉蜕15g　牛蒡子20g
轮环藤30g　炒枳壳15g　厚朴15g　火麻仁30g　大腹皮15g
煅瓦楞子20g　炙甘草15g

上方加减一月余，逐渐显现效果，患者不用人搀扶，能够慢慢地走上十来步了，眼睛也睁得大一点，震颤也减轻了，大便两天左右一行。看来阳微阴竭略有回补，寒凝湿阻稍有通畅。患者及家人也大喜过望，未经同意就把所有的西药全撤了！说实话他们确实怕吃西药，早就想把西药停了，当时看到中药有了效果，于是就正中下怀，毅然决然了。事后我知道了非常担心，生怕出现戒断综合征，但是令人大感意外的是，患者除了睡眠更加糟糕之外，其他情况还

算正常,于是告诉他既然撤了就算了,接下来就全由中药来承担了。拟方:

生地 50g 制萸肉 20g 肉苁蓉 20g 百合 20g 柴胡 20g
生白芍 30g 茯苓 20g 天名精 30g 灵芝片 15g 北豆根 30g
防己 30g 海桐皮 35g 青风藤 35g 蝉蜕 15g 牛蒡子 25g
轮环藤 30g 炒枳壳 15g 厚朴 20g 火麻仁 30g 大腹皮 15g
煅瓦楞子 20g 炙甘草 15g

此方加减又服 3 个月,病情大有好转,根本不用人搀扶,起步转身,略有迟缓之外,行动已比较自如,下颌的震颤已完全消失,大便也回归正常,美中不足的顽固表现就是口水还是始终含着,不能张嘴说话,还有就是依然失眠早醒。如此迁延缠绵,一年之内,未有转机。此事如鲠在喉,不曾稍忘。

有一次我带着问题请教我师父路志正老,他仔细地听了我的叙述,沉吟片刻,就跟我说《圣济总录》中有一张效方叫地黄饮子,可以用来治疗舌强不能语,足废不能用,下元虚衰,痰浊上泛之喑痱证。你那个患者不就是说不了话,走不好路,阴阳俱损,痰浊上泛,满嘴口水吗?师父一番话令我茅塞顿开,回来马上就调整药方。拟方:

生地 50g 制萸肉 20g 肉苁蓉 20g 五味子 20g 麦冬 15g
柴胡 20g 远志筒 15g 肉桂 10g 附子 15g 巴戟天 15g
生白芍 30g 天名精 40g 茯苓 30g 北豆根 30g 制川乌 15g
海桐皮 40g 青风藤 40g 蝉蜕 15g 牛蒡子 25g 轮环藤 30g
炒枳壳 15g 厚朴 20g 火麻仁 30g 煅瓦楞子 20g 炙甘草 15g

此方加减服用将近 2 个月后,果然口水逐渐变少,原来看他的舌苔,总要让嘴里的口水都排出之后,方才能看到,现在不用如此费事了,睡眠也逐渐好转,一觉能睡到天亮,只还是比较难以入眠。就在诸情向好之际,2017 年 11 月他突然不小心摔了一跤,股骨颈骨折,于是住院手术,中药一停就是 4 个来月。在此期间每日服用多巴丝肼 1 粒,普拉克索每日 2 粒,等到他一出院,马上就来找我吃中药。

当时是坐着轮椅来的,已经不能自主站立起来,要家人拉他起来,两边要人扶着才能勉强走几步,右手又抖起来了,眼睛又眯成一条缝,大便秘,夜尿频,好在口水倒是不再含在嘴里了。多巴丝肼已经加到每日 2 粒,但是疗效不显。中晚期患者,还当继续以地黄饮子加舒肌平帕汤阴阳双补,散寒除痹为法。拟方:

生地 30g	制萸肉 20g	肉苁蓉 20g	五味子 20g	柴胡 20g
远志筒 15g	附子 15g	益智仁 20g	金樱子 30g	生白芍 30g
北豆根 30g	防己 20g	白龙须 12g	海桐皮 40g	青风藤 40g
蝉蜕 15g	牛蒡子 30g	轮环藤 40g	炒枳壳 15g	厚朴 20g
火麻仁 30g	煅瓦楞子 20g	炙甘草 15g		

是方偏重于温经散寒,通络除痹,服用一月余,症情多有缓解,身体不再像先前那样僵硬,在家已不再坐轮椅,扶着它能够自然迈步,大便两天一行,夜尿也只有 2 次。白龙须毒性较大,中病即止。再次拟方:

生地 50g	制萸肉 20g	肉苁蓉 20g	五味子 20g	柴胡 20g
远志筒 15g	附子 15g	益智仁 25g	金樱子 40g	生白芍 30g
北豆根 30g	制川乌 15g	天竹子 30g	海桐皮 40g	青风藤 40g
蝉蜕 15g	牛蒡子 30g	轮环藤 40g	炒枳壳 15g	厚朴 20g
火麻仁 30g	煅瓦楞子 20g	炙甘草 15g		

是方加减,服用至今。病情安好,只是由于骨折之后,一条腿的行动能力大不如前,行动还是需要人搀扶,举目如常,大便顺畅,夜尿 1 次,对此家人深表满意。

后 记

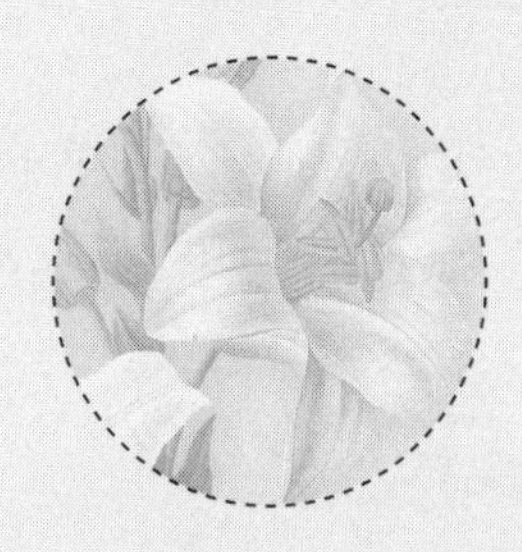

这本小书终于杀青了，抚今追昔，唏嘘不已。

人之一生，十年不可谓不长，草成一书，自觉羞惭。然课间诊余，偷隙毫端，期间又插入《弄丸心法》《女科万金方》《何廉臣医著大成》诸书的校注整理，耗时弥多，故拖沓逶迤，以至于今。

期间又三易其稿。先是张灿玾老不赞成我书中中西医结合治疗帕金森病的提法，认为中、西医学是两种体系的医学形态，而且书中始终强调中医的优势，故有扞格之弊；此外还认为西医的内容有四章之多，过于冗长。嗣后，路志正老亦认为西医的内容过于繁多，而且中医的内容还有待加强。最后人民卫生出版社陈东枢老师又提出了体例及内容多方面的意见，他认为原第五章(历代文献对帕金森病的关联性认识)内容繁复，脉络不清，最后的养生护理部分建议全部删去。于是捉笔为刀，忍痛割爱，弥补罅漏，厘正缺憾。将原第一至第四章西医内容删繁就简合为一章；将原第五章正本清源，重新撰写；"抗帕中药"增益中医内容，"病案集萃"加倍扩容，"养生护理"全部删除……将诸位老师所提出的意见一一落实。

一番辛劳，小帙绩成，欣喜之余，内心还不免些许犹豫。一是自己学识浅陋，医术不精，深恐贻笑方家。二是怕自己乃医中侏儒，何德何能，居然敢触碰敏感，颠覆定论。委实与当年吴鞠通先生写成《温病条辨》之后藏笥许久之忧感同身受。我将此顾虑向路老袒露后，他鼓励我说：勇敢地说出自己想说的话，做好自己在做的事，做到问心无愧，就是为社会作出贡献了。他的一番话若犀燃烛照，驱散了我心中的阴霾，坚定了我献出一番热诚，为人类的抗帕事业增添一点绵薄之力的心愿。还祈望同道念我一番拳拳奉献之心,原谅我的鄙陋和斗胆,指出我的疏漏并使中医事业渐臻完善。

鲍晓东

2018 年 8 月 6 日书于杭州西子湖畔千之室

58检